Marca-passo
Competências Clínicas
para Enfermeiros

ENFERMAGEM

A Ciência e a Arte de Ler Artigos Científicos – **Braulio Luna Filho**
A Enfermagem em Pediatria e Puericultura – **Edilza Maria**
As Lembranças que não se Apagam – Wilson Luiz **Sanvito**
Assistência de Enfermagem ao Paciente Gravemente Enfermo – **Nishide**
Assistência em Estomaterapia - Cuidando do Ostomizado – **Cesaretti**
Atendimento Domiciliar - Um Enfoque Gerontológico – **Duarte e Diogo**
Atuando no Trauma – **Calil**
Bases Psicoterápicas da Enfermagem – **Inaiá**
Boas Práticas de Enfermagem vol. 1 - Procedimentos Básicos – **Silva Siqueira**
Boas Práticas de Enfermagem vol. 2 - Procedimentos Especializados – **Silva Siqueira**
Código de Ética dos Profissionais de Enfermagem – **Silva e Silva**
Coluna: Ponto e Vírgula 7ª ed. – **Goldenberg**
Condutas no Paciente Grave 3ª ed. (vol. I com CD e vol. II) – **Knobel**
Cuidados Paliativos – Diretrizes, Humanização e Alívio de Sintomas – **Franklin Santana**
Cuidados Paliativos - Discutindo a Vida, a Morte e o Morrer – **Franklin Santana** Santos
Cuidando de Crianças e Adolescentes sob o Olhar da Ética e da Bioética – **Constantino**
Cuidando de Quem já Cuidou – Miram **Ikeda** Ribeiro
Desinfecção e Esterilização – **Nogaroto**
Dicionário de Ciências Biológicas e Biomédicas – **Vilela Ferraz**
Dicionário Médico Ilustrado Inglês-Português – **Alves**
Discussão de Casos Clínicos e Cirúrgicos: Uma Importante Ferramenta para a Atuação do Enfermeiro – **Ana** Maria **Calil**
Do Mito ao Pensamento Científico 2ª ed. – **Gottschall**
Elaboração do Manual de Procedimentos em Central de Materiais e Esterilização - segunda edição – **Kavanagh**
Enfermagem e Campos de Prática em Saúde Coletiva – **Iraci dos Santos**
Enfermagem em Cardiologia – **Cardoso**
Enfermaria Cardiológica – Ana Paula Quilici, André Moreira Bento, Fátima Gil Ferreira, Luiz Francisco **Cardoso**, Renato Scotti Bagnatori, Rita Simone Lopes Moreira e Sandra Cristine da Silva
Enfermagem em Endoscopia Respiratória e Digestiva – Maria das **Graças Silva**
Enfermagem em Infectologia - Cuidados com o Paciente Internado 2ª ed. – Maria Rosa Ceccato **Colombrini**
Enfermagem em Neurociências – **Diccini**
Enfermagem Psiquiátrica e de Saúde Mental na Prática – **Inaiá**
Ensinando e Aprendendo com Novo Estilo de Cuidar – **Costardi**
Epidemiologia 2ª ed. – **Medronho**
Fundamentos da Cirurgia Videolaparoscópica – **Parra**
Guia de Aleitamento Materno 2ª ed. – **Dias Rego**
Guia de Bolso de Obstetrícia – Antônio Carlos Vieira **Cabral**
Guia de Bolso de UTI – Hélio **Penna Guimarães**
Hematologia e Hemoterapia - Fundamentos de Morfologia, Fisiologia, Patologia e Clínica – **Therezinha Verrastro, Lorenzine e Wendel Neto**
HAOC – Hospital Alemão Oswaldo Cruz – *Relationship Based Care* - Enfermagem
Intervenção Precoce com Bebês de Risco – **Cibelle Kaynne**

Legislação em Enfermagem - Atos Normativos do Exercício e do Ensino – **Santos e Assis**
Leito-Dia em AIDS - Experiência Multiprofissional na Assistência dos Doentes – **Colombrini**
Manual Básico de Acessos Vasculares – **Lélia Gonçalves** Rocha Martins e Conceição Aparecida M. Segre
Manual de Medicina Transfusional – Dimas **Tadeu Covas**
Manual de Procedimentos e Assistência de Enfermagem – **Mayor**
Manual de Procedimentos em Central de Material e Esterilização – **Kavanagh**
Manual de Sepse – **Elieser Silva**
Manual de Socorro de Emergência 2ª ed. – **Canetti e Santos**
Nem só de Ciência se Faz a Cura 2ª ed. – **Protásio da Luz**
O Cotidiano da Prática de Enfermagem Pediátrica – **Peterline**
O Cuidado do Emocional em Saúde 3ª ed. – **Ana Cristina** de Sá
O Cuidar da Transformação - Orientações para a Abordagem Multidimensional em Saúde – Cilene Aparecida **Costardi** Ide
O Enfermeiro e as Situações de Emergência 2ª ed. – Ana Maria **Calil**
O Enfermeiro e o Cuidar Multidisciplinar na Saúde da Criança e do Adolescente – **Carvalho**
O Erro Humano e a Segurança do Paciente – **Peterline e Harada**
O Pós-operatório Imediato em Cirurgia Cardíaca - Guia para Intensivistas, Anestesiologistas e Enfermagem Especializada – **Fortuna**
O que Você Precisa Saber sobre o Sistema Único de Saúde – **APM-SUS**
Obstetrícia Básica – **Hermógenes**
Parada Cardiorrespiratória – **Hélio Penna Guimarães**
Politica Públicas de Saúde Interação dos Atores Sociais – **Lopes**
Por Dentro do SUS – **APM-SUS**
Protocolos Assistenciais da Clínica Obstétrica da FMUSP 2ª ed. – **Zugaib**
Protocolos em Terapia Intensiva – **Pietro**
Ressuscitação Cardiopulmonar – **Hélio Penna Guimarães**
Saúde da cidadania – uma visão histórica e comparada do SUS - 2ª edição revista e ampliada – **Rodrigues e Santos**
Semiologia e Semiotécnica de Enfermagem – **Belén**
Sepse para Enfermeiros – Renata Andrea **Pietro** Pereira Viana
Série Atualização em Enfermagem – **Iraci**
  Vol. 1 - Enfermagem Fundamental - Realidade, Questões, Soluções
  Vol. 2 - Enfermagem Assistencial no Ambiente Hospitalar - Realidades, Questões e Soluções
  Vol. 3 - Prática da Pesquisa em Ciências Humanas e Sociais - Abordagem Sociopoética
  Vol. 4 - Enfermagem Materno-Infantil
Tecnologia da Informação e Comunicação na Enfermagem – Claudia **Prado**, Heloísa Helena Ciqueira **Peres** e Maria Madalena Januário Leite
Técnologia e o Cuidar de Enfermagem em Terapias – **Iraci dos Santos**
Terapia Intensiva - Enfermagem – **Knobel**
Trauma - Atendimento Pré-hospitalar 2ª ed. – **Monteiro**
Um Guia para o Leitor de Artigos Científicos na Área da Saúde – **Marcopito Santos**
UTI – Muito Além da Técnica... a Humanização e a Arte do Intensivismo – **Costa Orlando**
UTIs Contemporâneas – **Costa Orlando**

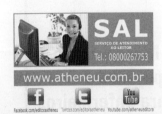

Marca-passo Competências Clínicas para Enfermeiros

EDITORES

Denise Viana Rodrigues de Oliveira

Andrea Cotait Ayoub

Rika Miyahara Kobayashi

Sérgio Henrique Simonetti

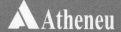

EDITORA ATHENEU

São Paulo — Rua Jesuíno Pascoal, 30
Tel.: (11) 2858-8750
Fax: (11) 2858-8766
E-mail: atheneu@atheneu.com.br

Rio de Janeiro — Rua Bambina, 74
Tel.: (21)3094-1295
Fax: (21)3094-1284
E-mail: atheneu@atheneu.com.br

Belo Horizonte — Rua Domingos Vieira, 319 — conj. 1.104

CAPA: Paulo Verardo

PRODUÇÃO EDITORIAL/DIAGRAMAÇÃO: Rosane Guedes

CIP-BRASIL. CATALOGAÇÃO NA PUBLICAÇÃO
SINDICATO NACIONAL DOS EDITORES DE LIVROS, RJ

M262

Marca-passo : competências clínicas para enfermeiros / Denise Viana Rodrigues de
Oliveira ... [et. al.] -- 1. ed. -- Rio de Janeiro : Atheneu, 2017.
il.

Inclui bibliografia
ISBN: 978-85-388-0782-7

1. Enfermagem. I. Título.

17-41256

CDD: 610.73
CDU: 616-083

OLIVEIRA, D. V. R.; AYOUB, A. C.; KOBAYASHI, R. M.; SIMONETTI, S. H.
Marca-passo – Competências Clínicas para Enfermeiros

© EDITORA ATHENEU
São Paulo, Rio de Janeiro, Belo Horizonte, 2017

Editores

Denise Viana Rodrigues de Oliveira
Enfermeira-chefe do Período Noturno do Instituto Dante Pazzanese de Cardiologia (IDPC). Mestre em Ciências da Saúde pelo Instituto de Assistência Médica ao Servidor Público (IAMSPE). Especialização em Gestão em Saúde pela Fundação Oswaldo Cruz (Fiocruz) (em andamento). Especialista em Enfermagem Cardiovascular pelo IDPC

Andrea Cotait Ayoub
Diretora da Divisão de Enfermagem do Instituto Dante Pazzanese de Cardiologia (IDPC). Pós-doutoranda pelo Programa de Pós-doutorado do IDPC. Doutorado e Mestrado em Ciências pela Fundação Antônio Prudente. Especialização em Administração Hospitalar pelo Instituto Brasileiro de Desenvolvimento e de Pesquisas Hospitalares. Especialização em Administração de Recursos Humanos pela Universidade Paulista. Especialização em Enfermagem Cardiológica pelo Centro Universitário das Faculdades Metropolitanas Unidas. Especialização Gestão Pública em Saúde pela Faculdade de Ciências Médicas da Santa Casa de São Paulo. Graduada em Enfermagem pela Universidade Federal de São Paulo (Unifesp). Experiência na Área de Enfermagem com Ênfase em Gerenciamento de Enfermagem, Enfermagem Cardiovascular e Oncológica. Diretora Executiva da Sociedade de Cardiologia do Estado de São Paulo (Gestão 2014-2017). Coordenadora da Comissão de Residência Multiprofissional em Enfermagem Cardiovascular do IDPC

Rika Miyahara Kobayashi
Diretora Técnica de Serviço de Educação Continuada do Instituto Dante Pazzanese de Cardiologia (IDPC). Doutorado e Mestrado em Administração de Serviços de Enfermagem pela Escola de Enfermagem da Universidade de São Paulo (EEUSP). Licenciatura em Enfermagem pela Faculdade de Educação da USP. Habilitada em Enfermagem Obstétrica pela EEUSP e em Administração Escolar pela Universidade Bandeirante de São Paulo. Especialização em Administração Hospitalar pelo Instituto de Pesquisas Hospitalares. Especialização em Enfermagem Cardiológica pelas Faculdades Metropolitanas Unidas e em Informática em Saúde pela Universidade Federal de São Paulo (Unifesp). Graduação em Enfermagem e Obstetrícia pela EEUSP. Membro da Comissão Nacional de Residência em Enfermagem pelo Sistema Cofen/Coren. Vice-coordenadora da Comissão de Residência Multiprofissional em Enfermagem Cardiovascular

Sérgio Henrique Simonetti
Enfermeiro Pesquisador da Assessoria de Pesquisa em Enfermagem do Instituto Dante Pazzanese de Cardiologia (IDPC). Pós-doutorando pelo Programa de Pós-doutorado do IDPC. Doutorado em Ciências pelo Programa Interunidades de Doutoramento da Escola de Enfermagem – Escola de Enfermagem de Ribeirão Preto da Universidade de São Paulo (EERP-USP). Mestrado em Ciências pelo Programa Enfermagem na Saúde do Adulto da Escola de Enfermagem da Universidade de São Paulo (EEUSP). Habilitação em Gestão da Educação a Distância e Produção e Uso de Tecnologias para Educação – Educação e Tecnologias – Universidade Federal de São Carlos (UFSCar) (em curso). Informática em Saúde pela Universidade Aberta do Brasil da Universidade Federal de São Paulo (UAB-Unifesp). Gestão Pública pela UAB-Unifesp. Especialista em Cardiologia na Modalidade Residência pelo IDPC. Bacharel em Enfermagem pelo Centro Universitário de Votuporanga/SP (UNIFEV)

Colaboradores

Adriana Del Monaco de Maria
Pesquisadora no Centro de Engenharia em Assistência Circulatória do Instituto Dante Pazzanese de Cardiologia (IDPC). Professora da Faculdade de Engenharia Biomédica da Pontifícia Universidade Católica de São Paulo (PUC-SP). Pesquisadora Colaboradora do Grupo de Pesquisa em Biomateriais da Universidade Federal do ABC (UFABC). Doutoranda e Mestre em Ciências pela Universidade de São Paulo (USP). Bacharel em Ciências e Tecnologia pela UFABC. Licenciada em Ciências Biológicas pela Universidade Santa Cecília. Bacharel em Engenharia de Materiais pela UFABC

Adriano Rogério Baldacin Rodrigues
Enfermeiro-chefe das UTIs Cirúrgicas – Coordenação de Enfermagem do Instituto do Coração do Hospital das Clínicas da Faculdade de Medicina da Universidade de São Paulo (HC-FMUSP). Mestre em Ciências da Saúde pela Escola de Enfermagem da Universidade de São Paulo (EEUSP). Especialista em Enfermagem em Cardiologia pelo Instituto do Coração do HC-FMUSP. Especialista em Gerenciamento de Serviços de Saúde pela EEUSP

Aline Santos Ibanês
Médica Infectologista do Instituto Dante Pazzanese de Cardiologia (IDPC). Médica Infectologista da Unidade de Terapia Intensiva do Instituto de Infectologia Emilio Ribas. Residência Médica em Infectologia pelo Instituto de Infectologia Emilio Ribas

Amanda Silva de Macêdo Bezerra
Enfermeira-chefe da Unidade de Pronto-Socorro II do Instituto Dante Pazzanese de Cardiologia (IDPC). Doutoranda e Mestre pela Escola Paulista de Enfermagem da Universidade Federal de São Paulo (EPE-Unifesp). Especialista em Enfermagem Cardiovascular na Modalidade Residência pelo IDPC. Especialista em Gestão em Enfermagem pela Educação a Distância – Universidade Aberta do Brasil (EaD-UAB-Unifesp)

Ana Maria Miranda Martins Wilson
Enfermeira Especialista em Laboratório de Ensino na Disciplina de Enfermagem Médico-Cirúrgica da Escola de Enfermagem da Universidade de São Paulo (EEUSP). Doutoranda em Ciências pela EEUSP. Mestre em Ciências pela Escola Paulista de Enfermagem da Universidade Federal de São Paulo (EPE-Unifesp). Especialista em Gestão Hospitalar e Sistemas de Saúde pela Fundação Getulio Vargas. Especialista em Cardiologia na Modalidade Residência pelo Instituto Dante Pazzanese de Cardiologia (IDPC). Enfermeira Graduada pela Unifesp

Ana Paula da Conceição
Enfermeira-chefe da Unidade de Internação Adulto II do Instituto Dante Pazzanese de Cardiologia (IDPC). Doutoranda e Mestre em Ciências pela Escola de Enfermagem da Universidade de São Paulo (EEUSP). Especialista em Enfermagem Cardiovascular pelo IDPC

Colaboradores

Andréa Braz Vendramini e Silva

Enfermeira-chefe da Unidade de Terapia Intensiva do Pós-operatório de Cirurgia Cardíaca do Instituto Dante Pazzanese de Cardiologia (IDPC). Mestre em Ciências da Saúde pelo Instituto de Assistência Médica ao Servidor Público Estadual (IAMSPE). Especialista em Enfermagem Cardiovascular pelas Faculdades Metropolitanas Unidas (FMU). Especialista em Gerenciamento de Serviços de Enfermagem pela Universidade Federal de São Paulo (Unifesp). Especialista em Enfermagem em Cuidados Intensivos pela Universidade de São Paulo (USP)

Anyelle Alves Vieira

Enfermeira Representante de Vendas e Assessora Técnica Cirúrgica em uma Empresa Fornecedora de Dispositivo Eletrônico Cardíaco Implantável. Especialista em Cardiologia na Modalidade Residência pelo Instituto Dante Pazzanese de Cardiologia (IDPC). Bacharel em Enfermagem pela Universidade Estadual Norte do Paraná, PR

Aron Jose Pazin de Andrade

Engenheiro Mecânico pelo Instituto de Ensino de Engenharia Paulista. Livre-docente pela Escola Politécnica da Universidade de São Paulo (USP). Pós-doutorado pela Universidade Federal de Minas Gerais (UFMG). Doutor e Mestre em Engenharia Mecânica com Ênfase em Órgãos Artificiais pela Universidade Estadual de Campinas (Unicamp)/Baylor College of Medicine, Texas, EUA. Coordenador do Centro de Engenharia em Assistência Circulatória da Bioengenharia do Instituto Dante Pazzanese de Cardiologia (IDPC). Ex-presidente e Membro do Conselho Consultivo da Sociedade Latino Americana de Biomateriais e Órgãos Artificiais (SLABO)

Beatriz Murata Murakami

Enfermeira pela Faculdade Israelita de Ciências da Saúde Albert Einstein (FICSAE). Mestre em Enfermagem pela FICSAE. Especialista em Docência pelo Instituto São Paulo. Especialista em Cardiologia na Modalidade Residência pelo Instituto Dante Pazzanese de Cardiologia (IDPC). Docente da Graduação em Enfermagem e Medicina da FICSAE. Coordenadora da Pós-graduação em Enfermagem em Terapia Intensiva na FICSAE

Bruno Utiyama da Silva

Pesquisador do Centro de Tecnologia em Assistência Circulatória da Divisão de Bioengenharia do Instituto Dante Pazzanese de Cardiologia (IDPC). Doutor em Ciências pelo IDPC. Mestre em Engenharia Mecânica com ênfase em Materiais e Processos de Produção pela Universidade Estadual de Campinas (Unicamp). Professor da Faculdade de Tecnologia e Ciências Exatas da Universidade São Judas Tadeu. Bacharel em Tecnologia de Sistemas Biomédicos pela Faculdade de Tecnologia de Sorocaba

Camila Takao Lopes

Professora-adjunta do Departamento de Enfermagem Clínica e Cirúrgica da Escola Paulista de Enfermagem da Universidade Federal de São Paulo (EPE-Unifesp). Doutora e Mestre em Ciências pela Escola Paulista de Medicina da Universidade Federal de São Paulo (EPM-Unifesp). Especialista em Cardiologia pela EPE-Unifesp. Graduada pela Faculdade de Medicina de São José do Rio Preto (FAMERP)

Carina Bortolato-Major

Professora-assistente no Curso de Enfermagem da Universidade Estadual do Norte do Paraná (UENP), Coordenadora da Disciplina "Saúde do Neonato, Criança e Adolescente". Doutoranda em Enfermagem pela Universidade Federal do Paraná (UFPR). Mestre em Ciências pela Universidade Federal de São Paulo (Unifesp). Especialista em Cardiologia na Modalidade Residência pelo Instituto Dante Pazzanese de Cardiologia. Bacharel em Enfermagem pela UENP

Colaboradores

Carine Cristiane Fusco Meirelles
Enfermeira-chefe do Período Noturno do Instituto Dante Pazzanese de Cardiologia (IDPC). Mestranda em Ciências da Saúde pelo Instituto de Assistência Médica ao Servidor Público Estadual (IAMSPE) (em curso). Especialização em Auditoria em Enfermagem pelo Centro Universitário São Camilo. Especialização em Captação, Doação e Transplante de Órgãos e Tecidos pelo Hospital Israelita Albert Einstein. Especialista em Cardiologia na Modalidade Residência pelo IDPC. Graduação em Enfermagem pela Universidade de Guarulhos (UnG)

Cely Saad Abboud Medeiros
Chefe da Seção Médica de Infectologia e Presidente da Comissão de Controle de Infecção Hospitalar (CCIH) do Instituto Dante Pazzanese de Cardiologia (IDPC). Mestre em Ciências pela Coordenadoria dos Institutos de Pesquisa de São Paulo (CIP)

César Augusto Guimarães Marcelino
Chefe da Organização de Procura de Órgãos e Tecidos (OPO) do Instituto Dante Pazzanese de Cardiologia (IDPC). Mestrado em Ciências pelo Programa de Pós-graduação em Enfermagem na Saúde do Adulto (PROESA) da Escola de Enfermagem da Universidade de São Paulo (EEUSP). Especialista em Cardiologia na Modalidade Residência pelo IDPC. Especialista em Enfermagem Cardiovascular pela Sociedade Brasileira de Enfermagem Cardiovascular (SOBENC). Especialista em Doação, Captação, Transplante de Órgãos e Tecidos pelo Instituto de Ensino e Pesquisa Albert Einstein

Dalmo Antonio Ribeiro Moreira
Professor Titular da Faculdade de Medicina de Itajubá. Professor Titular do Instituto Dante Pazzanese de Cardiologia. Doutorado em Cardiologia pela Universidade de São Paulo. Especialista em Cardiologia. Especialista em Eletrofisiologia Clínica Invasiva. Tem experiência na área de Medicina, com ênfase em arritmias cardíacas, atuando principalmente nos seguintes temas: fibrilação atrial, taquicardia ventricular, propafenona, reversão química e doença de Chagas. Graduado em Medicina pela Faculdade de Medicina de Itajubá

Daniela Miori Pascon
Professora-assistente Mestre da Pontifícia Universidade Católica de São Paulo (PUCSP/FCMS) Faculdade de Ciências Médicas e da Saúde – Departamento de Enfermagem. Professora-adjunta na Universidade Paulista (UNIP/campus Sorocaba). Doutoranda da Escola de Enfermagem da Universidade de São Paulo (EEUSP). Mestrado pela Universidade Presbiteriana Mackenzie, São Paulo. Especialização pela Universidade Federal de São Paulo (Unifesp). Graduação em Enfermagem pela Faculdade de Enfermagem do Hospital Israelita Albert Einstein (FEHIAE)

Débora Duarte Iasbech
Enfermeira no Centro Cirúrgico do Instituto Dante Pazzanese de Cardiologia (IDPC). Especialização e Recuperação Anestésica pelo Centro Universitário das Faculdades Metropolitanas Unidas (FMU)

Diná de Almeida Lopes Monteiro da Cruz
Professora Titular do Departamento de Enfermagem Médico-Cirúrgica da Escola de Enfermagem da Universidade de São Paulo (EEUSP)

Edna Duarte Ferreira
Enfermeira chefe do Pronto-socorro do Hospital Dante Pazzanese de Cardiologia (IDPC). Especialista em Enfermagem Cardiovascular pela Universidade Federal de São Paulo (Unifesp). Instrutora dos Cursos de BLS e ACLS da American Heart Association

Eduarda Ribeiro dos Santos
Docente da Graduação em Enfermagem, Medicina e do Programa de Mestrado Profissional da Faculdade Israelita de Ciências da Saúde Albert Einstein. Coordenadora de Pós-graduação em Enfermagem em Terapia Intensiva e de Enfermagem em Nefrologia e Urologia na mesma instituição. Advogada, formada em Direito pelo Centro Universitário das Faculdades Metropolitanas Unidas (FMU). Especialista em Cardiologia na Modalidade Residência pelo Instituto Dante Pazzanese de Cardiologia (IDPC). Mestre e Doutora em Ciências pela Universidade Federal de São Paulo

Edwin Rodrigo Paiva Borges
Enfermeiro Sênior das Unidades de Terapia Intensiva Adulta e Pediátrica do Hospital Alvorada. Especialista em Cardiologia na Modalidade Residência pelo Instituto Dante Pazzanese de Cardiologia (IDPC). Especialista em Acreditação de Serviços de Saúde pela Fundação Lucas Machado. Especialista em Gerenciamento de Serviços de Saúde pela Amil/Unítalo. Bacharel em Enfermagem pela Universidade do Vale do Sapucaí

Elaine Aparecida Silva Nascimento
Enfermeira chefe do Centro Cirúrgico e Central de Materiais do Instituto Dante Pazzanese de Cardiologia (IDPC). Mestranda em Ciências pela Escola de Enfermagem da Universidade de São Paulo (EEUSP). Especialista em Cardiologia na Modalidade Residência pelo IDPC. Especialização em Centro Cirúrgico, Central de Materiais e Recuperação Pós-anestésica pela EEUSP

Eliana de Cássia Zandonadi Vasconcelos
Enfermeira do Serviço de Controle de Infecção do Instituto Dante Pazzanese de Cardiologia. Especialização em Enfermagem Médico-Cirúrgica pelas Faculdades Zona Leste (FZL). Qualidade em Saúde e Segurança do Paciente pela Fundação Oswaldo Cruz (Fiocruz). Bacharel em Enfermagem pela Universidade de São Paulo (USP)

Ercília Evangelista de Souza
Enfermeira do Serviço de Controle de Infecção do Instituto Dante Pazzanese de Cardiologia (IDPC). Mestranda em Ciências pela Escola de Enfermagem da Universidade de São Paulo (EEUSP). Especialização em Segurança do Paciente pela Fundação Oswaldo Cruz (Fiocruz). Especialização em Gestão e Auditoria nos Serviços de Enfermagem pela Universidade Cruzeiro do Sul (UNICSUL). Especialista em Cardiologia na Modalidade Residência pelo IDPC

Estela Regina Ferraz Bianchi
Professora-associada da Escola de Enfermagem da Universidade de São Paulo (EEUSP) (aposentada). Assessora de Pesquisa de Enfermagem do Instituto Dante Pazzanese de Cardiologia (IDPC) (até 2016). Livre-docente em Enfermagem pela EEUSP. Doutora e Mestre em Administração em Serviço de Enfermagem pela EEUSP

Evelise Helena Fadini Reis Brunori
Enfermeira-chefe da Unidade de Terapia Intensiva I do Instituto Dante Pazzanese de Cardiologia (IDPC). Mestre e Doutora em Ciências pela Universidade Federal de São Paulo (Unifesp). Especialista em Terapia Intensiva e em Pesquisa Clínica pela Sociedade Brasileira de Profissionais em Pesquisa Clínica. Graduada em Enfermagem pela Universidade Cidade de São Paulo (UNICID)

Gabriela de Andrade Toma
Enfermeira da Unidade de Internação I do Instituto Dante Pazzanese de Cardiologia (IDPC). Mestranda em Ciências pela Escola de Enfermagem da Universidade de São Paulo (EEUSP). Especialista em Cardiologia na Modalidade Residência pelo IDPC. Bacharel em Enfermagem pela EEUSP

Gentil Soares
Mestre em Engenharia Elétrica pela Universidade Estadual de Campinas (Unicamp). Especialização em Engenharia Biomédica. Tecnólogo em Saúde pela FATEC, Sorocaba

Colaboradores

Harriet Bárbara Maruxo
Docente do Curso de Graduação em Enfermagem da Universidade Cidade de São Paulo (UNICID). Mestre em Ciências pela Escola de Enfermagem da Universidade de São Paulo (EEUSP). Especialista em Cardiologia na Modalidade Residência pelo Instituto Dante Pazzanese de Cardiologia (IDPC)

Jefferson Curimbaba
Médico do Serviço de Cardiologia do Hospital do Servidor Público Estadual. Mestre em Ciências da Saúde

João Pimenta
Médico do Serviço de Cardiologia do Hospital do Servidor Público Estadual. Doutor em Medicina, Área de Clínica Médica

José Carlos Pachón Mateos
Diretor do Serviço de Marca-passo do Instituto Dante Pazzanese de Cardiologia (IDPC). Diretor do Serviço de Arritmias do Hospital do Coração de São Paulo. Doutor em Cardiologia pela Faculdade de Medicina da Universidade de São Paulo (FMUSP)

José Luiz Briguet Cassiolato
Médico Responsável pela Eletrocardiologia do Hospital Nove de Julho e Hospital Igespe. Médico-assistente Voluntário do Serviço de Eletrocardiologia *Holter* do Hospital das Clínicas da Faculdade de Medicina da Universidade de São Paulo (HC-FMUSP)

Juan Carlos Páchon Mateos
Médico do Serviço de Estimulação Cardíaca Artificial do Instituto Dante Pazzanese de Cardiologia (IDPC). Médico Coordenador do Serviço de *Holter* do Hospital do Coração (HCor). Médico do Serviço de Eletrofisiologia, Marca-passo e Arritmias do HCor. Doutor em Medicina pela Pós-graduação do IDPC

Jurema da Silva Herbas Palomo
Diretora da Coordenação de Enfermagem do Instituto do Coração do Hospital das Clínicas da Faculdade de Medicina da Universidade de São Paulo (HC-FMUSP). Doutora em Cardiologia pela FMUSP. Mestre em Administração de Empresa pela Fundação Getulio Vargas (FGV)

Katarinne Lima Moraes
Enfermeira da Secretaria de Saúde de Aparecida de Goiânia-Goiás. Doutoranda e Mestre em Enfermagem pela Universidade Federal de Goiás (UFG)

Kelly Cristina Torres Lemes
Coordenadora dos Programas de Residência de Enfermagem do Hospital do Estado Agamenon Magalhães. Plantonista do Pronto-socorro Cardiológico da Universidade de Pernambuco (UPE). Mestre em Educação para Profissionais na Área da Saúde. Especialista em Cardiologia pela UPE

Kelly Regina Lainetti
Enfermeira Assistencial do Centro de Hemodinâmica do Hospital Alemão Oswaldo Cruz (HAOC). Docente do Curso Técnico em Enfermagem no Serviço Nacional de Aprendizagem Comercial (SENAC). Docente do Curso de Pós-graduação em Urgências e Emergências da Universidade Cruzeiro do Sul (UNICSUL). Especialista em Cardiologia na Modalidade Residência pelo Instituto Dante Pazzanese de Cardiologia (IDPC). Especialista em Docência para Ensino e Pesquisa em Saúde pela Universidade Nove de Julho (UNINOVE)

Lígia Beneli Prado
Enfermeira da Unidade de Terapia Intensiva Adulta e Pediátrica do Instituto Dante Pazzanese de Cardiologia (IDPC). Especialista em Cardiologia na Modalidade Residência pelo IDPC. Especialista em Administração Hospitalar e Serviços de Saúde pela Fundação Getulio Vargas (FGV). Especialista em Qualidade em Saúde e Segurança do Paciente pelo pela Escola Nacional de Saúde Pública Sérgio Arouca da Fundação Oswaldo Cruz (ENSP-Fiocruz)

Mara Nogueira de Araujo
Enfermeira-chefe da Unidade de Internação Adulto I do Instituto Dante Pazzanese de Cardiologia (IDPC). Mestre em Ciências pela Escola de Enfermagem da Universidade de São Paulo (EEUSP). Especialista em Cardiologia na Modalidade Residência pelo IDPC. Especialização em Doação, Captação e Transplante de Órgãos e Tecidos pelo Instituto de Ensino e Pesquisa Albert Einstein. Presidente da Comissão de Ética de Enfermagem do IDPC. Tem experiência na área de enfermagem, ética e bioética, com ênfase na área de captação de órgãos e tecidos e transplante; UTI. Emergências e unidade de internação, incluindo transplantes (coração, fígado e rim). Atua também nas áreas de ensino e pesquisa, desenvolvendo trabalhos científicos. Bacharel em Enfermagem pela Universidade Bandeirante

Marcos Antonio da Eira Frias
Docente do Curso de Graduação em Enfermagem da Universidade Cidade de São Paulo (UNICID). Doutor em Ciências e Mestre em Administração do Serviço de Enfermagem pela Escola de Enfermagem da Universidade de São Paulo (EEUSP). Especialista em Gerontologia pela Universidade Paulista (UNIP)

Maria Aparecida Batistão Gonçalves
Diretora de Serviço – Coordenação de Enfermagem do Instituto do Coração do Hospital das Clínicas da Faculdade de Medicina da Universidade de São Paulo (HC-FMUSP). Mestre em Administração em Serviços de Enfermagem pela Escola de Enfermagem da Universidade de São Paulo (EEUSP). Especialista em Terapia Intensiva pela Associação de Medicina Intensiva Brasileira (AMIB). Especialista em ECMO pela ELSO (Extracorporeal Life Support Organization). Especialização em Cardiologia pelo Instituto do Coração do HC-FMUSP

Maria Barbosa da Silva
Pesquisadora Científica – Nível V/Assistente Social pelo Instituto Dante Pazzanese de Cardiologia (IDPC). Diretora Científica do Departamento de Serviço Social da Sociedade de Cardiologia do Estado de São Paulo (Socesp). Doutora em Serviço Social pela Pontifícia Universidade Católica de São Paulo (PUC-SP). Mestre em Serviço Social no Programa de Pós-graduação da Faculdade de Serviço Social da Faculdade de História, Direito e Serviço Social da Universidade Estadual Paulista "Júlio de Mesquita Filho" (FHDSS-Unesp), campus Franca. Especialista em Saúde Pública pela Faculdade de Saúde Pública da Universidade de São Paulo (FSP-USP). Especialista em Política Social pela Universidade de Brasília (UnB)

Mariana Alvina dos Santos
Professora-adjunta na Universidade Federal do Mato Grosso do Sul, campus Três Lagoas. Doutora e Mestre em Ciências pela Escola de Enfermagem da Universidade de São Paulo (EEUSP). Especialista em Cardiologia na Modalidade Residência pelo Instituto Dante Pazzanese de Cardiologia (IDPC)

Michele de Oliveira Ayres
Enfermeira-chefe da Seção de Enfermagem Ambulatorial do Instituto Dante Pazzanese de Cardiologia (IDPC). Especialista em Cardiologia na Modalidade Residência pelo IDPC. Especialista em Administração Hospitalar e Sistemas de Saúde pela Fundação Getulio Vargas (FGV)

Monica Isabelle Lopes Oscalices
Enfermeira Assistencial do Pronto-Socorro I do Instituto Dante Pazzanese de Cardiologia (IDPC). Mestranda pelo Programa de Pós-graduação da Universidade Federal de São Paulo (Unifesp). Especialista em Cardiologia na Modalidade Residência pelo Instituto Dante Pazzanese de Cardiologia. Licenciatura em Enfermagem pela Escola de Enfermagem da Universidade de São Paulo (EEUSP)

Nadja Maria Codá dos Santos
Assistente Social do Instituto Dante Pazzanese de Cardiologia (IDPC). Doutor e Mestre em Serviço Social pela Pontifícia Universidade de São Paulo (PUC-SP). Especialização em Serviço Social em Saúde pela Universidade Federal de Alagoas (UFAL). Especialização em Saúde Comunitária e Promoção de Desenvolvimento pela Universidade Federal de Pernambuco (UFPE). Bacharel em Serviço Social pela Universidade Federal de Alagoas (UFAL). Docente do Curso de Serviço Social – Centro Universitário Anhanguera

Nilton José Carneiro da Silva
Diretor Médico do Instituto Clínico-cirúrgico de Alta Tecnologia (ICCAT). Título de Especialista em Cardiologia pela Sociedade Brasileira de Cardiologia (SBC). Título de Especialista em Eletrofisiologia pela Sociedade Brasileira de Arritmias Cardíacas (SOBRAC)

Rafaela Peres Boaventura
Enfermeira do Hospital Geral de Palmas Dr. Francisco Ayres, Tocantins. Doutoranda e Mestre em Enfermagem pela Faculdade de Enfermagem da Universidade Federal de Goiás (FEN-UFG). Especialista em Cardiologia e Hemodinâmica pelo Instituto Israelita de Ensino e Pesquisa Albert Einstein (IIEPAE). Especialista em Terapia Intensiva pela Pontifícia Universidade Católica de Goiás (PUC-GO)

Roberto Della Rosa Mendez
Professor-adjunto do curso de Enfermagem do campus de Três Lagoas da Universidade Federal de Mato Grosso do Sul (UFMS). Doutor em Enfermagem pela Universidade Estadual de Campinas (Unicamp). Especialista em Terapia Intensiva Adulto pela Associação Brasileira de Enfermagem e Terapia Intensiva (ABENTI)

Sebastião Junior Henrique Duarte
Professor da Universidade Federal de Mato Grosso do Sul (UFMS). Doutor em Ciências da Saúde

Selma Rossi Gentil
Enfermeira da Unidade Ambulatorial Várzea do Carmo – Instituto Dante Pazzanese de Cardiologia (IDPC). Mestre em Ciências da Saúde pela Escola de Enfermagem da Universidade de São Paulo (EEUSP). Especialização em Radiologia Diagnóstica e Terapêutica pela EEUSP. Especialização em Gestão Empresarial pela Universidade Municipal de São Caetano do Sul (USCS). Especialização em Licenciatura de Enfermagem pela Pontifícia Universidade de São Paulo (PUC-SP). Especialização em Enfermagem Médico-Cirúrgico pela Faculdade São Camilo-SP. Especialização em Administração Hospitalar pelo Instituto de Pesquisas Hospitalares. Bacharel em Enfermagem pela EEUSP

Vera Lucia Frazão de Sousa
Assistente Social, Chefe do Serviço Social do Instituto Dante Pazzanese de Cardiologia (IDPC). Mestranda em Gerontologia pela Pontifícia Universidade de São Paulo (PUC-SP). Bacharel em Serviço Social pelo Centro Universitário das Faculdades Metropolitanas Unidas de São Paulo (FMU). Aprimoramento e Especialização na Saúde em Serviço Social em Ortopedia e Traumatologia pelo Hospital das Clínicas da Faculdade de Medicina da Universidade de São Paulo (HC-FMUSP). Pós-graduação em Saúde Pública, com ênfase em Ciências da Saúde e Saúde Coletiva pela Universidade Cruzeiro do Sul de São Paulo. Docente do Curso de Serviço Social – Centro Universitário Anhanguera

Virginia Visconde Brasil
Docente da Faculdade de Enfermagem da Universidade Federal de Goiás (UFG). Doutora em Enfermagem pela Universidade de São Paulo (USP). Especialista em Cardiologia na Modalidade Residência pelo Instituto Dante Pazzanese de Cardiologia (IDPC)

Dedicatória

"A nossa gratidão a Deus, o Único,
pelo dom da vida e pela nossa inspiração
e fonte inesgotável de sabedoria e luz."

Dedicatória

"A nossa gratidão a Deus, o Único,
pelo dom da vida e pela nossa inspiração
e fonte inesgotável de sabedoria e luz."

Agradecimentos

Agradecemos a Deus, por todas as obras que por sua diretriz conseguimos consolidar.

A finalização deste livro só foi possível graças ao apoio, à colaboração e à confiança das pessoas que acreditaram em um mesmo ideal de cuidar e ajudaram a torná-lo realidade.

Nosso especial agradecimento aos pacientes que são o motivo de nosso trabalho, nossa dedicação, nosso sentido de continuar estudando, pesquisando, lutando pela saúde;

Ao Instituto Dante Pazzanese de Cardiologia, referência em ensino e pesquisa na ciência da área cardiovascular, sob direção da Profa. Dra. Amanda Guerra de Moraes Rego Sousa, por contínuo incentivo à produção científica;

A todos os profissionais de enfermagem dessa Instituição que se dedicam diariamente, através de atualizações e uma assistência de enfermagem com qualidade, nos permitindo descrever uma parte deste trabalho;

A cada colaborador envolvido desde o início, cujo conhecimento e *expertise* foram decisivos para a qualidade deste produto;

Às nossas famílias, pela paciência frente às horas despendidas ao trabalho e pela sensibilidade e afetividade em fortalecer e estimular bravamente o alcance deste nosso ideal;

À Editora Atheneu e equipe técnica, pelo empenho e eficiência para tornaram real esta nossa construção.

Denise Viana Rodrigues de Oliveira
Andrea Cotait Ayoub
Rika Miyahara Kobayashi
Sérgio Henrique Simonetti

Agradecimentos

Agradecemos a Deus por todas as obras que por sua diretriz conseguimos consolidar.

A finalização deste livro só foi possível graças ao apoio, à colaboração e à confiança das pessoas que acreditaram em um mesmo ideal de cuidar e ajudaram a torná-lo realidade.

Nosso especial agradecimento aos pacientes que são o motivo do nosso trabalho, nossa dedicação, nossa vontade de continuar estudando, pesquisando, lutando pela saúde.

Ao Instituto Dante Pazzanese de Cardiologia, referência em ensino e pesquisa na ciência da área cardiovascular, sob direção da Profa. Dra. Amanda Guerra de Moraes Rego Sousa, por contínuo incentivo à produção científica.

A todos os profissionais de enfermagem dessa instituição que se dedicam diariamente, através de atualizações e uma assistência de enfermagem com qualidade, nos permitindo descrever uma parte deste trabalho.

A cada colaborador envolvido desde o início, cujo conhecimento e expertise foram decisivos para a qualidade deste produto.

As nossas famílias, pela paciência frente às horas despendidas ao trabalho e pela sensibilidade e abdicância em fomentar estimular bravamente o alcance deste nosso ideal.

A Editora Atheneu e equipe técnica, pelo empenho e eficiência para tornarem real esta nossa construção.

Denise Vana Rodrigues de Oliveira

Andrea Cotait Ayoub

Rika Miyahara Kobayashi

Sergio Henrique Simonetti

Apresentação

Esta obra, intitulada *Marca-passo – Competências Clínicas para Enfermeiros*, é uma fonte de inspiração e contribuição dos organizadores e colaboradores para atualizar, compartilhar os conhecimentos relacionados à assistência de enfermagem ao portador de dispositivo cardíaco eletrônico implantável (DCEI) e responder aos desafios da prática clínica na Cardiologia.

A enfermagem representa a maior força de trabalho na área da saúde em todo o território brasileiro, estando à frente da assistência direta e gestão do cuidado ao paciente cardíaco, da formação e educação permanente do profissional e da pesquisa contribuindo para o alcance dos objetivos estratégicos da organização.

O livro, composto por 23 capítulos, aborda o estado da arte e os principais temas e desafios referentes à ciência na Cardiologia, em específico do cuidado ao portador de DEIC e suas especificidades. Para tanto, apresenta em seus capítulos a história da estimulação cardíaca artificial, o sistema de condução elétrico, as bradiarritmias e taquiarritmias, estudos de eletrofisiologia, urgências e emergências em marca-passo, estimulação cardíaca – unidade de terapia intensiva adulta e infantil, modo ideal de estimulação, cardioversores-desfibriladores automáticos implantáveis (CDI), complicações: estimulação cardíaca temporária, marca-passo definitivo – implantação e manutenção, pré-implante de marca-passo, técnicas cirúrgicas para implante; transoperatório de marca-passo, infecções na estimulação cardíaca artificial – cuidado de enfermagem, direitos dos portadores de marca-passo, exames complementares de métodos e diagnósticos e de seguimento, enfermagem baseada em evidências na assistência ao adulto, criança e neonato, qualidade de vida do portador de marca-passo, competências clínicas do enfermeiro, inovação tecnológica e marca-passo, inovações nas práticas assistenciais de enfermagem e coração artificial.

Os organizadores se preocuparam em convidar autores de diferentes profissões, dentre eles enfermeiros, médicos, serviço social e engenheiros – não só pela sua *expertise*, mas pelo reconhecimento nacional e internacional por suas ações na prática multidisciplinar em Cardiologia.

Nosso desejo é que todos os conteúdos abordados nesta obra sejam apreciados e que instiguem os leitores a aprofundar o conhecimento e alicerçá-lo na prática, não apenas para a atuação na área específica de Cardiologia, mas, de modo geral, em todos os ambientes em que os nossos usuários cardíacos requeiram assistência, quer em seu espaço domiciliar ou até mesmo numa instituição de alta complexidade.

Esperamos que o conteúdo deste livro propicie a consolidação do cuidado com autonomia e, tomadas de decisões, com base em pressupostos ético-científicos e o reconhecimento pela sociedade, do enfermeiro como profissional competente, integrado à equipe multidisciplinar no atendimento ao paciente com marca-passo.

Os Editores

Prefácio

O Instituto Dante Pazzanese de Cardiologia (IDPC) tem importante e sólida contribuição nacional na área de estimulação cardíaca artificial, tendo desenvolvido o primeiro marca-passo do país, em sua divisão da bioengenharia, em meados de década de 1960. Isso foi possível graças à associação da enorme capacidade empreendedora de Adib Jatene e da extraordinária habilidade de trabalho manual de Décio Kormann, decisivas na fabricação dos primeiros eletrodos implantáveis em nosso meio.

Nos anos 1970, foi criado o Serviço de Marca-passo do IDPC, dirigido desde 1990 por José Carlos Pachón Mateos, que participou intensamente dessas conquistas, dando-as seguimento até os dias atuais. Não é por outra razão que o IDPC sedia o Museu do Marca-passo do DECA (Departamento de Estimulação Cardíaca Artificial da Sociedade Brasileira de Cirurgia Cardiovascular), guardando e divulgando um grande acervo voltado a essa área de destaque da medicina cardiovascular.

Há quatro décadas formando médicos especialistas e promovendo assistência, pesquisa e ensino pós-graduado, o Serviço de Marca-passo do IDPC formou também uma plêiade de outros profissionais voltados a essa área do conhecimento. É de realçar a atuação dos enfermeiros, que têm participado dessas múltiplas modalidades de atuação na especialidade, e que agora se apresentam, trazendo mais uma contribuição de primeira linha, o livro *Marca-passo: Competências Clínicas para Enfermeiros.*

Atual, abrangente, de grande interesse prático e também com boa exposição da base teórica, esta obra é muito oportuna e preenche uma lacuna importante. Em 23 capítulos, dos quais participa todo o corpo de enfermagem do IDPC versado nos temas relacionados, e de maneira muito didática e compreensível os autores discorrem sobre todos os assuntos de interesse, para a boa compreensão do papel do profissional de enfermagem na especialidade.

O projeto editorial da Atheneu, sempre de alta qualidade em todos os aspectos, valorizou – e muito – a obra, oferecendo ao público-alvo um livro que passa a ser necessário nesse campo do saber.

Congratulo-me com os editores, autores e também com os leitores, e a eles me associo, certamente, no proveito e aplauso que este trabalho muito merece!

Inverno de 2017.
Amanda Guerra de Moraes Rego Sousa
Diretora Geral
Instituto Dante Pazzanese de Cardiologia

Sumário

1 Histórico da Estimulação Cardíaca Artificial, *1*
José Carlos Pachón Mateos
Juan Carlos Páchon Mateos

2 Anatomia do Sistema Elétrico de Condução, *17*
Dalmo Antonio Ribeiro Moreira

3 Bradiarritmias, *27*
Ana Paula da Conceição
César Augusto Guimarães Marcelino
Diná de Almeida Lopes Monteiro da Cruz

4 Taquiarritmias, *43*
Evelise Helena Fadini Reis Brunori
Camila Takáo Lopes

5 Estudos de Eletrofisiologia, *59*
Nilton José Carneiro da Silva
Amanda Silva de Macêdo Bezerra
Mara Nogueira de Araujo

6 Estimulação Cardíaca por Marca-passo Provisório na Sala de Emergência, *73*
Denise Viana Rodrigues de Oliveira
Monica Isabelle Lopes Oscalices
Edna Duarte Ferreira

7 Estimulação Epicárdica em Pós-operatório de Cirurgia Cardíaca, *85*
Andréa Braz Vendramini e Silva
Lígia Beneli Prado
Kelly Regina Lainetti

8 Modo Ideal de Estimulação Cardíaca, *97*
José Luiz Briguet Cassiolato
Denise Viana Rodrigues de Oliveira

9 Cardioversores-Desfibriladores Implantáveis, *109*
Eduarda Ribeiro dos Santos
Beatriz Murata Murakami
Edwin Rodrigo Paiva Borges

Sumário

10 Complicações: Estimulação Cardíaca Temporária e Definitiva, 123
Roberto Della Rosa Mendez
Mariana Alvina dos Santos
Sebastião Junior Henrique Duarte

11 Marca-passo Definitivo – Implante e Seguimento Clínico, 131
João Pimenta
Jefferson Curimbaba

12 Pré-implante de Marca-passo, 145
Harriet Bárbara Maruxo
Marcos Antonio da Eira Frias
Kelly Cristina Torres Lemes

13 Transoperatório de Implante de Marca-passo: O Papel do Enfermeiro, 153
Elaine Aparecida Silva Nascimento
Débora Duarte Iasbech
Anyelle Alves Vieira

14 Infecções na Estimulação Cardíaca Artificial – Cuidados de Enfermagem, 165
Aline Santos Ibanês
Eliana de Cássia Zandonadi Vasconcelos
Ercília Evangelista de Souza
Cely Saad Abboud Medeiros

15 Assistência de Enfermagem aos Portadores de Dispositivos Cardíacos Eletrônicos Implantáveis: Orientações Quanto às Interferências, 173
Andrea Cotait Ayoub
Denise Viana Rodrigues de Oliveira
Carine Cristiane Fusco Meirelles

16 Direitos Sociais dos Portadores de Marca-passo, 185
Nadja Maria Codá dos Santos
Maria Barbosa da Silva
Vera Lucia Frazão de Sousa

17 Exames Complementares de Métodos Diagnósticos e de Seguimento, 197
Selma Rossi Gentil
Michele de Oliveira Ayres
Gabriela de Andrade Toma

18 Enfermagem Baseada em Evidências na Assistência ao Neonato e Criança em Uso de Marca-passo, 213
Ana Maria Miranda Martins Wilson
Carina Bortolato-Major

19 Enfermagem Baseada em Evidências na Assistência ao Adulto Portador de Marca-passo, 227
Sérgio Henrique Simonetti
Estela Regina Ferraz Bianchi

20 Qualidade de Vida do Portador de Marca-passo, *235*
Virginia Visconde Brasil
Katarinne Lima Moraes
Rafaela Peres Boaventura

21 Competências Profissionais dos Enfermeiros no Cuidado ao Portador de Marca-passo, *243*
Rika Miyahara Kobayashi
Sérgio Henrique Simonetti
Daniela Miori Pascon

22 Inovação Tecnológica e Marca-passo, *255*
Aron Jose Pazin de Andrade
Bruno Utiyama da Silva
Adriana Del Monaco de Maria
Gentil Soares

23 Inovações na Prática Assistencial de Enfermagem e Dispositivos de Assistência Circulatória Mecânica, *267*
Adriano Rogério Baldacin Rodrigues
Maria Aparecida Batistão Gonçalves
Jurema da Silva Herbas Palomo

Índice Remissivo, *289*

20 Qualidade de Vida do Portador de Marca-passo, 235

Vanessa Cristina Brizzi
Julianne Zina Marcon
Rafaela Roza Gonçalves

21 Competências Profissionais dos Enfermeiros no Cuidado ao Portador de Marca-passo, 243

Rita Mara Lara Gonsalves
Jorge Augusto Simoilli
Daniela Mion Pessan

22 Inovação Tecnológica e Marca-passo, 255

Ana Julia Pedin de Aguiar
Bruna Cirpriano da Silva
Adriana D. Watanabe Maita
Gentil Syes

23 Inovações na Prática Assistencial de Enfermagem e Dispositivos de Assistência Circulatória Mecânica, 267

Adriana Rogério Raiison Rodrigues
Maria Aparecida Batista Gonçalves
Jurema da Silva Freitas Palomo

Índice Remissivo, 269

Histórico da Estimulação Cardíaca Artificial

1

José Carlos Pachón Mateos
Juan Carlos Páchon Mateos

INTRODUÇÃO

A história da estimulação cardíaca artificial é fascinante. Tem início com os primeiros contatos humanos com o magnetismo e a eletricidade, nas fronteiras do sobrenatural e nas longínquas eras do homem pré-histórico. Atravessou os séculos numa trajetória obstinada, enfrentando o ceticismo da Igreja, da comunidade científica e da sociedade, culminando em incontáveis avanços tecnológicos dos últimos 60 anos e em benefício notável para pacientes dos quatro cantos do mundo na atualidade.

A estimulação cardíaca faz parte do vasto campo da medicina conhecida como eletroterapia. O primeiro relato do uso de um tratamento elétrico para o controle de doenças foi feito em 49 d.C., por Scribonius Largus, que utilizou descargas elétricas do *Torpedo ocellata* (peixe-elétrico) no controle clínico da cefaleia e do reumatismo (Figura 1.1).

A primeira descrição de um caso de bradicardia sintomática foi realizada pelo médico Marcus Gerbezius[1] em 1719. Em 1771, Giovanni Battista Morgagni[2] descreveu crises epilépticas em um paciente com acentuada lentidão da pulsação e, em 1774, Aldini[3] foi o primeiro pesquisador da história a ressuscitar com êxito um paciente, aplicando choques no precórdio de uma criança. Em 1827, Robert Adams[4] (Figura 1.2) descreveu um paciente que sofria de episódios cada vez mais frequentes de perda da consciência com queda ao solo e que exibia como sequela vários traumatismos na face.

Em 1882, Von Ziemssen[5] descreveu o caso de uma mulher que apresentava um grande defeito na parede anterior esquerda do tórax resultante da ressecção de um tumor e observou que a aplicação de eletrodos no coração produzia um ritmo cuja frequência era maior que a frequência do ritmo espontâneo próprio do órgão (Figura 1.3).

Em 1883, Walter Holbrock Gaskell, fisiologista inglês, descobriu que a destruição da região do nó atrioventricular provocava uma dissociação entre o ritmo dos átrios e o dos ventrículos, sendo que este último apresentava uma frequência menor, a qual denominou "bloqueio cardíaco".

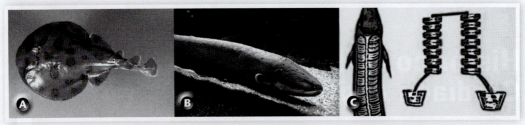

FIGURA 1.1. (A) A arraia-elétrica possui em uma das asas um aparelho elétrico capaz de produzir descargas de até 35 volts. As células elétricas estão dispostas em colunas, apresentando o aspecto de uma bateria elétrica montada em série (colunas), para aumentar a voltagem, e em paralelo (grupos de colunas), para aumentar a corrente. **(B)** O peixe-elétrico (poraquê ou *Electrophorus electricus*) é um verdadeiro gerador e capacitor biológico. Tem capacidade de acumular até 300 V, porém em algumas condições pode chegar a 1.500 V. A corrente, comumente de 0,5 A, pode chegar a 3 A. **(C)** Esquema do aparelho elétrico do poraquê.
(Fonte: Pachón Mateos JS. Marca-passos, desfibriladores e ressincronizadores cardíacos – noções fundamentais para o clínico. Editora Atheneu, 2014.)

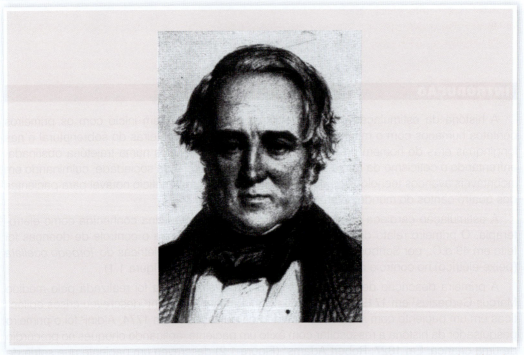

FIGURA 1.2. Robert Adams, da Escola de Medicina de Dublin, estudou a correlação entre a lentidão dos pulsos cardíacos e o surgimento de síncopes, quadro clínico conhecido como síndrome de Stokes-Adams.
(Fonte: Pachón Mateos JS. Marca-passos, desfibriladores e ressincronizadores cardíacos – noções fundamentais para o clínico. Editora Atheneu, 2014.)

A capacidade de resposta muscular à estimulação elétrica foi observada nos experimentos de Luigi Galvani[6] que demonstraram a estimulação das pernas de batráquios por meio da aplicação de uma corrente elétrica.

Em 1793, Alessandro Volta[7] desenvolveu a bateria que leva o seu nome e realizou numerosos experimentos com a aplicação de energia em seres humanos (Figura 1.4).

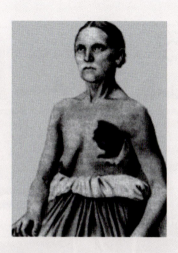

FIGURA 1.3. Catherina Sarafin. Visão do coração e sua topografia após retirada do tumor encondroma da parede torácica. (Fonte: Pachón Mateos JS. Marca-passos, desfibriladores e ressincronizadores cardíacos – noções fundamentais para o clínico. Editora Atheneu, 2014.)

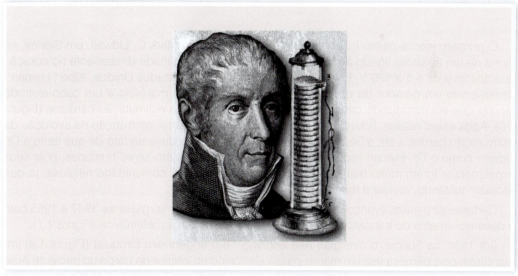

FIGURA 1.4. Alessandro Volta e sua bateria original, capaz de produzir energia elétrica. (Fonte: Pachón Mateos JS. Marca-passos, desfibriladores e ressincronizadores cardíacos – noções fundamentais para o clínico. Editora Atheneu, 2014.)

Em 1819, Aldini[3] e Bichat[8] (Figura 1.5) iniciaram os experimentos de estimulação cardíaca utilizando corações de prisioneiros decapitados. Em 1870, Duchenne[9] estimulou o coração bradicárdico de um paciente afetado por difteria e, em 1927, Wiggers[10] e Marmorstein[11] em seus estudos sobre a estimulação cardíaca estabeleceram muitos conceitos a respeito da fisiologia do coração. Para esse experimento utilizaram corações de cães e um estimulador idealizado por Du Bois Reymond.

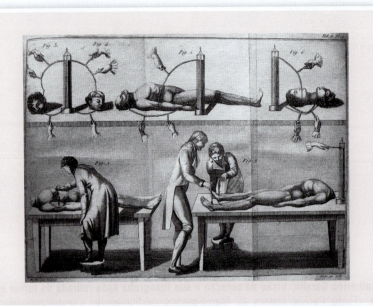

FIGURA 1.5. John Aldini e Xavier Bichat estudaram o efeito da eletricidade nos corações e cérebros de prisioneiros decapitados. (Fonte: Pachón Mateos JS. Marca-passos, desfibriladores e ressincronizadores cardíacos – noções fundamentais para o clínico. Editora Atheneu, 2014.)

O primeiro marca-passo foi construído em 1926 pelo Dr. Mark C. Lidwell, em Sidney, na forma de um aparelho ligado à rede elétrica e uma agulha aplicada diretamente no coração que aplicava de 1,5 a 120 V. Posteriormente, em 1932, nos Estados Unidos, Albert Hyman[12] desenvolveu um gerador de pulsos com um motor movido a manivela e um cabo-eletrodo bipolar que era introduzido diretamente no tórax e promovia a estimulação cardíaca (Figura 1.6). Após esses relatos, houve um hiato nas publicações e uma interrupção na evolução da estimulação cardíaca até a Segunda Grande Guerra. Isso se deve ao fato de que tanto o Dr. Lidwell como o Dr. Hyman reduziram e evitaram aplicações em seres humanos, pois seus experimentos foram muito mal aceitos pela sociedade e pela comunidade religiosa, já que estariam tentando "reviver a morte".

Certamente o maior avanço para a eletroterapia do coração surgiu entre 1947 e 1955 com o desenvolvimento do transístor que deu origem à moderna microeletrônica (Figura 1.7).

Em 1958, na Suécia, o cirurgião Ake Senning[13] e o engenheiro Elmquist (Figura 1.8) implantaram pela primeira vez um marca-passo eletrônico no interior do corpo do paciente Arne Larsson. Esse primeiro marca-passo gerou energia apenas por 3 horas. Um segundo aparelho foi então implantado, durando somente 2 dias. Apesar disso, Larsson faleceu de câncer em 2001, com 86 anos e marca-passo normofuncionante. Utilizou ao todo 5 sistemas de eletrodos e 22 geradores de pulso de 11 modelos diferentes, vivendo mais que o inventor e o cirurgião.

Um fato muito interessante é que as primeiras unidades foram feitas a mão por Elmqvist, incluídas em resina biocompatível (Araldite) dentro de um molde que na realidade era uma lata de graxa de sapato (*kiwi shoe polish*). Naquela época não se conhecia o risco da liberação de hidrogênio pelas baterias de mercúrio-zinco incluídas na resina. Por conta disto, Elmqvist decidiu utilizar baterias recarregáveis de níquel-cádmio, sendo a recarga feita por indução eletromagnética o que justifica a grande bobina de cobre que pode ser vista incluída em Araldite rodeando todo o circuito no modelo original (Figura 1.9).

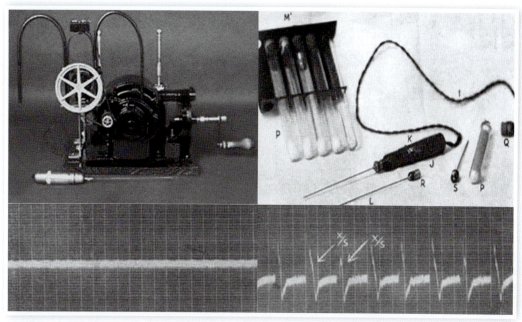

FIGURA 1.6. Primeiro marca-passo temporário movido a manivela para produzir eletricidade e estimular o miocárdio por meio de uma agulha inserida diretamente na parede torácica. (Fonte: Pachón Mateos JS. Marca-passos, desfibriladores e ressincronizadores cardíacos – noções fundamentais para o clínico. Editora Atheneu, 2014.)

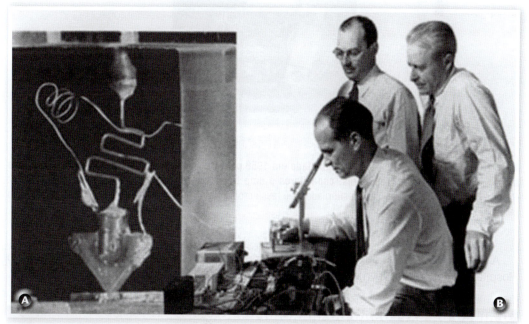

FIGURA 1.7. (A) Um dos maiores inventos do século XX e talvez o que mais modificou o mundo moderno foi a invenção do transístor por Shockley, Bardeen e Brattain de 1947 a 1955 **(B)**, responsável pelo grande avanço na tecnologia dos marca-passos. (Fonte: Pachón Mateos JS. Marca-passos, desfibriladores e ressincronizadores cardíacos – noções fundamentais para o clínico. Editora Atheneu, 2014.)

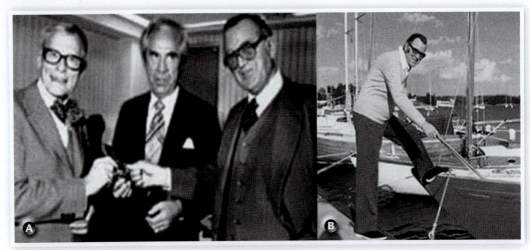

FIGURA 1.8. (A) O engenheiro Elmqvist, o cirurgião Senning e Larsson (o primeiro paciente a receber um marca-passo no mundo, também na figura **B**). Eles foram homenageados, em 1986, no Congresso Cardiostim em Nice. (Fonte: Pachón Mateos JS. Marca-passos, desfibriladores e ressincronizadores cardíacos – noções fundamentais para o clínico. Editora Atheneu, 2014.)

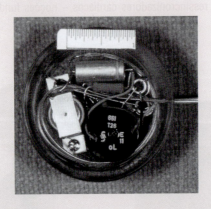

FIGURA 1.9. Primeiro marca-passo implantado em 1958 pelo Dr. Senning na Suécia. Nota-se uma grande bateria, dois transístores, resistores, capacitores e uma bobina para recarga externa da bateria. (Fonte: Pachón Mateos JS. Marca-passos, desfibriladores e ressincronizadores cardíacos – noções fundamentais para o clínico. Editora Atheneu, 2014.)

Ainda em 1958, Seymour Furman, na época um médico residente de clínica cirúrgica do Hospital Montefiore de Nova Iorque, desenvolveu o implante endocárdico (Figura 1.10).

O RISCO DA EXPLOSÃO DO MARCA-PASSO...

Na década de 1960, o circuito era alimentado por baterias de mercúrio que apresentavam muitas limitações, tais como longevidade reduzida e liberação de hidrogênio proporcional à produção de eletricidade. Todo o circuito e as baterias eram incluídos em resina epóxi. Isso

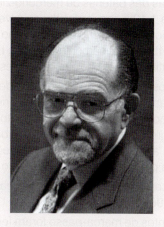

FIGURA 1.10. Seymour Furmann, na época um médico residente, foi o primeiro a utilizar cabos-eletrodos para a estimulação endocárdica, em 1958, no Hospital Montefiore de Nova Iorque. (Fonte: Pachón Mateos JS. Marca-passos, desfibriladores e ressincronizadores cardíacos – noções fundamentais para o clínico. Editora Atheneu, 2014.)

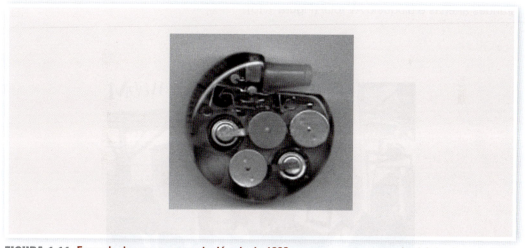

FIGURA 1.11. Exemplo de marca-passo da década de 1960, nesse caso um exemplar fabricado no Instituto Dante Pazzanese de Cardiologia, tipicamente alimentado por baterias com 5 células de mercúrio-zinco encapsuladas em resina transparente. (Fonte: Pachón Mateos JS. Marca-passos, desfibriladores e ressincronizadores cardíacos – noções fundamentais para o clínico. Editora Atheneu, 2014.)

gerava um grave problema, pois o hidrogênio deveria sair por difusão através da resina. Caso contrário iria se acumular, gerando uma inaceitável pressão interna. Dessa forma, as características da resina com porosidade apropriada para liberar o hidrogênio eram cruciais para a segurança do sistema. Os aparelhos fabricados no Instituto de Cardiologia (Figura 1.11) eram constituídos de uma resina porosa o suficiente e não apresentavam nenhum risco. Entretanto, infelizmente, tivemos a oportunidade de acompanhar a necropsia de um paciente cujo marca-passo, fabricado em outra instituição, explodiu devido ao acumulo de gás em seu interior, levando a um extenso enfisema subcutâneo no tórax e ao óbito imediato do paciente.

Devido aos grandes problemas das baterias de mercúrio-zinco, na década de 1970, o engenheiro Wilson Greatbatch (Figura 1.12 à esquerda) desenvolveu as baterias de lítio-iodo, extremamente mais seguras e superiores às anteriores e que não liberavam gases durante o funcionamento. No início dos anos 1980, praticamente todas as baterias de mercúrio-zinco foram substituídas pelas de lítio-iodo, utilizadas até hoje, e que apresentam longevidade muito maior.

A maioria dos cabos-eletrodos utilizados no início eram de aço inoxidável e apresentavam muitos problemas. Logo surgiram os modelos de platina iridiada, material que compõe os cabos-eletrodos utilizados até hoje. O revestimento era feito por eugelol que foi substituído por silicone e poliuretano. Mais recentemente, temos os cabos de alta impedância, com até 2.500 ohms, aumentando assim a longevidade dos geradores (Figura 1.13). As cápsulas dos marca-passos, antes de epóxi e plástico, evoluíram para aço inoxidável e titânio.

O primeiro implante de marca-passo nas Américas foi realizado por Orestes Fiandra,[14] no Uruguai, em 3 de fevereiro de 1960 (Figura 1.14).

No Brasil, os primeiros implantes de marca-passo foram feitos a partir de 1964. Os grandes pioneiros foram Hugo Felipozzi, da Santa Casa de Misericórdia de São Paulo (Figura 1.15), e Décio Kormann e Adib Jatene (Figura 1.19) que, no Instituto Dante Pazzanese de Cardiologia, construíram os primeiros marca-passos e cabo-eletrodos brasileiros na década de 1960. Décio Kormann é considerado por todos como o pai da estimulação cardíaca brasileira. Hugo Fellipozzi fez o primeiro implante documentado de marca-passo no Brasil, em 15 de setembro de 1964. O paciente era uma criança de 4 meses que nasceu com transposição corrigida das grandes artérias e bloqueio AV total (Figura 1.15).

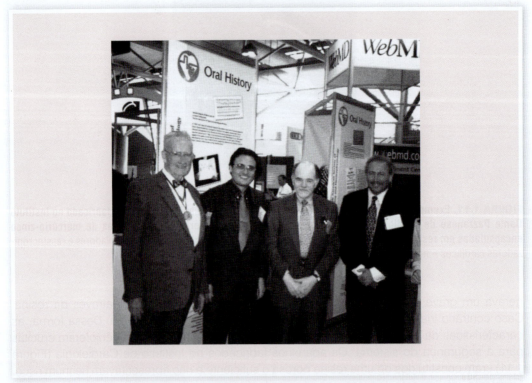

FIGURA 1.12. Da esquerda para a direita, Dr. Wilson Greatbatch, Dr. Pachón, Dr. Seymor Furman e Dr. Celso Salgado em frente ao museu do congresso do NASPE, em 1994. (Fonte: Pachón Mateos JS. Marca-passos, desfibriladores e ressincronizadores cardíacos – noções fundamentais para o clínico. Editora Atheneu, 2014.)

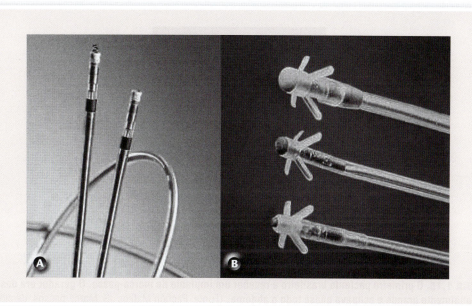

FIGURA 1.13. Evolução dos cabos-eletrodos. (A) Cabos-eletrodos modernos com sistema de fixação ativa. **(B)** Três exemplos de cabos-eletrodos com fixação passiva por meio de aletas de silicone. Esses modelos são unipolares e praticamente não são mais utilizados devido à tendência da estimulação cardíaca moderna utilizar sempre cabos-eletrodos bipolares. (Fonte: Pachón Mateos JS. Marca-passos, desfibriladores e ressincronizadores cardíacos – noções fundamentais para o clínico. Editora Atheneu, 2014.)

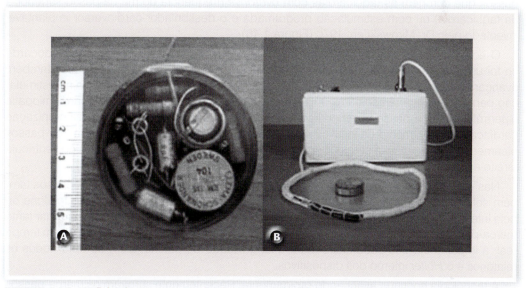

FIGURA 1.14. (A) Primeiro marca-passo implantado nas Américas, em 1960, por Orestes Fiandra, no Uruguai. Trata-se de um modelo inicial construído por Elmqvist alimentado por bateria recarregável de níquel-cádmio. **(B)** Vê-se o carregador da bateria com uma bobina indutora e o marca-passo ao centro. A bobina era colocada sobre o peito do paciente e a carga durava 12 horas, sendo repetida uma vez por semana. Esse marca-passo funcionou implantado por 9 meses e meio numa paciente de 40 anos com síndrome de **Stockes-Adams**. (Fonte: Pachón Mateos JS. Marca-passos, desfibriladores e ressincronizadores cardíacos – noções fundamentais para o clínico. Editora Atheneu, 2014.)

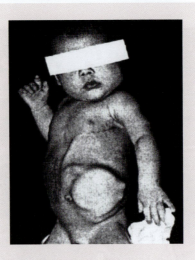

FIGURA 1.15. O primeiro paciente brasileiro a receber um implante de marca-passo. O gerador era desproporcionalmente grande e ocupava quase todo o abdome. (Fonte: Pachón Mateos JS. Marca-passos, desfibriladores e ressincronizadores cardíacos – noções fundamentais para o clínico. Editora Atheneu, 2014.)

Na evolução, os marca-passos foram reduzindo o tamanho, espessura e volume e aumentaram a longevidade, a programabilidade e a confiabilidade. Surgiram sensores que alteram a frequência de acordo com a necessidade do organismo. Além disto, surgiram os marca-passos que corrigem as taquicardias com *overdrive* (frequência do marca-passo superior à da taquicardia) ou com estimulação programada e o desfibrilador-cardioversor implantável inventado pelo Dr. Mirowski em 1970 (Figura 1.16).

O advento do desfibrilador automático implantável totalmente subcutâneo e endocárdico foi um grande marco da estimulação cardíaca. As indicações de marca-passo também avançaram rapidamente para além das bradiarritmias. Houve especial interesse na estimulação para tratamento hemodinâmico. Dessa forma surgiram a estimulação da cardiomiopatia hipertrófica (marca-passo bicameral com intervalo AV curto) assim como a ressincronização cardíaca para tratamento da insuficiência cardíaca com QRS largo. Além dos marca-passos bicamerais, começavam a surgir os sistemas multissítio, biventriculares, bifocais do ventrículo direito e trifocais.

Nas últimas décadas, o controle, a programação e as avaliações dos marca-passos também sofreram grande evolução, podendo-se inclusive realizar a avaliação pelo telefone ou pela internet (Figura 1.17). Os programadores mais recentes são capazes de programar tanto marca-passos quanto desfibriladores e ressincronizadores, verificando a telemetria em tempo real, a impedância dos cabo-eletrodos e a longevidade da bateria, além de obter todos os relatórios e o *Holter* interno dos dispositivos.

A tecnologia continua avançando rapidamente. Recentemente surgiram os marca-passos sem eletrodos (Figura 1.18). São pequenas cápsulas metálicas implantadas diretamente dentro do ventrículo por meio de um cateter através de acesso venoso ou arterial. Esses elementos estimulam o miocárdio diretamente a partir da energia de uma microbateria em seu interior. Outro modelo que está sendo testado não tem bateria, porém tem um transdutor eletroacústico que transforma pulso de ultrassom em pulso elétrico. O pulso de ultrassom é produzido por outra unidade implantada no subcutâneo.

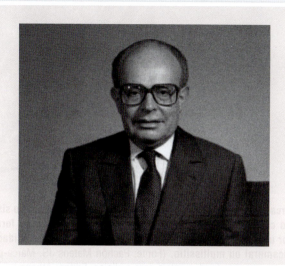

FIGURA 1.16. Mieczyslaw "Michel" Mirowski que desenvolveu os primeiros desfibriladores cardioversores automáticos. Após uma década de experimentos em cães, o primeiro implante em seres humanos foi realizado com sucesso em 1980. (Fonte: Pachón Mateos JS. Marca-passos, desfibriladores e ressincronizadores cardíacos – noções fundamentais para o clínico. Editora Atheneu, 2014.)

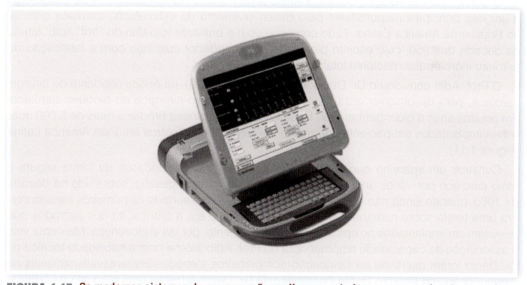

FIGURA 1.17. Os modernos sistemas de programação avaliam e controlam numerosas funções e parâmetros dos marca-passos e dos desfibriladores (fotografia gentilmente cedida pela Medtronic do Brasil). São equipados com tecnologia *wireless*, permitindo contato remoto com as próteses. (Fonte: Pachón Mateos JS. Marca-passos, desfibriladores e ressincronizadores cardíacos – noções fundamentais para o clínico. Editora Atheneu, 2014.)

Esse breve histórico revela o progresso extraordinário dessa especialidade, proporcionando mudança radical na história natural das arritmias graves e fatais, além de um enorme salto na segurança e na qualidade de vida dos pacientes

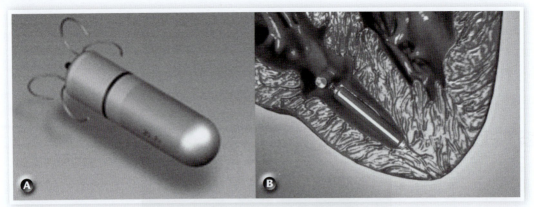

FIGURA 1.18. (A-B) Marca-passo sem eletrodo para ser implantado por meio do sistema venoso utilizando um cateter. Esse modelo carrega uma microbateria que alimenta o circuito e fornece a energia para os pulsos. É um estimulador unicameral, porém a associação de duas ou mais unidades por telemetria pode constituir um sistema bicameral ou multissítio. (Fonte: Pachón Mateos JS. Marca-passos, desfibriladores e ressincronizadores cardíacos – noções fundamentais para o clínico. Editora Atheneu, 2014.)

ASPECTOS HISTÓRICOS DO SERVIÇO DE MARCA-PASSO DO INSTITUTO DANTE PAZZANESE DE CARDIOLOGIA

O Serviço de Estimulação Cardíaca Artificial do Instituto Dante Pazzanese de Cardiologia é um dos principais responsáveis pelo desenvolvimento da estimulação cardíaca artificial no Brasil e na América Latina. Tudo começou com o brilhante trabalho do Prof. Adib Jatene na década de 1960, cujo espírito pioneiro e empreendedor culminou com a fabricação do primeiro marca-passo nacional totalmente implantável.

O Prof. Adib convidou o Dr. Décio Kormann (Figura 1.19), na época residente de cirurgia cardíaca, para desenvolver essa nova forma de tratamento cirúrgico do bloqueio cardíaco. Em poucos anos a bioengenharia do Instituto Dante Pazzanese produziu mais de 5.000 aparelhos implantados em pacientes de nosso país e em muitos outros em toda América Latina (Figura 1.11).

Construir um aparelho que pudesse ser implantado e comandasse de forma segura o ritmo cardíaco por vários anos foi e sempre será um grande desafio, sobretudo na década de 1960, quando ainda não existia a microeletrônica, tendo surgido os primeiros transístores. Era uma tarefa sobre-humana. Outro enorme obstáculo era a fabricação dos eletrodos que deveriam ser implantados no epicárdio e, posteriormente, por via endovenosa. Mais uma vez, a associação da capacidade empreendora do Prof. Adib Jatene com a habilidade técnica do Dr. Décio foram decisivas na fabricação dos primeiros eletrodos implantáveis nacionais na bioengenharia do Instituto Dante Pazzanese. O Dr. Décio adaptou uma máquina de fabricar cordas de violão para elaborar os condutores e, na oficina metalúrgica do Dante, usinou as primeiras pontas de eletrodos e as primeiras formas para vulcanizar o silicone dos cabo-eletrodos. A prótese nacional estava completa. Gerador e eletrodo podiam ser totalmente implantados.

Apesar das limitações desses dispositivos primitivos, o extraordinário benefício da estimulação cardíaca, capaz de mudar em definitivo a história natural dos bloqueios cardíacos, foi rapidamente observado pela comunidade científica. Houve enorme procura por pacientes do nosso país e do exterior e uma demanda crescente por novos profissionais habilitados nestas que seriam novas especialidades da cardiologia – a eletrofisiologia e eletroterapia cardíacas.

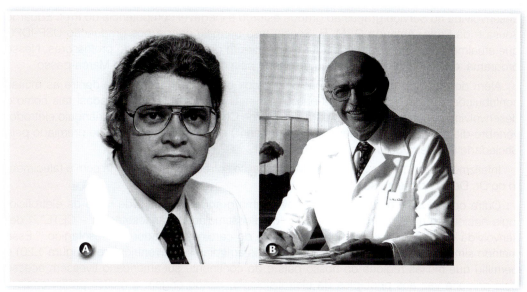

FIGURA 1.19. O Dr. Décio S. Kormann (A) e o Prof. Adib Jatene (B), pioneiros da estimulação cardíaca artificial no Brasil. (Fonte: Pachón Mateos JS. Marca-passos, desfibriladores e ressincronizadores cardíacos – noções fundamentais para o clínico. Editora Atheneu, 2014.)

Assim, em 1974, o Dr. Décio Kormann e o Instituto Dante Pazzanese constituíam a primeira residência médica de estimulação cardíaca artificial do Brasil, formando ininterruptamente até os dias atuais uma grande quantidade de especialistas do nosso país e do exterior.

A fabricação dos aparelhos nacionais continuou com amplo sucesso, todavia alguns problemas rondavam a estimulação cardíaca, pois os marca-passos eram fixos, ou seja, não reconheciam e competiam com o ritmo cardíaco natural e as baterias de mercúrio-zinco tinham pouca durabilidade. Esses problemas foram resolvidos ainda na década de 1970, com o grande avanço da microeletrônica, o surgimento dos circuitos integrados e o advento das baterias de lítio-iodo. A enorme tecnologia envolvida fez com que a compra dos novos estimuladores e eletrodos de grandes multinacionais tivesse um custo menor do que a estrutura necessária para fabricá-los. A fabricação nacional foi interrompida; entretanto, o Instituto Dante Pazzanese continuou sendo um dos principais polos de desenvolvimento da especialidade na América Latina e no mundo, com a elaboração de inúmeros estudos e a criação de técnicas de implante e programação das novas gerações de marca-passos, além de trabalhos pioneiros no tratamento elétrico e cirúrgico das taquiarritmias.

Atualmente, o Serviço de Marca-passo do IDPC conta com um corpo médico constituído por cinco especialistas e uma sessão de Métodos Gráficos Computadorizados. Esses profissionais são responsáveis pelo atendimento clínico, avaliação, programação e seguimento dos portadores de marca-passo, além da realização diária de cirurgias. Esses médicos também assumem uma das atividades mais importantes do Serviço de Marca-passo, que é o ensino, formação e treinamento de novos especialistas. Esse programa conta atualmente com 10 residentes de 4º ano e 7 residentes de 3º ano. Além disso, mais dois especialistas fazem treinamento de 2 anos em cirurgia e seguimento de próteses complexas tais como desfibriladores, ressincronizadores e desfibriladores-ressincronizadores. Outra importante atividade na qual o Serviço de Marca-passo também foi pioneiro é a formação de profissionais assessores técnicos, os quais são paramédicos que se dedicam ao apoio e à instrumentação das cirurgias de estimulação cardíaca em todo o país. A atividade docente também tem sido amplamente desenvolvida no Serviço graças ao grande esforço e inegável competência do Prof. Eduardo Sousa e da Profa. Amanda G. M. R. Sousa. Isso permitiu criar a pós-graduação USP-IDPC que atualmente é responsável pela formação de um grande número de professores. Nesse programa, o Serviço de Marca-passo responde pela disciplina "Arritmia e Marca-passo".

Além do primeiro marca-passo nacional e dos eletrodos implantáveis, dentre as muitas contribuições do Serviço de Marca-passo, algumas merecem ser destacadas, tais como o desenvolvimento do marca-passo para doença de Chagas, o implante no "triângulo eletrodo-vértebro-diafragmático" (ou "triângulo de Kormann") e o "teleanodo", trabalho premiado pela Sociedade Brasileira de Cirurgia Cardiovascular.

Infelizmente, em 1998 o Serviço de Marca-passo sofreu sua maior perda com o falecimento do Dr. Décio Kormann, seu fundador.

Outra contribuição notável que promoveu uma grande mudança de rumo da eletrofisiologia nacional e na América do Sul foi a "cardioestimulação transesofágica – CETE",[15] desenvolvida em 1982 juntamente com a patente do cardioestimulador transesofágico.[16] Esse método simplificou o estudo eletrofisiológico das arritmias supraventriculares (Figura 1.20) e permitiu que muitas regiões do nosso país e do continente sul-americano tivessem acesso pela primeira vez aos princípios da eletrofisiologia, dando origem a muitos profissionais e serviços de renome. Em 1998, graças ao apoio e orientação do Prof. Eduardo, realizamos a defesa de tese do "Estudo Eletrofisiológico Transesofágico" como conclusão de doutorado na primeira turma de pós-graduação USP/Dante Pazzanese.[17]

Outra contribuição significativa foi o desenvolvimento, na década de 1990, da estimulação septal em ventrículo direito amplamente difundida, tornando-se atualmente a forma habitual de estimulação em grande número de serviços em nosso país e no exterior.[18]

Antes do advento dos ressincronizadores, a evolução da estimulação septal direita permitiu outro avanço que foi o desenvolvimento da estimulação ventricular multissítio bifocal direita.

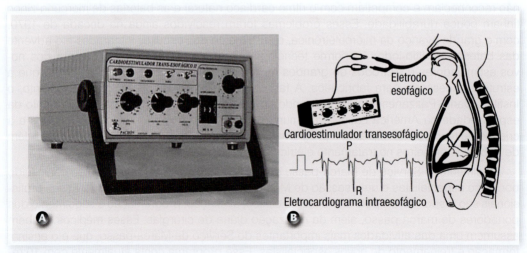

FIGURA 1.20. (A) Cardioestimulador transesofágico e **(B)** metodologia para o estudo eletrofisiológico transesofágico. Essa técnica permite estimular o coração através do esôfago utilizando pulsos de longa duração e maior amplitude. Além de diagnóstico da doença do nó sinusal e avaliação da condução AV (bloqueios e pré-excitação) é possível induzir e reverter a maioria das taquicardias supraventriculares, constituindo uma alternativa simplificada e eficiente de estudo eletrofisiológico não invasivo ambulatorial. (Fonte: Pachón Mateos JS. Marca-passos, desfibriladores e ressincronizadores cardíacos – noções fundamentais para o clínico. Editora Atheneu, 2014.)

Rapidamente a técnica mostrou-se de grande utilidade, passando a ser amplamente empregada no tratamento da insuficiência cardíaca em nosso meio e no exterior. Afortunadamente, em 1999, esse trabalho *"Right Ventricular Bifocal Stimulation in Treatment of Dilated Cardiomyopathy with Heart Failure"*[19,20] foi premiado com o Rudolf Virchow International Award, conferido pelo Instituto de Patologia da Universidade de Humboldt, em Berlim.

Referências bibliográficas

1. Gerbezius M. Appendix ad Ephmerium Academie Caesaro-Leopoldino Caroliane Naturas. Nuremburg: Centruriae VII et VIII, 1719; p. 23.
2. Morgagni G. Letter the ninth, which treated epilepsy. In: De sedibus et causis morborum, 1761 (The seats and causes of diseases, trans by Benj. Alexander). London: Millar & Cadell, 1769.
3. Aldini G. General views on the application of galvanism to medical purposes. London: J. Callow, 1819.
4. Spens T. History of a case in which there took place a remarkable slowness of the pulse. Medical Commentaries Edinburgh 1793; 7:463.
5. Von Ziemssen H. Studien über die Bewegungsvorgaenge am menschlichen Herzen, sowie über die mechanische und elektrische Erregbarkeit des Herzens und des Nervus phrenicus, angestellt na dem freiliegenden Herzen der Catharina Serafin. Arch Klin Med 1882; 30:270.
6. Green RMA. Translation of Luigi Galvani's "De viribus electricitatis in motu comentarius". Cambridge, Elizabeth Licht, 1953.
7. Volta A. On electricity excited by the mere contact of conducting substances of different kinds. In: A letter to Sir Joseph Banks, March 20, 1800.
8. Bichat X. Recherches physiologiques sur la Vie et la Mort. Paris: Brosson, Gabon & Cie, 1800.
9. Duchenne GB. De l'electrisation localisé et de son aplication à la pathologique et à la thérapeutique. Paris, 1872.
10. Wiggers CJ. The muscular reactions of the mammalian ventricles to artificial surface stimuli. Am J Physiol 1924; 73:346.
11. Marmorstein M. Contribuition á l'étude des excitation électriques localisées sur le coeur chez le chien. J Physiol Path 1927; 24:40.
12. Hyman AS. Resuscitation of the stopped heart by intracardial therapy. Arch Intern Med 1932; 50:283.
13. Senning A. Problems in the use of pacemakers. J Cardiov Surg 1964; 5:651.
14. Fiandra O. El primer marcapaso implantado en las Americas. Rebrampa 1994; 7.2:44-8
15. Pachón Mateos JC. Estudo eletrofisiológico transesofágico. SOCESP Cardiologia – Atualização e Reciclagem. Barreto ACP, Sousa AGMR (eds.). São Paulo: Atheneu 1994; 192-207.
16. Pachón Mateos JC, Kormann DS, Pachón EI, Pachón MZC, Souza JEMR, Jatene AD. Cardioestimulador transesofágico. Arq Bras Cardiol 1984; 43(supl. 1):19.
17. Pachón Mateos JC. Estudo eletrofisiológico transesofágico – Contribuição ao diagnóstico e tratamento das taquicardias supraventriculares através da ablação por radiofreqüência. Tese apresentada à Faculdade de Medicina da Universidade de São Paulo, para obtenção do título de doutor em cardiologia, 31/01/98.
18. Pachón Mateos JC, Pachón Mateos EI, Pachón Mateos JC. Right ventricular apical pacing: the unwanted model of cardiac stimulation? Expert Rev Cardiovasc Ther 2009 Jul; 7(7):789-99. doi: 10.1586/erc.09.60. Review.
19. Pachón Mateos JC, Albornoz RN, Pachón Mateos EI, Gimenez VM, Pachón MZ, Santos Filho ER, Medeiros P, Silva MA, Paulista PP, Sousa JE, Jatene AD. Right ventricular bifocal stimulation in the treatment of dilated cardiomyopathy with heart failure. Arq Bras Cardiol 1999 Dec; 73(6):485-98.
20. Pachón Mateos JC, Pachón Mateos EI, Albornoz RN, Pachón Mateos JC, Kormann DS, Gimenes VM, Medeiros PT, Silva MA, Sousa JE, Paulista PP, Souza LC, Jatene AD. Ventricular endocardial right bifocal stimulation in the treatment of severe dilated cardiomyopathy heart failure with wide QRS. Pacing Clin Electrophysiol. 2001 Sep; 24(9 Pt 1):1369-76.

Anatomia do Sistema Elétrico de Condução

2

Dalmo Antonio Ribeiro Moreira

INTRODUÇÃO

O que mantém o ser humano vivo é a circulação sanguínea gerada pela bomba cardíaca, cujo controle de sua ritmicidade e frequência é comandado pelo sistema elétrico do coração. Essa atividade elétrica é originada no nódulo sinusal que propaga os impulsos por meio de uma complexa "rede" de fibras musculares especializadas que se interconectam ao nódulo atrioventricular. A partir disso, um retardo fisiológico ocorre para manter o sincronismo atrioventricular e permitir que os átrios se esvaziem nos ventrículos. Após a condução nodal atrioventricular, o impulso é conduzido até as porções mais distais da musculatura ventricular por meio de fibras especializadas formadas pelo feixe de His e seus ramos e a rede de Purkinje periférica. Neste capítulo serão revisados os aspectos anatômicos mais importantes desse complexo sistema elétrico do coração.

NÓDULO SINUSAL

O nódulo sinusal, principal estrutura responsável pelo comando do ritmo cardíaco, também conhecido como nódulo de Keith e Flack, é uma estrutura em forma de fuso com a porção superior mais larga, que se afila caudalmente rumo à veia cava inferior. Mede de 2 a 3 cm de comprimento por 2 mm de espessura e localiza-se na região subepicárdica do *sulcus terminalis* no átrio direito, na desembocadura da veia cava superior[1] (Figura 2.1). Menos frequentemente, o nódulo pode apresentar formato de ferradura, extendendo-se até a junção entre a veia cava superior e o apêndice atrial direito. É nutrido pela artéria do nódulo sinusal que se origina do terço proximal da coronária direita em cerca de 55% dos casos, ou da artéria circunflexa nos 45% restantes.[1,2]

Na sua estrutura encontram-se as células P (*pale cells* ou células pálidas), desprovidas de atividade contrátil, com poucas organelas e miofibrilas no seu citoplasma[3] agrupadas na

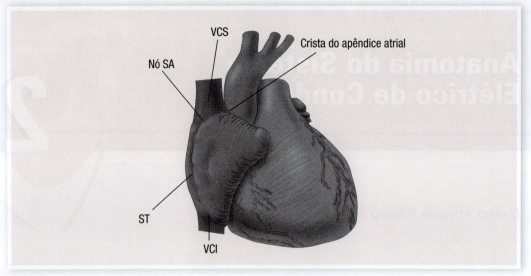

FIGURA 2.1. Localização anatômica do nódulo sinusal. ST: *sulcus terminalis*; VCI: veia cava inferior; VCS: veia cava superior; SA: sinoatrial.[2] (Fonte: Modificado de Davies et al., 1983.)

região central do nódulo em pequenos fascículos, interconectados entre si, dentro de uma matriz fibrosa. Essa matriz, já observada em corações de crianças, torna-se proeminente no adulto pelo aumento progressivo de fibras elásticas e principalmente de colágeno e infiltração gordurosa.[2] As células P são as responsáveis pela atividade marca-passo do nódulo sinusal.

Entre as células nodais e o miocárdio atrial, situam-se as células de transição ou células T, que têm características histológicas intermediárias entre as primeiras. Têm o citoplasma rico em miofibrilas, com quantidade variável entre as diferentes localizações.[1] Servem de conexão para que o impulso elétrico, formado pelas células nodais, seja transportado para o miocárdio atrial, já que as células nodais não se comunicam com estas últimas diretamente.

Na periferia do nódulo pode ser observado um grupamento de células do miocárdio atrial. Estas misturam-se entre as células sinusais no limite entre o nódulo e o átrio.

Teorias recentes admitem que não há um tipo específico de célula no nódulo sinusal responsável pela atividade marca-passo. Acredita-se que todas disparam de maneira sincronizada, interferindo mutuamente entre si. Assim, células com frequências mais lentas influenciam a frequência de disparo das mais rápidas. O ritmo sinusal pode ter origem em células em diferentes posições, criando duas ou mais frentes de onda de despolarização que se unem para formar uma única.[4,5] Esse fato talvez explique as diferenças morfológicas das ondas P observadas nas mais variadas frequências sinusais.

O nódulo sinusal recebe inervação parasimpática composta por fibras pós-ganglionares vagais. Os gânglios encontram-se distribuídos na periferia do nódulo e não dentro do mesmo. A estimulação vagal, com liberação de acetilcolina, provoca redução da frequência de ativação das células, bem como prolongamento do tempo de condução intranodal. O efeito cronotrópico negativo estaria relacionado à inativação da despolarização diástólica espontânea das células marca-passo. Algum grau de hiperpolarização também é observado após o término da fase 3 do potencial de ação causado pela acetilcolina. Ambas as condições explicariam a depressão da função do nódulo sinusal após estimulação vagal intensa. A inervação adrenenérgica também é abundante na periferia do nódulo. As catecolaminas aceleram a frequência sinusal e diminuem o período refratário nodal.

CONDUÇÕES INTERNODAL E INTERATRIAL

Logo após a saída do nódulo sinusal, o impulso elétrico atinge o miocárdio atrial e o despolariza tangencialmente. Segundo James, baseado em evidências eletrofisiológicas, anatômicas e histoquímicas, o impulso chega até o nódulo atrioventricular por meio dos tratos internodais anterior, médio e posterior[6] (Figura 2.2). O trato internodal anterior se origina no bordo anterior do nódulo sinusal e atinge o nódulo atrioventricular superiormente, através do septo interatrial. Desse trato se origina um curto feixe de fibras que se dirige posteriormente para o átrio esquerdo e é responsável pela sua ativação (feixe de Bachmann)[7]. Esse feixe tem papel importante no sincronismo de ativação dos átrios direito e esquerdo, e o retardo ou bloqueio de condução nessa estrutura é responsável pela origem de arritmias atriais. Padrões eletrocardiográficos característicos das ondas P ao eletrocardiograma identificam os diferentes graus de bloqueio do feixe de Bachmann.

O trato internodal médio se origina na porção posterossuperior do nódulo sinusal, e da mesma forma se conecta superiormente ao nódulo atrioventricular através do septo interatrial. O trato internodal posterior é o mais longo, originando-se na região posterior do nódulo sinusal, passando pela *crista terminalis* e saliência de Eustáquio. Através do septo interatrial, acima do seio coronário, atinge o nódulo atrioventricular em sua porção posterior. Algumas fibras desse trato podem ultrapassar a região proximal do nódulo atrioventricular, às vezes inserindo-se mais distalmente, como a porção superior do feixe de His. Estas correspondem às fibras de James, provavelmente responsáveis pelo circuito de taquicardia supraventricular na síndrome de Lown-Ganong-Levine.[8]

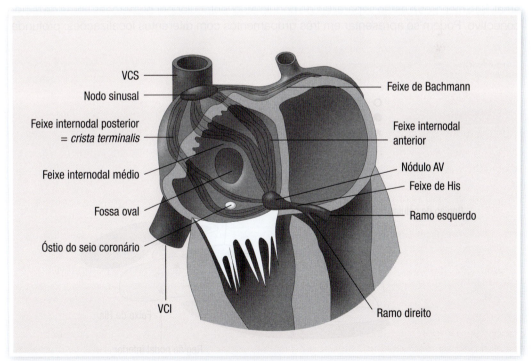

FIGURA 2.2. Disposição anatômica dos tratos internodais anterior, médio e posterior e o feixe de Bachman. Segundo Brechenmacher, tais fibras não seriam discerníveis histologicamente, e sim formadas por tecido atrial que contornaria orifícios atriais, tais como: óstio do seio coronário, *fossa ovalis* e os orifícios das cavas inferior e superior.[9] (Fonte: Modificado de Brechenmacher, 1990.)

A comprovação da existência anatômica e histológica desses tratos como tecidos especializados de condução, tal como acontece para os ramos direito e esquerdo do feixe de His, não tem aceitação entre outros autores[2] que acreditam que as células do miocárdio atrial apresentam-se histologicamente semelhantes entre si, sem nenhuma característica especial que possa identificá-las como um tecido especializado de condução, como ocorre com as células dos nódulos sinusal e atrioventricular. Segundo esses mesmos autores, o tecido atrial é formado por bandas musculares que apresentam fibras com orientação paralela, sendo interrompidas pelos orifícios venosos e pelo forame oval. A condução por tais bandas musculares, no bordo anterior da fossa oval e pela *crista terminalis*, é mais rápida e, portanto, são vias preferenciais de condução atrial entre o nódulo sinusal e atrioventricular.

NÓDULO ATRIOVENTRICULAR

O nódulo atrioventricular, também conhecido como nódulo de Aschoff-Tawara, é uma estrutura ovalada que mede aproximadamente 5 a 6 mm de comprimento, 2 a 3 mm de largura e 0,5 a 1 mm de espessura. Está localizado no átrio direito numa região delimitada pelo triângulo de Koch. Esse triângulo tem seu ápex no corpo fibroso central e a base no óstio do seio coronário. Seus lados são formados pelo tendão de Todaro e folheto septal da valva tricúspide.[2]

Anatomica e histologicamente, descreve-se a junção atrioventricular como sendo formada pelas células transicionais, nódulo atrioventricular propriamente dito (nódulo atrioventricular compacto), feixe atrioventricular penetrante e divisões do feixe atrioventricular (Figura 2.3). O componente atrial da junção atrioventricular está localizado no ápice do triângulo de Koch.

As células transicionais têm características histológicas diferentes das células do miocárdio atrial. São menores e estão separadas do nódulo atrioventricular por numerosas fibras de tecido conectivo. Podem se apresentar em três grupamentos com diferentes localizações: profunda,

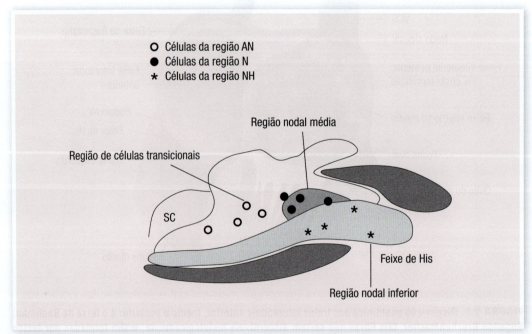

FIGURA 2.3. Figura esquemática apresentando a distribuição das diferentes células que compõem o nódulo atrioventricular. Ver discussão no texto.[10] (Fonte: Modificado de Janse et al., 1976.)

superficial e posterior. As posteriores estão dispostas desde a parede atrial posterior até a região compacta nodal, passando pelo óstio do seio coronário. As de localização profunda ligam o bordo esquerdo do septo interatrial à porção mais profunda do nódulo atrioventricular. A presença dessas células confirma que o nódulo atrioventricular é uma estrutura interatrial.[10] As células do grupamento superficial estão próximas ao tendão de Todaro, tornando-se células especializadas em condução à medida que se aproximam do nódulo atrioventricular compacto. A dissociação longitudinal nodal, responsável por taquicardia supraventricular identificada por meio de estudo eletrofisiológico em humanos, localiza-se nesta região de células transicionais. A destruição total ou parcial dessa área por meio de cateter, utilizando radiofrequência, abole o circuito responsável pela gênese e manutenção da taquicardia.

O nódulo atrioventricular propriamente dito, ou região compacta, é formado por células agrupadas em fascículos que se interconectam, tais como as do nódulo sinusal. Essa estrutura está localizada no ápice do triângulo de Koch, bem próximo ao ânulo fibroso. Divide-se em dois ramos que cursam, posteriormente, em direção às valvas tricúspide e mitral.

Durante ritmo sinusal normal ou com estimulação atrial artificial, a entrada do estímulo na região nodal pode ocorrer em duas áreas distintas: uma posterior, através da *crista terminalis*, situada posterior e inferiormente em relação ao seio coronário, e outra anterior, através do septo interatrial. Isso já foi demonstrado experimentalmente em corações de coelhos e justifica por que "ecos" atriais ou taquicardias supraventriculares são induzidas com estimulação atrial em algumas regiões e não em outras.[11]

A correlação anátomo-eletrofisiológica demonstra que as células transicionais correspondem à região AN (ou átrio nodal), a região compacta corresponde à região N (ou nodal) e as células nodais inferiores (localizadas logo após o nódulo compacto) à região NH (Figura 2.4). Essas três regiões foram descritas por Paes de Carvalho, no início da década de 1960, que demonstrou que o grau de retardo maior ou bloqueio nodal, ocorre predominantemente sobre o nódulo compacto (região N).[12] Posteriormente, ficou evidente que o retardo fisiológico nodal pode ocorrer também na região AN.[10]

As características morfológicas das células transicionais, nodais e distais da junção atrioventricular justificam os padrões de ativação elétrica dessas células. Assim, pelo fato das células transicionais serem agrupadas e separadas entre si por tecido conectivo, a intensidade do potencial de ação das mesmas, ao atingir a região N, diminui progressivamente. A somação de impulsos vindos de diferentes "entradas" (anterior e posterior) sobre o nódulo atrioventricular é a responsável pela ativação eficaz das células do nódulo compacto. Por outro lado, a condução do impulso pelas células nodais mais distais ao nódulo compacto é mais rápida e os potenciais de ação são de maior amplitude, porque ali as fibras são dispostas paralelamente entre si[10] (Figura 2.4).

As células com propriedades automáticas na região da junção atrioventricular estariam localizadas na região NH, na porção superior do feixe de His ou, então, próximo ao óstio do seio coronário.

TRONCO DO FEIXE DE HIS E SEUS RAMOS

O sistema de condução ventricular é apresentado esquematicamente na Figura 2.5.

O tronco do feixe de His se origina da porção mais caudal e profunda do nódulo atrioventricular, com dimensões aproximadas de 1 a 2 cm de comprimento e 0,8 a 1,2 mm de espessura.[14] O tronco possui duas porções, uma penetrante e outra ramificante.[2] A primeira vai desde sua origem nodal até próximo do início da sua bifurcação (formação do fascículo posterior do ramo esquerdo), passando pelo septo interventricular membranoso próximo ao

Anatomia do Sistema Elétrico de Condução

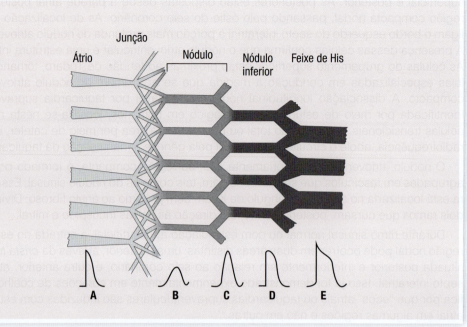

FIGURA 2.4. Representação esquemática das relações anatômicas entre as fibras atriais, nódulo atrioventricular e feixe de His. A ativação do nódulo compacto é proveniente de múltiplas frentes de onda que se somam e atravessam a junção, até atingir o nódulo inferior e feixe de His. Embaixo, as características do potencial de ação correspondentes às células ali presentes. Notem que nas células nodais o potencial de ação (tipos B e D) tem características das células marca-passo, dependentes de canais de cálcio. No átrio, região nodal inferior e feixe de His (potenciais A, D e E), os potenciais de ação são do tipo ativação rápida, dependentes de canais de sódio.[13] (Fonte: Modificado de Hoffman.)

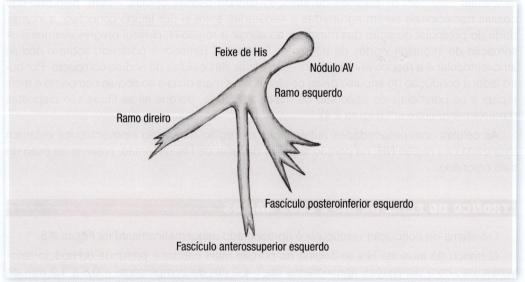

FIGURA 2.5. Figura apresentando o sistema de condução cardíaco no plano ventricular. Logo abaixo do nódulo atrioventricular estão presentes o feixe de His e seus ramos direito e esquerdo, além dos fascículos do ramo esquerdo, as divisões anterior e posteroinferior esquerda (ver discussão no texto).

trígono fibroso, quando este está em contato com o anel valvar mitral.[2] A porção ramificante vai desde o ponto em que o tronco emite as primeiras ramificações do ramo esquerdo até o ponto que dará origem ao ramo direito e às últimas fibras do ramo esquerdo. Essa porção percorre anteriormente a parte superior do septo interventricular muscular e está muito próxima à cúspide não coronariana da válvula aórtica.

O tronco do feixe de His é formado por células de Purkinje, com diâmetro aproximado de 50 micras, contém poucos filamentos contráteis ou retículo sarcoplasmático e os túbulos transversos são raros. As células se agrupam em número de 3 a 4, formando feixes de 50 a 300 micras de diâmetro. São orientadas longitudinalmente e separadas por fibras de colágeno e, do ponto de vista eletrofisiológico, não apresentam comunicações laterais entre si.[14,15] A grande vantagem desse arranjo é o de propiciar a propagação rápida longitudinal preferencial pelas fibras do feixe. O contingente de fibras originadas na metade direita do nódulo atrioventricular tende a se dirigir para a metade direita do tronco do feixe de His, ao passo que aquelas originadas à esquerda do nódulo se dirigem à esquerda do tronco (Figura 2.6). Esse conhecimento é muito importante e serve para justificar padrões eletrocardiográficos bizarros algumas vezes encontrados.[16]

O ramo direito do feixe de His é uma estrutura longa e delgada (4,5 cm de comprimento por 1,5 a 2 mm de espessura) que nasce da porção ramificante do tronco do feixe de His.[14] Inicialmente, tem localização subendocárdica próxima ao fascículo anterior e superior do

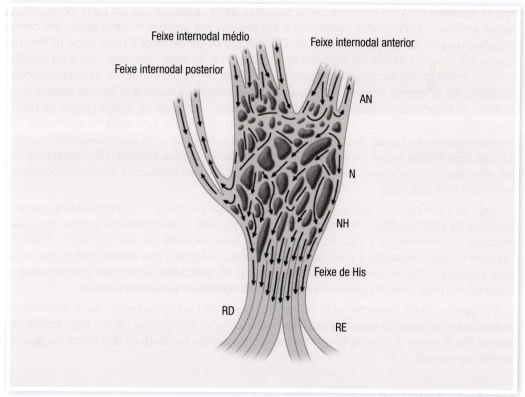

FIGURA 2.6. Relação entre os feixes internodais e o nódulo atrioventricular, representado pelas regiões AN ou atrionodal, N ou nodal compacta e NH, nodo-hissiana. O maior retardo na velocidade de condução do impulso elétrico ocorre nas regiões AN e N. O contingente de fibras das metades direita e esquerda do nódulo atrioventricular se dirige para as respectivas regiões no tronco do feixe de His (ver discussão no texto).

ramo esquerdo. A seguir, torna-se intramiocárdico por uma extensão de cerca de 10 mm e, finalmente, subendocárdico outra vez, até inserir-se no músculo papilar anterior direito. Eletrofisiologicamente, devido ao isolamento anatômico proporcionado por bainha de tecido conectivo que o envolve, não há propagação lateral pelas fibras do ramo direito, ou seja, o impulso elétrico deve percorrer todo o seu trajeto para iniciar a ativação do ventrículo direito.[17] A porção distal do ramo direito é a mais vulnerável à dilatação ventricular, tal como ocorre na comunicação interatrial e *cor pulmonale* agudo. Por essa razão, nessas condições não raramente se registra o bloqueio de ramo direito.

O tronco do ramo esquerdo, formado por fibras que se desprendem progressivamente do tronco do feixe de His, é uma estrutura curta (4 a 6 mm) e larga (10 a 14 mm) que logo se ramifica em dois fascículos, o anterossuperior esquerdo e o posteroinferior esquerdo.[14] Um terceiro fascículo, encontrado em alguns corações, é formado por fibras provenientes do primeiro e segundo ou por fibras diretas do tronco na sua porção mais medial, o chamado fascículo anteromedial esquerdo.[18] A região mais estreita do ramo esquerdo se localiza na sua origem, próximo ao feixe de His no septo interventricular membranoso. Nessa área é recoberto pelo endocárdio da região septal subaórtica. O espessamento e fibrose septais podem ser responsáveis pelos casos de bloqueio de ramo esquerdo em indivíduos idosos. Do mesmo modo, calcificações da válvula aórtica podem invadir o septo e causar bloqueio de ramo ou fascicular anterossuperior esquerdo.

O fascículo anterossuperior é mais longo (25 mm de comprimento) e delgado (3 mm de espessura), está mais próximo do septo interventricular membranoso e da válvula aórtica, localizando-se na via de saída do ventrículo esquerdo, inserindo-se na base do músculo papilar anterior.[14] Isso o torna vulnerável a agressões que acometem essa zona, tais como as lesões de jato da hipertensão arterial. O fascículo posteroinferior é mais largo (6 mm de espessura) e curto (20 mm de comprimento), afasta-se do septo membranoso e da válvula aórtica e inserindo-se no músculo papilar posterior do ventrículo esquerdo. O conhecimento detalhado da anatomia dessas estruturas é importante no estudo dos hemibloqueios.[14] O fascículo anteromedial esquerdo atua, aparentemente, como elo de ligação entre os fascículos anterior e posterior para sincronizar a ativação da parede livre anterior e posterior do ventrículo esquerdo. Lesão desse fascículo pode se manifestar com alterações eletrocardiográficas, que muitas vezes se confundem com outras situações clínicas, diferentemente do que acontece com bloqueio dos outros fascículos cujas manifestações eletrocardiográficas estão bem estabelecidas.

Após as ramificações, forma-se a rede de Purkinje periférica, subendocárdica, correspondente às porções finais de cada fascículo. Essa rede celular conecta a fibra muscular miocárdica, via fibras de transição, às camadas subendocárdicas. As células de Purkinje estão em menor concentração nas regiões basais do coração e nas extremidades dos músculos papilares. São encontradas no terço interno do miocárdio ventricular em humanos e responsáveis pela ativação rápida da musculatura ventricular esquerda e direita.

A propagação da frente de onda vai desde a rede de Purkinje no endocárdio em direção ao epicárdio, através da musculatura ventricular, a uma velocidade menor que aquela no sistema His-Purkinje. A condução é mais rápida no sentido longitudinal das fibras do que no sentido transversal.

Referências bibliográficas

1. James TN. The sinus node. Am J Cardiol 1977; 40:965-86.
2. Davies MJ, Anderson RH, Becker AE. The conduction system of the heart. London: Butterworths & Co Publishers Ltd., 1983:9-70.

3. James TN, Sherf L, Fine G et al. Comparative ultrastructure of the sinus node in man and dog. Circulation 1966; 34:139-63.
4. Boineau JP, Schuessler RB, Hackel DB, Miller CB, Brockus CW, Wylds AC. Widespread distribution and rate differentiation of the atrial pacemaker complex. Am J Physiol 1980; 239:H406-H415.
5. Boineau JP, Canavan TE, Schuessler RB, Cain ME, Corr PB, Cox JL. Demonstration of a widely distributed atrial pacemaker complex in the human heart. Circulation 1988; 77:1221-37.
6. James TN, Sherf L. Specialized tissues and preferential conduction in the atria of the heart. Am J Cardiol 1971; 28:414-27.
7. James TN. The connecting pathways between the sinus node and the A-V node and between the right and left atrium in the human heart. Am Heart J 1963; 66:498-508.
8. James TN. Morphology of the human atrioventricular node, with remarks pertinent to its electrophysiology. Am Heart J 1961; 62:756-71.
9. Brechenmacher C. The Anatomic Basis of Intraatrial Conduction. In: Atrial Arrhythmias. Waldo AL, Touboul P (ed.). Current Concepts and Management. St. Louis: Mosby Year Book 1990:3-8.
10. Janse MJ, Van Capelle FJL, Anderson RH, Touboul P, Billtte J. Electrophysiology and structure of the atrio-ventricular node of the isolated rabbit heart. In: The conduction system of the heart. structure, function and clinical implications. Wellens HJJ, Lie KI, Janse MJ (ed.). Philadelphia: Lea & Febiger 1976; 296-315.
11. Janse MJ. Influence of the direction of the atrial wavefront on A-V nodal transmission in isolated heart of rabbits. Circ Res 1969; 25:439-48.
12. Paes de Carvalho A, Almeida DF. Spread of activity through the atrioventricular node. Circ Res 1960; 8:801-9.
13. Hoffman BF, Cranefield PF. Electrophysiology of the heart. Mount Kisco: Futura Publishing Company 1960; 132-74.
14. Rosembaun MB, Elizari M, Lazzari JO. The Hemiblocks. Tampa Tracing. Florida: Oldsmar 1970; 18-39.
15. James TN, Sherf L. Fine structure of the His bundle. Circulation 1971; 41:9-29.
16. Sherf L, James TN. A new electrocardiographic concept: sinchronized sinoventricular conduction. Dis Chest 1969; 55:127-40.
17. Myerburg RJ, Gelband H, Castellanos A, Nilsson K, Sung RJ, Bassett AL. Electrophysiology of endocardial intraventricular conduction: the role and function of the specialized conducting system. In: The conduction system of the heart. structure, function and clinical implications. Wellens HJJ, Lie KI, Janse MJ (ed.). Philadelphia: Lea & Febiger 1976; 336-59.
18. Kulbertus HE, Demoulin JC. Pathological basis of concept of left hemiblock. In: Wellens HJJ, Lie KI, Janse MJ. The conduction system of the heart. structure, function and clinical implications. Philadelphia: Lea & Febiger, 1976; 289-95.

Bradiarritmias

3

Ana Paula da Conceição
César Augusto Guimarães Marcelino
Diná de Almeida Lopes Monteiro da Cruz

INTRODUÇÃO

Bradiarritmias são definidas como alterações do ritmo cardíaco, ocasionadas por alterações na geração (nó sinusal – disfunções do nó sinusal) ou condução (sistema His-Purkinje – bloqueios atrioventriculares) do impulso elétrico, acarretando frequência cardíaca inferior a 60 batimentos/minuto.[1-3]

Aumento de atividade vagal, desencadeado durante a estimulação do seio carotídeo, do globo ocular, durante episódios de vômito e manobra de Valsalva, uso de substâncias como digital, morfina, betabloqueadores, antiarrítmicos, enfermidades como mixedema, desequilíbrio eletrolítico, hipotireoidismo, hipertensão intracraniana são possíveis causas de bradiarritmias, assim como doença do nó sinusal.[1,2-4]

Em determinadas situações, as bradiarritmias são consideradas fisiológicas, sem repercussões hemodinâmicas, tais como atletas bem condicionados ou pacientes que apresentam bloqueio atrioventricular tipo I durante o período de sono.[1,2] No entanto, indivíduos que apresentam frequência cardíaca inferior a 50 batimentos/minuto geralmente são sintomáticos e podem apresentar fadiga, fraqueza, alterações do estado mental, dor torácica, pré-síncope e síncope.[1-3,5,6]

Embora os pacientes assintomáticos, ou minimamente sintomáticos, não necessitem receber tratamento medicamentoso e/ou estimulação cardíaca, eles necessitam de cuidados de enfermagem, visando um autocuidado adequado. Já os pacientes sintomáticos com sinais e sintomas de baixa perfusão (débito cardíaco comprometido) necessitam também de tratamento médico (medicamentoso e/ou marca-passo).[3,5]

No entanto, para um adequado planejamento da assistência de enfermagem a esses pacientes, é de extrema relevância que o enfermeiro reúna conhecimentos e habilidades para o reconhecimento das bradiarritmias, incluindo a interpretação de alterações eletrocardiográficas e reconhecimento de sinais clínicos de bradiarritmia.

Portanto, os objetivos desse capítulo serão descrever as principais bradiarritmias e apresentar ao leitor aspectos relevantes para o planejamento da assistência de enfermagem, seguindo o referencial do processo de enfermagem.

RECONHECENDO AS BRADIARRITMIAS

As bradiarritmias são classificadas em bradicardia sinusal, bloqueios atrioventriculares e ritmos de escape, como descritas a seguir.

Bradicardia sinusal

Nesse tipo de bradiarritmia, a via de condução é a mesma do nó sinusal, ou seja, o marca-passo cardíaco é sinusal. No entanto, a velocidade de disparo é inferior a 60 batimentos por minuto. Na maioria dos casos é benigna, sobretudo por produzir um longo período de diástole e aumentar o tempo de enchimento ventricular.[1,4,5]

Dentre as principais causas, destacam-se a estimulação vagal (massagem no seio carotídeo, manobra de Valsalva, vômitos), distúrbios eletrolíticos, uso de substâncias como digitálicos, betabloqueadores, bloqueadores dos canais de cálcio, morfina, prostigmina.[1,2,4,5]

Características eletrocardiográficas: frequência cardíaca: 40-60 batimentos/min; ondas P: precedem cada complexo QRS; intervalo PR normal; complexo QRS: usualmente normal; condução: usualmente normal e ritmo: regular.

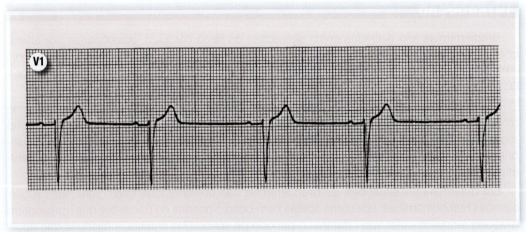

FIGURA 3.1. Bradicardia sinusal. Eletrocardiograma: normal, exceto pela FC de 44 batimentos/minuto.
(Fonte: Arquivo dos autores.)

A bradicardia sinusal (Figura 3.1) pode ser assintomática pelo fato da frequência cardíaca lenta ser compensada por um aumento no volume sistólico, mantendo dessa maneira um débito cardíaco adequado.[7] No entanto, quando a bradiarritmia ocorre de forma súbita, poderá ocasionar uma redução abrupta da frequência cardíaca, provocando queda imediata do débito cardíaco e pressão arterial média. Nessa situação não haverá tempo necessário para adaptação vasomotora reflexa, podendo ocasionar sintomas como síncope, tonturas, angina ou arritmias ectópicas.[8]

Bloqueios atrioventriculares

Os bloqueios atrioventriculares (BAV) são distúrbios de condução do impulso elétrico localizados em qualquer nível do sistema de condução atrioventricular. Dessa forma, são caracterizados por atrasos ou impedimento total na propagação do impulso supraventricular para ativar os ventrículos, ou seja, entre a onda P e o complexo QRS, cuja representação no eletrocardiograma é o intervalo PR.[1,2,4,5]

Anatomicamente, os atrasos podem se situar no nó AV (bloqueio nodal) e apresentarem QRS estreitos (< 120 ms) e prognóstico favorável. Quando se situam no sistema His-Purkinje (bloqueio intra-His) ou abaixo deste (infra-His), os complexos QRS são frequentemente alargados, além de pior evolução.[6]

Classificam-se em:[2,4,6]

- Bloqueio atrioventricular 1º grau;
- Bloqueio atrioventricular 2º grau tipo I (Mobitz I ou Wenckebach);
- Bloqueio atrioventricular 2º grau tipo II (Mobitz II);
- Bloqueio atrioventricular 2º grau tipo 2:1;
- Bloqueio atrioventricular avançado ou alto grau;
- Bloqueio atrioventricular do 3º grau ou total.

Bloqueio atrioventricular 1º grau

Define o distúrbio em que há atraso na condução do impulso atrial para os ventrículos, refletindo no aumento da duração do intervalo PR (> 200 ms) em adultos, com frequência cardíaca entre 60 e 90 batimentos por minuto. Ainda, todos os impulsos sinusais são conduzidos aos ventrículos, ou seja, toda onda P é precedida por complexo QRS.[2,4,6]

O BAV 1º (Figura 3.2) é considerado arritmia "não maligna", uma vez que dificilmente evolui para bloqueios AV mais severos. Pode ser achado normal em pessoas sem antecedentes de doença cardíaca, sobretudo em indivíduos bem condicionados e atletas.[2,4]

São causas de BAV 1º: aumento do tônus vagal, medicamentos (digitálicos, antiarrítmicos classes I e III, bloqueadores de canais de cálcio, betabloqueadores), infarto agudo do miocárdio, cardite reumática aguda, cardiopatia congênita (comunicação interatrial e anomalia de Ebstein).[2,4,5]

Pacientes com BAV 1º grau, normalmente, são assintomáticos, fato que não descarta acompanhamento monitorado quanto ao desenvolvimento de progressão do bloqueio. Na vigência de sintomas (bradiarritmia sintomática) há necessidade de tratamento[2,3] (Figura 3.2).

Eletrocardiograma: prolongamento do intervalo PR (> 200 ms) constante no traçado. Relação A/V 1:1.

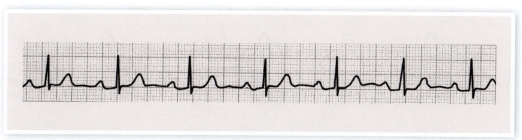

FIGURA 3.2. BAV 1º grau. (Fonte: Goldwasser, 2002.)

Bloqueio atrioventricular 2º grau tipo I (Mobitz I ou Wenckebach)

O BAV 2º grau ocorre quando, por vezes, há interrupção total (ou o bloqueio) na condução do impulso sinusal ou atrial aos ventrículos.[2,4]

No Mobitz I (Figura 3.3), ou fenômeno de Wenckebach, há uma progressiva e sucessiva dificuldade na condução AV. O tempo de condução atrioventricular (intervalo PR) aumenta progressivamente até que uma onda P seja bloqueada, ou seja, interrupção total na condução do impulso. O intervalo PR após a P bloqueada é menor que o intervalo PR que antecedeu o bloqueio. Ainda, não ocorre o correspondente complexo ventricular (QRS) após o complexo sinusal.[1,2,4,6]

O distúrbio ocorre em qualquer nível do sistema de condução AV. Aproximadamente 85% desse bloqueio ocorre na região nodal AV (pré-hissiano). Raramente progride para formas mais severas de BAV, pois cursa com estabilidade elétrica. Pacientes assintomáticos não requerem tratamento. A ocorrência de sintomas está diretamente relacionada à frequência ventricular: se lenta, com sintomas de baixo débito, atropina é fármaco de escolha.[2,4-6]

Geralmente as causas são as mesmas do BAV 1º grau: aumento do tônus vagal, IAM de parede inferior (isquemia no nó AV), cardite reumática, medicamentos (digitálicos, betabloqueadores, bloqueadores dos canais de cálcio).[2,4-6]

Eletrocardiograma: frequência atrial regular e ventricular irregular, intervalos PR aumentando a cada ciclo elétrico até o bloqueio da onda P (seta). A relação A/V não é 1:1.

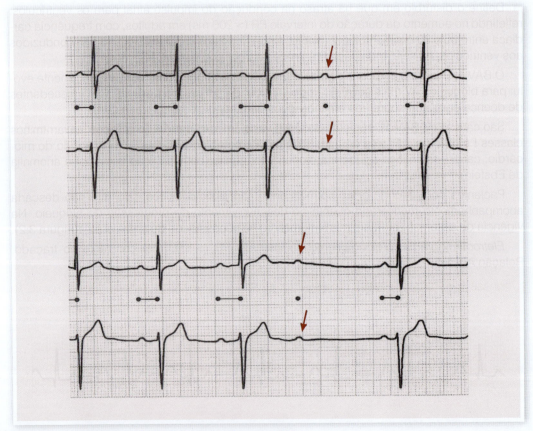

FIGURA 3.3. BAV 2º grau Mobitz I. (Fonte: Goldwasser, 2002.)

Bloqueio atrioventricular 2º grau tipo II (Mobitz II)

No BAV de 2º grau tipo II, ou também Mobitz II, há interrupções periódicas e totais com intervalos regulares na condução AV. No entanto, não há o aumento prévio do intervalo PR. Percebe-se condução AV 1:1, com intervalo PR fixo, quando repentinamente a onda P é bloqueada e, em seguida, há nova condução AV 1:1 (Figura 3.4). Representa maior gravidade quando comparado ao BAV 2º grau tipo I, pois um determinado número de impulsos, em razões de 2:1, 3:1, não são conduzidos para os ventrículos, podendo evoluir para BAV de 3º grau, assistolia e taquiarritmias ventriculares.[1,2,4-6]

Quanto à localização do distúrbio, a quase totalidade dos casos ocorre no sistema His-Purkinje (intra ou pós-hissiano). Quando o complexo QRS é estreito, o bloqueio ocorreu dentro do feixe de His; se o QRS for largo, a localização é abaixo do feixe de His.[2,4]

As manifestações clínicas se relacionam à frequência ventricular, que normalmente é baixa, ocasionando sintomas de baixo débito cardíaco. Como descrito acima, há chance de evolução para BAV 3º grau e, assim, há indicação de terapia com marca-passo cardíaco.[2,5]

Eletrocardiograma: intervalos PR fixos e onda P bloqueada (seta) não seguida por complexo QRS).

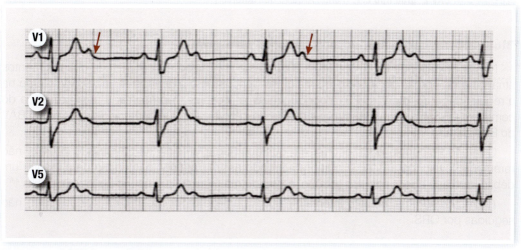

FIGURA 3.4. BAV 2º grau Mobitz II. (Fonte: Arquivo dos autores.)

Bloqueio atrioventricular 2º grau tipo 2:1

Nesse tipo de BAV, a cada dois batimentos de origem atrial (representados pela onda P) um é capaz de conduzir e despolarizar o ventrículo, sendo que o outro é incapaz de despolarizá-lo, pois foi bloqueado. Pode ocorrer tanto no Mobitz I quanto no Mobitz II e, por vezes, a distinção torna-se viável apenas em registros intracardíacos.[1,2,4,6]

Referente à localização do distúrbio de condução, o BAV 2º grau tipo 2:1 (Figura 3.5), com QRS estreito se localiza na região do nó AV (pré-hissiano) – bloqueio tipo I. Se QRS for alargado, o retardo da condução ocorreu, em 80% dos casos, nas regiões intra ou pós-hissianas – bloqueio tipo II.[2,4]

Pacientes pós-IAM, sobretudo em parede anterior, podem apresentar esse tipo de BAV e, ainda, com grandes chances de evolução para BAV 3º grau.[2,4]

Eletrocardiograma: intervalos PR constantes. Onda P (seta) não seguida de QRS. Notar a presença de duas ondas P para cada QRS.

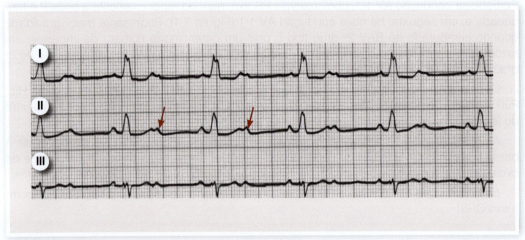

FIGURA 3.5. BAV 2º grau tipo 2:1. (Fonte: Arquivo dos autores.)

Bloqueio atrioventricular avançado ou alto grau

Nessa modalidade de BAV (Figura 3.6), existe condução AV em metade dos batimentos atriais, na proporção de 3:1, 4:1 ou maior, evidenciando o chamado "enlace" A/V. Como há a regularidade do intervalo PR, a condução AV é presente, representada pela presença do complexo QRS. É justamente a regularidade do intervalo PR que diferencia esse tipo de BAV do BAV 3º grau.[4,6]

O referido bloqueio pode ocorrer em qualquer lugar do sistema de condução AV e, não raramente, evolui para BAV 3º grau, requerendo assim tratamento imediato para manter um débito cardíaco adequado. No entanto, a grande maioria se situa na região intra/infra-His.[4,6]

Eletrocardiograma: notar o intervalo PR constante e as ondas P bloqueadas (seta) não seguidas por QRS.

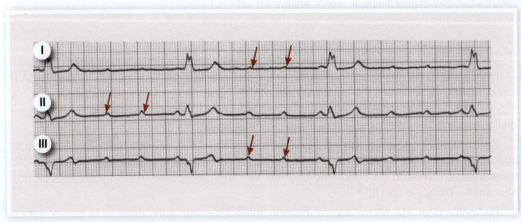

FIGURA 3.6. BAV avançado ou alto grau. (Fonte: Arquivo dos autores.)

Bloqueio atrioventricular do 3º grau ou total

O BAV 3º grau (Figuras 3.7 e 3.8), também denominado total, é caracterizado pelo total impedimento na condução do impulso elétrico dos átrios para os ventrículos, gerando total dissociação da despolarização atrial e ventricular. Nessa condição, um marca-passo secundário (juncional ou ventricular), abaixo da região do bloqueio, assume o ritmo ventricular, com frequências variando entre 40-60 batimentos por minuto (ritmo de escape originado na junção atrioventricular) e 20-40 batimentos por minuto (originado no sistema His-Purkinje), demonstrando que quanto mais baixo for o nível do bloqueio, menor será a frequência cardíaca. O ritmo atrial é sinusal e, dessa forma, a frequência atrial é sempre maior que a frequência ventricular, refletindo ECG com maior número de ondas P quando comparado ao número de complexos QRS.[1,2,4-6]

As principais causas são lesões degenerativas e fibrocálcicas do sistema de condução AV (doenças de Lenegre e Lev), IAM, cardiomiopatias (sobretudo chagásica), traumas cardíacos, complicações de cirurgias cardíacas, amiloidose, sarcoidose, esclerodermia, além de medicamentos como digoxina, betabloqueadores e bloqueadores de canais de cálcio.[1,4,5]

Os sintomas e sinais clínicos apresentados pelos pacientes relacionam-se à origem do marca-passo secundário, bem como respostas orgânicas à baixa frequência ventricular, que pode ocasionar redução do débito cardíaco. Dessa forma, há indicação de marca-passo transvenoso. No entanto, a infusão de dopamina ou epinefrina, além de marca-passo transcutâneo, devem ser consideradas como opções de tratamento[2,3,5] (Figura 3.9).

Eletrocardiograma: ondas P independentes dos complexos QRS. Notar ondas P em maior número.

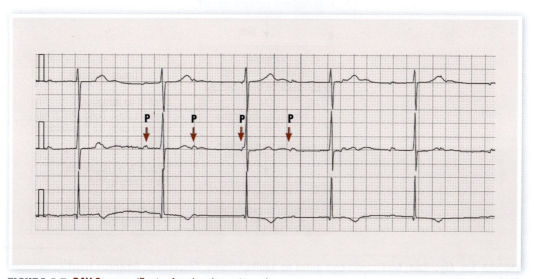

FIGURA 3.7. BAV 3º grau. (Fonte: Arquivo dos autores.)

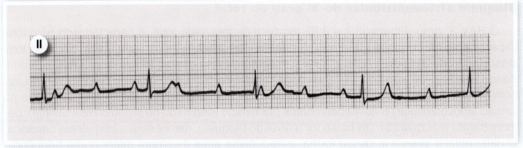

FIGURA 3.8. BAV 3º grau. (Fonte: Arquivo dos autores.)

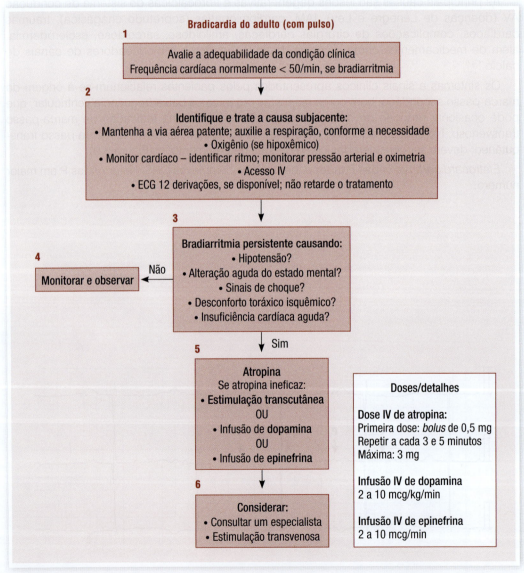

FIGURA 3.9. Algoritmo: bradicardia com pulso no adulto.[3] (Fonte: Adaptado de American Heart Association, 2010.)

Ritmos de escape

Os ritmos de escape são mecanismos de proteção que ocorrem após uma pausa em um ritmo dominante (geralmente sinusal). A atividade de escape se origina de células automáticas nos átrios, na junção AV ou nos ventrículos.

Esses ritmos não são transtornos primários, eles ocorrem como respostas a problemas da formação e condução do impulso elétrico, como na doença do nó sinusal ou quando existe bloqueio atrioventricular de 2º ou 3º grau, hipercalemia e uso de alguns fármacos: betabloqueadores, bloqueadores dos canais de cálcio ou intoxicação por digoxina.[9,10]

Possuem frequências mais baixas que a do ritmo sinusal normal e suas características eletrocardiográficas dependem do seu local de origem (atrial, juncional ou ventricular).

Os sintomas são decorrentes da frequência cardíaca diminuída, podendo ocasionar síncopes com ou sem episódios convulsivos, lipotimias ou sensação iminente de perda da consciência e tonturas.[11]

Ritmo de escape atrial

Tem origem em diversas regiões do nó sinusal em decorrência da inibição temporária desse nó, sendo gerado para suprir a ausência da atividade sinusal.[6]

O comando de escape pode ser localizado em ambos os átrios, em posição alta (craniocaudal) ou mais baixa (caudocranial). Se a ativação da cavidade atrial for caudocranial, os átrios se ativarão de baixo para cima, produzindo ondas P negativas nas derivações D2, D3 e aVF (Figura 3.10), pois o vetor médio de ativação atrial se dirige para cima.[12]

O ritmo de escape será mais lento que o ritmo sinusal e a morfologia da onda P ectópica será diferente da onda P sinusal. Como o foco é mais próximo ao nó AV, a condução será menor até esse nó com redução do intervalo PR, em relação ao intervalo PR por condução a partir do nó sinusal.[10,12]

Eletrocardiograma: onda P irá ocorrer antes do complexo QRS, positiva em D1 e negativa em D2 e D3 (ativação atrial baixa – caudocranial) – despolarização atrial do átrio direito para o esquerdo, ritmo lento (geralmente inferior a 50 bpm).[9,10,12]

Onda P negativa em D1, D2, D3 e aVF: despolarização atrial da esquerda para a direita; indica a presença de um ritmo de escape atrial esquerdo (Figura 3.10).

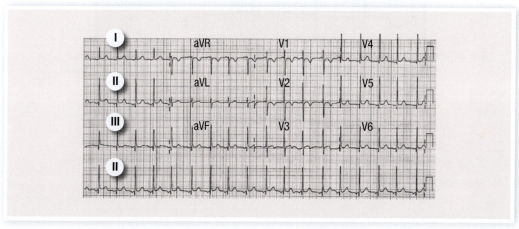

FIGURA 3.10. Ritmo de escape de origem atrial. (Fonte: Crespo et al., 2010.)

Ritmo juncional

Ritmos juncionais são ritmos originados na junção atrioventricular (nó atrioventricular e feixe de His), sendo o estímulo conduzido tanto para os ventrículos, no sentido craniocaudal, como para os átrios, no sentido caudocranial.[9-10]

Eletrocardiograma: o complexo QRS será estreito e manterá duração normal, refletindo a condução AV normal, podendo ser precedidos ou sucedidos de onda P, de acordo com a velocidade de condução.[6] Se a velocidade para os átrios for maior do que para os ventrículos (condução caudocranial), a onda P irá anteceder o complexo QRS e terá polaridade negativa, nas derivações II, III e aVF devido à condução retrógada para os átrios, e o intervalo PR será menor do que 0,12 segundos[9-10] (Figura 3.11).

Se a condução for mais rápida para os ventrículos do que para os átrios (condução craniocaudal), a onda P será registrada após o QRS, com polaridade negativa. Quando a velocidade em ambos os sentidos for aproximadamente a mesma, a ativação dos átrios e dos ventrículos será simultânea, com o registro da onda P coincidindo com o do QRS, mas ficando oculta por este, uma vez que a onda P terá voltagem menor.[6,9-10] A frequência cardíaca será variável nesses ritmos, sendo considerado ritmo de suplência quando a frequência cardíaca for menor que 60 bpm (Figura 3.12).

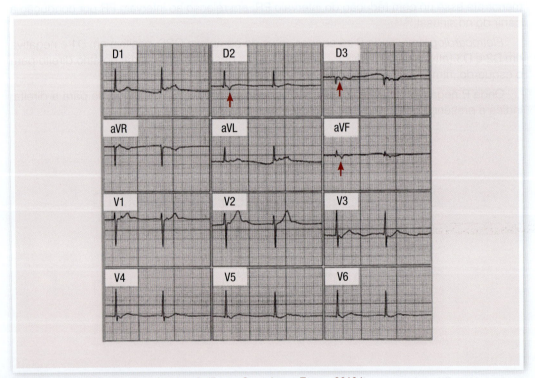

FIGURA 3.11. ECG com ritmo juncional. (Fonte: Gonçalves e Trezza, 2013.)

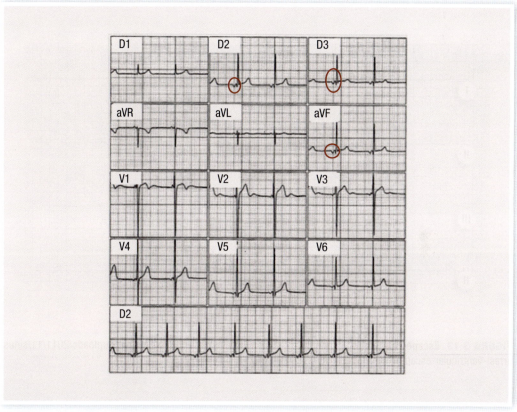

FIGURA 3.12. Ritmo juncional com ativação craniocaudal. (Fonte: Gonçalves e Trezza, 2013.)

Ritmo de escape ventricular

Esse ritmo se origina quando ocorrem falhas do estímulo pelo nó sinusal e atrioventricular.[9] Na ausência desses estímulos, as células automáticas dos ventrículos despolarizam num ritmo intrínseco de 20 a 40 bpm, resultando em um complexo QRS de duração superior a 120 ms e segmento ST e na onda T de polaridade oposta ao QRS, devido à alteração secundária da repolarização.[9-10] A onda P geralmente é ausente e quando presente não tem nenhuma relação com o complexo QRS, caracterizando o fenômeno conhecido como dissociação atrioventricular (Figura 3.13).

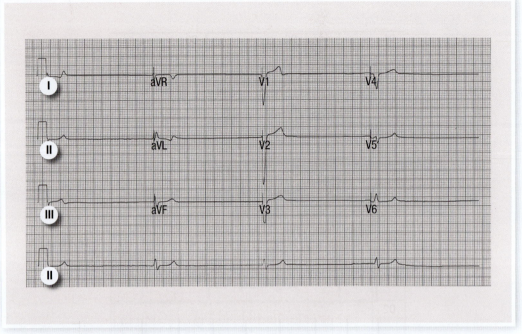

FIGURA 3.13. Escape ventricular. (Fonte: http://cdn.lifeinthefastlane.com/wp-content/uploads/2011/11/sinus-arrest-ventricular-escape-rhythm.jpg.)

Planejamento da assistência de enfermagem

Como descrito anteriormente, as bradiarritmias provocam efeitos importantes sobre o débito cardíaco, podendo resultar em má oxigenação dos órgãos e tecidos, e essa má oxigenação ocasionará sinais e sintomas associados a essa arritmia.

Esses sintomas podem provocar respostas de diversas naturezas em diferentes pessoas, podendo ser muito assustador, ocasionando medo e ansiedade nos indivíduos que experimentam esses sintomas, o que pode impactar em suas qualidades de vida relacionadas à saúde.[13,14] Por essa razão a avaliação cuidadosa e individualizada é importante.

Durante a investigação clínica é importante que o enfermeiro busque a história passada e presente, de forma meticulosa, da pessoa que tem bradiarritmia, investigando a presença de sinais e sintomas como síncope, tontura, fadiga, desconforto torácico, intolerância à atividade, pois esses sinais e sintomas estão diretamente relacionados à diminuição do débito cardíaco.[15] É importante também investigar a percepção do paciente e seus familiares do impacto da doença sobre suas vidas e o conhecimento que têm sobre a doença, tratamento e reconhecimento de sinais e sintomas de agravamento da mesma.[14] Esses dados servirão de base para o planejamento da assistência de enfermagem.

Descreveremos a seguir alguns aspectos importantes para o planejamento da assistência a esses pacientes, à luz da Classificação dos Diagnósticos de Enfermagem da NANDA Internacional. Os domínios da classificação da NANDA International[16] a serem focalizados na avaliação da pessoa com bradiarritmia são: atividade/repouso; segurança e proteção; promoção da saúde e enfrentamento/tolerância ao estresse. Na Tabela 3.1 estão os diagnósticos que devem ser considerados como respostas possíveis das pessoas com bradiarritmias.

TABELA 3.1. Diagnósticos da NANDA-I[16] a considerar na avaliação de pessoas com bradiarritmia

DOMÍNIO	DIAGNÓSTICO	
	TÍTULO	DEFINIÇÃO
Atividade/repouso	Fadiga (00093)	Sensação opressiva e prolongada de exaustão e capacidade diminuída para realizar trabalho físico e mental no nível habitual
	Débito cardíaco diminuído (00029)/Risco de débito cardíaco diminuído (00240)	Quantidade insuficiente de sangue bombeado pelo coração para atender às demandas metabólicas corporais
	Risco de débito cardíaco diminuído (00240)	Vulnerabilidade a suprimento inadequado de sangue bombeado pelo coração para atender às demandas metabólicas do organismo, capaz de comprometer a saúde
	Risco de perfusão tissular cardíaca diminuída (00200)	Vulnerabilidade a uma redução na circulação cardíaca (coronária) que pode comprometer a saúde
	Intolerância à atividade (00092)	Energia fisiológica ou psicológica insuficiente para suportar ou completar as atividades diárias requeridas ou desejadas
	Risco de intolerância à atividade (00094)	Vulnerabilidade a ter energia fisiológica ou psicológica insuficiente para suportar ou completar as atividades diárias requeridas ou desejadas
Segurança e proteção	Risco de choque (00205)	Vulnerabilidade a fluxo sanguíneo inadequado para os tecidos do corpo que pode levar à disfunção celular com risco à vida
	Risco de quedas (00155)	Vulnerabilidade a quedas que podem causar dano físico e comprometer a saúde
Promoção da saúde	Falta de adesão (00079)	Comportamento da pessoa e/ou do cuidador que deixa de coincidir com um plano de promoção da saúde ou terapêutico acordado entre a pessoa (e/ou família e/ou comunidade) e o profissional de saúde. Na presença de um plano de promoção da saúde ou terapêutico acordado, o comportamento da pessoa ou do cuidador é total ou parcialmente não aderente e pode levar a resultados clinicamente não efetivos ou parcialmente efetivos
	Controle ineficaz da saúde (00078)	Padrão de regulação e integração à vida diária de um regime terapêutico para tratamento de doenças e suas sequelas que é insatisfatório para alcançar metas específicas de saúde
Enfrentamento/tolerância ao estresse	Ansiedade (00146)	Vago e incômodo sentimento de desconforto ou temor, acompanhado por resposta autonômica (a fonte é frequentemente não específica ou desconhecida para o indivíduo); sentimento de apreensão causada pela antecipação de perigo. É um sinal de alerta que chama a atenção para um perigo iminente e permite ao indivíduo tomar medidas para lidar com a ameaça
	Medo (00148)	Resposta à ameaça percebida que é conscientemente reconhecida como um perigo

Fonte: Elaborada pelos autores.

Os dados obtidos da avaliação da pessoa são analisados e o enfermeiro os interpretará, inferindo o(s) diagnóstico(s) mais relevante(s) para cada situação em particular. Considerando que os diagnósticos relativos ao débito cardíaco são exemplares no cuidado à pessoa com bradiarritmia, apresentamos na Tabela 3.2 os possíveis resultados[17] e intervenções[18] para "risco para débito cardíaco diminuído"[16] e "débito cardíaco diminuído".[16]

Os demais diagnósticos, quando identificados, precisarão ter, da mesma forma que os exemplos na Tabela 3.2, a definição de resultados esperados e das intervenções necessárias. A análise cuidadosa do contexto do cuidado, como, por exemplo, a experiência da pessoa com o problema, o significado que atribui a ele, as comorbidades, o ambiente de cuidado (hospital, ambulatório, domicílio), a terapêutica medicamentosa ou dispositiva e terapêuticos em uso (marca-passo, por exemplo) deve ser incluída no julgamento clínico do profissional ao definir os diagnósticos prioritários de cada pessoa para orientar o estabelecimento de resultados possíveis e desejáveis e as intervenções para alcançá-los.

TABELA 3.2. Diagnósticos da NANDA-I,[16] Resultados da NOC[17] e Intervenções da NIC[18] a considerar na avaliação de pessoas com bradiarritmia

DIAGNÓSTICO DE ENFERMAGEM[16]	RESULTADOS ESPERADOS[17]	INTERVENÇÕES DE ENFERMAGEM[18]
Risco para débito cardíaco diminuído	*Eficácia da bomba cardíaca* Indicadores: • Pressão arterial sistólica • Pressão arterial diastólica • Frequência cardíaca apical • Arritmia • Cognição prejudicada • Intolerância à atividade	1. Controle de sinais vitais 2. Determinar o efeito da arritmia sobre o estado hemodinâmico (PA, nível de consciência, pulsos periféricos, débito urinário, dispneia) 3. Avaliar a resposta ao tratamento 4. Monitorar ritmo cardíaco 5. Orientar o cliente a evitar ou eliminar atividades que possam estimular a reação de Valsalva (p. ex., esforço para evacuar, tossir vigorosamente)
Débito cardíaco diminuído	*Eficácia da bomba cardíaca* Indicadores: • Pressão arterial sistólica • Pressão arterial diastólica • Frequência cardíaca apical • Índice cardíaco • Pulsos periféricos • Débito de urina • Pressão venosa central • Equilíbrio entre ingestão e eliminação • Estase de jugular • Sons cardíacos anormais • Angina • Edema pulmonar • Edema periférico • Dispneia em repouso	1. Monitoração dos sinais vitais 2. Monitorização hemodinâmica (pressão arterial, pressões pulmonares e atriais, débito cardíaco, estado neurológico) 3. Monitorar condições de função renal, pele e quanto à indícios de isquemia cardíaca 4. Manter o cliente em repouso 5. Colaborar ou realizar atividades de autocuidado 6. Monitorar balanço hídrico de 24 horas

Fonte: Elaborada pelos autores.

Referências bibliográficas

1. Bonow RO, Mann DL, Zipes DP, Libby P. Braunwald's heart disease: A textbook of cardiovascular medicine. 9 ed. Philadelphia: Elsevier 2012; 813-23.

2. Sallai VS, Polastri TF. Bradiarritmias. In: Eletrocardiograma para enfermeiros. Lopes JL, Ferreira FG (ed.). Belo Horizonte: Atheneu 2013; 67-76.

3. Neumar RW, Otto CW, Link MS, Kronick SL, Shuster M, Callaway CW, Kudenchuk PJ, Ornato JP, McNally B, Silvers SM, Passman RS, White RD, Hess EP, Tang W, Davis D, Sinz E, Morrison LJ. Part 8: adult advanced cardiovascular life support: 2010 American Heart Association Guidelines for Cardiopulmonary Resuscitation and Emergency Cardiovascular Care. Circulation 2010; 122(suppl 3):S729-S767.

4. Goldwasser GP. Eletrocardiograma orientado para o clínico, 2 ed. Rio de Janeiro: Elsevier 2002; p. 327.

5. Bucher L. Arritmias. In: Tratado de enfermagem médico-cirúrgica – Avaliação e assistência dos problemas clínicos, 8 ed. Lewis SL, Dirkensen SR, Heitkemper MM, Bucher L, Camera IM (eds.). Rio de Janeiro: Elsevier 2013; 818-40.

6. Pastore CA, Pinho JA, Pinho C, Samesima N, Pereira-Filho HG, Kruse JCL et al. III Diretrizes da Sociedade Brasileira de Cardiologia sobre Análise e Emissão de Laudos Eletrocardiográficos. Arq Bras Cardiol 2016; 106(4 suppl.1):1-23.

7. Jeffrey S. Unstable bradycardia. Nurs Stand 2014; 28(43):61.

8. Melo CS. Temas de marcapasso, 2 ed. São Paulo: Lemos editorial, 2004.

9. Gonçalves RS, Trezza E. O Eletrocardiograma: fundamentos e relevância na prática médica. São Paulo: Grupo Editorial Nacional 2013; 44-59.

10. Hampton JR, [tradução Uchida AH]. ECC essencial, 8 ed. Rio de Janeiro: Elsevier 2014; 60-3.

11. Carneiro BV, Pires HHM, Nogueira ACC, Brick AV. Arritmias: fisiopatologia, quadro clínico e diagnóstico. Brasília: Rev Med Saude 2012; 1(2):93-104.

12. Crespo Marcos D et al. Casos clínicos en cardiología (nº 5): niño con auscultación cardíaca anómal. Rev Pediatr Aten Primaria 2010; 12:89-94.

13. Wise A, Annus C. Benefits of arrhythmia care coordinators. Nurs Times 2013; 109(30):18-20.

14. Ismail H, Lewin RJ. The role of a new arrhythmia specialist nurse in providing support to patients and caregivers. Eur J Cardiovasc Nurs 2013 Apr; 12(2):177-83. doi: 10.1177/1474515112442446. Epub 2012 May 28.

15. Semelka M, Gera J, Usman S. Sick sinus syndrome: a review. Am Fam Physician 2013; 87(10):691-6.

16. Diagnósticos de enfermagem da NANDA: definições e classificação 2015-2017. Porto Alegre: Artmed, 2015.

17. Johnson M, Maas M, Moorhead S. Classificação dos resultados de enfermagem (NOC), 4 ed. Porto Alegre: Artmed 2010; p. 906.

18. Bulechek GM, Dochterman JMC, Butcher HK. NIC – Classificação das intervenções de enfermagem, 5 ed. Rio de Janeiro: Elsevier 2010; p. 901.

Taquiarritmias

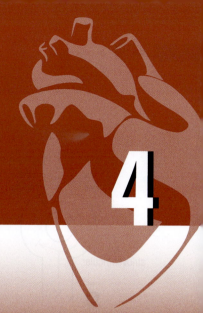

4

Evelise Helena Fadini Reis Brunori
Camila Takao Lopes

INTRODUÇÃO

As taquiarritmias, ritmos cardíacos com frequência atrial e/ou ventricular ≥ 100 batimentos por minuto (bpm), são consequências de distúrbios na formação e/ou condução do estímulo elétrico cardíaco.[1-3] Os principais mecanismos que levam às taquiarritmias são:

- *Automaticidade aumentada:* consiste no aumento da velocidade de despolarização espontânea do nó sinusal ou dos marca-passos subsidiários devido à exacerbação do automatismo celular;[3,4]

- *Atividades deflagradas por pós-potenciais:* despolarizações transitórias que ocorrem durante a repolarização de um potencial de ação ou depois que a repolarização está completa, porém antes do próximo potencial de ação. Podem resultar em taquicardia paroxística;[3,4]

- *Reentrada:* consiste em uma propagação repetitiva contínua de um estímulo em um circuito circular, retornando ao local de origem para reativá-lo. Requerem duas vias de condução elétrica distintas ou a presença de tecidos com diferentes velocidades de condução e períodos refratários, ligadas nas porções proximal e distal, formando um circuito anatômico ou funcional (Figura 4.1). O circuito de reentrada pode tornar-se repetidamente ativado, produzindo uma taquicardia reentrante sustentada.[5]

Os mecanismos de reentrada incluem:

- *Reentrada nodal:* origina-se do nó atrioventricular (NAV), em uma região que apresenta duas vias com propriedades eletrofisiológicas distintas: via de condução lenta, com período refratário efetivo curto, e via de condução rápida, com período refratário efetivo longo[1,2] (Figura 4.1);

- *Reentrada atrial:* conduções decorrentes de células na parede dos átrios com velocidades de condução diferentes;[5]

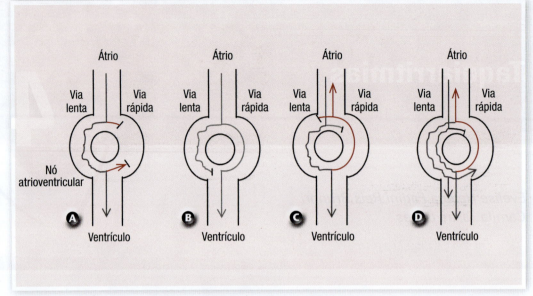

FIGURA 4.1. Dupla via de condução elétrica. Em cinza, condução anterógrada. Em vermelho, condução retrógrada. **(A)** Estímulo elétrico conduzido do átrio para o ventrículo pela via lenta. **(B)** Estímulo elétrico conduzido do átrio para o ventrículo pela via rápida. **(C)** Estímulo elétrico conduzido do átrio para o ventrículo pela via lenta e retornando para o átrio pela via rápida. Ao retornar para o átrio pela via rápida, o estímulo encontra a via lenta no período refratário, o que não perpetua a reentrada do circuito. **(D)** Estímulo elétrico conduzido do átrio para o ventrículo pela via lenta e retornando para o átrio pela via rápida. Ao retornar para o átrio pela via rápida, o estímulo encontra a via lenta em período refratário relativo, despolarizando-a e, assim, perpetuando a reentrada do circuito e ocasionando a taquicardia por reentrada nodal.[5] (Fonte: Podrid, 2016.)

- *Reentrada atrioventricular:* mediada por vias acessórias, bandas musculares conectam diretamente o átrio e o ventrículo, com propriedades eletrofisiológicas diferentes daquelas do sistema NAV-His-Purkinje normal e semelhantes às propriedades das fibras de Purkinje. Quando ocorre condução do estímulo pelo nó atrioventricular (NAV), essas taquicardias são denominadas ortodrômicas. Quando ocorre condução do estímulo pela via acessória, são denominadas antidrômicas, com condução retrógrada pela via acessória no sentido oposto[5] (Figura 4.2);
- *Reentrada ventricular:* o estímulo elétrico encontra uma área de fibrose cicatricial no ventrículo, a qual cria um bloqueio de condução ou uma via de condução lenta que pode definir os limites de circuitos de reentrada.[7]

Na presença das taquicardias, o indivíduo pode apresentar-se hemodinamicamente estável ou instável. Os critérios de instabilidade hemodinâmica incluem todos os sinais de baixo débito cardíaco – choque, hipotensão, falta de ar, dor torácica sugestiva de isquemia coronariana e/ou rebaixamento do nível de consciência. Na presença de tais critérios de instabilidade hemodinâmica, uma vez confirmado o diagnóstico de taquicardia instável, é recomendada reversão imediata para ritmo sinusal.[8,9]

As taquicardias são categorizadas conforme a morfologia do complexo QRS no eletrocardiograma (ECG): taquicardias de complexo QRS estreito ou taquicardias de complexo QRS alargado.

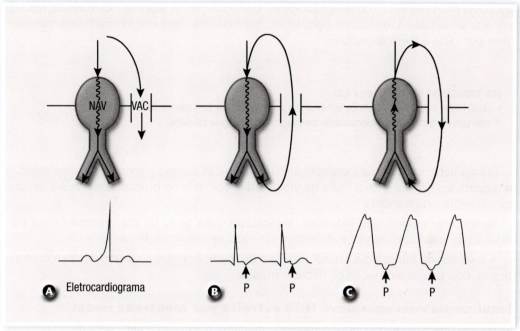

FIGURA 4.2. Mecanismos de reentrada atrioventricular mediada por via acessória. **(A)** Ritmo sinusal: o estímulo gerado no nó sinoatrial é transmitido ao ventrículo pelo nó atrioventricular (NAV), que tem velocidade de condução mais rápida do que a via acessória (VAC). **(B)** Taquicardia por reentrada ortodrômica: o estímulo gerado no nó sinoatrial é transmitido ao ventrículo pelo NAV. Em seguida, o impulso é conduzido retrogradamente pela VAC, ativando o átrio e resultando em onda P negativa após o complexo QRS. **(C)** Taquicardia por reentrada antidrômica: o estímulo elétrico é conduzido pela VAC para o ventrículo e retorna ao átrio pelo NAV, resultando em onda P negativa e complexo QRS alargado.[5,6] (Fonte: Modificado de Polastri e Sallai, 2013.)

TAQUICARDIAS DE COMPLEXO QRS ESTREITO

As taquicardias de complexo QRS estreito (QRS < 120 milissegundos) refletem a ativação rápida dos ventrículos através do sistema de His-Purkinje, sugerindo que a arritmia se origina acima ou dentro do feixe de His. O local de origem de ativação pode ser o nó sinusal, átrios, NAV, feixe de His, ou a combinação desses locais.

Podem ser divididas em dois grupos: taquicardias de resposta ventricular regular e taquicardias de resposta ventricular irregular.[8]

As taquicardias regulares referem-se a: taquicardia sinusal, taquicardia sinusal inapropriada, taquicardia por reentrada nodal, taquicardia por reentrada atrioventricular, taquicardia atrial e taquicardia juncional.[8]

As taquicardias irregulares se referem a: fibrilação atrial, *flutter* atrial e taquicardia atrial multifocal.[8]

Taquicardia com complexo QRS estreito e ritmo regular

Taquicardia sinusal

A taquicardia sinusal é uma resposta a situações relacionadas à hipersensibilidade do nó sinusal à estimulação adrenérgica (hiperautomatismo). As situações podem ser fisiológicas, tais como exercício físico, ou fisiopatológicas, como dor, febre, hipóxia, hipovolemia, hipotensão arterial, isquemia, distúrbios eletrolíticos, insuficiência cardíaca. Normalmente caracteriza-se por início e término graduais.[10]

> **ECG TAQUICARDIA SINUSAL (Figura 4.3)**
> - Onda P tem morfologia e duração semelhantes ao ritmo sinusal, precedendo cada complexo QRS;
> - Intervalo PR diminui proporcionalmente à elevação da frequência cardíaca.

O tratamento consiste na identificação e remoção das causas primárias. A compressão do seio carotídeo diminui a frequência da taquicardia, com retorno gradual aos níveis anteriores após o término da manobra.[11]

Quando necessário, são indicados analgésicos para alívio da dor, tranquilizantes para redução da ansiedade, digital e diuréticos, em caso de insuficiência cardíaca.[11]

A reversão da taquicardia sinusal por meio de medicamentos ou cardioversão é contraindicada, pois causaria redução do débito cardíaco.[11]

Taquicardia com complexo QRS estreito por reentrada nodal

Geralmente iniciada por uma extrassístole atrial que alcança o NAV quando a via rápida está no período refratário. Assim, o estímulo é transmitido pela via lenta para ativar os ventrículos de formar anterógrada.[1,2,12]

Se o impulso alcançar a parte distal do circuito quando a via rápida tiver se recuperado, ele entra na via rápida e é conduzido em direção retrógrada para ativar o átrio, com ativação ventricular simultânea.[1,2,12]

Se a via lenta tiver se recuperado quando o impulso alcançar a porção proximal do circuito, o impulso também pode sofrer reentrada na via lenta. Se a situação se repetir, o resultado é uma taquicardia por reentrada nodal AV. Como a ativação ventricular ocorre pela via lenta e a ativação retrógrada atrial ocorre pela via rápida, essa taquiarritmia é denominada "lenta-rápida".[1,2,5,12] (Figura 4.4).

A taquicardia por reentrada nodal tem início e término súbitos. Os pacientes podem referir palpitações no pescoço ou fúrcula (sinal de *frog*), falta de ar, tonturas, ansiedade, dor no peito associadas ou não a síncope.[11]

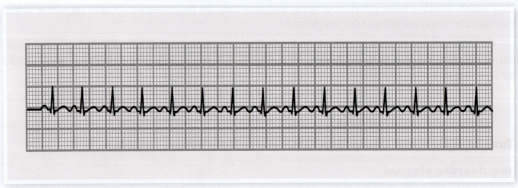

FIGURA 4.3. Traçado eletrocardiográfico da taquicardia sinusal.[6] (Fonte: Modificado de Polastri e Sallai, 2013.)

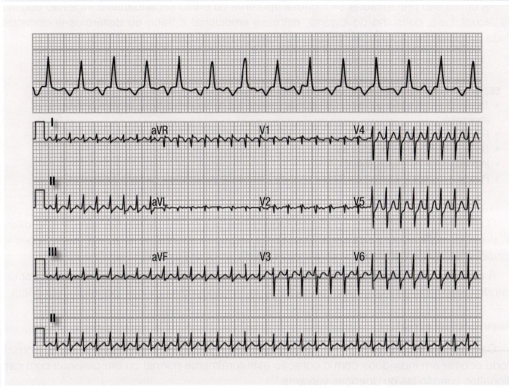

FIGURA 4.4. Traçado eletrocardiográfico da taquicardia por reentrada nodal.[6] (Fonte: Modificado de Polastri e Sallai, 2013.)

O tratamento na vigência de instabilidade hemodinâmica consiste em cardioversão elétrica sincronizada, sob sedação, com 50 a 100 J. Nos indivíduos estáveis, as manobras vagais – massagem do seio carotídeo ou manobra de Valsalva – devem ser realizadas antes da terapêutica medicamentosa (adenosina).[9]

A adenosina é uma droga de meia vida muito curta, e deve ser administrada em *bolus* intravenoso rápido (1 segundo) em um acesso calibroso; após a administração da droga, deverá ser realizado um *flush* de 20 mL de solução salina e elevação do membro. A adenosina é contraindicada em pacientes asmáticos, pois pode desencadear crise de broncoespasmo.[9]

Outros medicamentos podem ser utilizados: verapamil, diltiazem, betabloqueadores ou amiodarona. Se houver refratariedade ao medicamento, recorre-se à cardioversão elétrica sincronizada sob sedação, com 50 a 100 J.[9]

A cura definitiva desse tipo de taquicardia pode ser obtida em até 95% dos casos por meio de estudo eletrofisiológico com ablação seletiva da via de reentrada por radiofrequência.[11]

Taquicardia com complexo QRS estreito por reentrada atrioventricular

No circuito dessa arritmia, há uma via acessória, anômala (feixe de Kent), localizada no anel atrioventricular à direita ou à esquerda, que comunica o átrio ao ventrículo, conduzindo o estímulo retrogradamente e paralelamente ao NAV, com velocidade de condução mais lenta (Figura 4.2).[11]

As crises são precipitadas sem causa aparente ou então secundárias à ingestão abusiva de álcool, café, consumo de cigarro, estresse emocional e físico ou distúrbios endócrinos. Pode precipitar taquicardia ventricular ou fibrilação ventricular.[11]

ECG TAQUICARDIA POR REENTRADA ATRIOVENTRICULAR (Figura 4.2)
- Taquicardia regular com complexo QRS estreito (quando não há bloqueio de ramo prévio ou condução aberrante);
- FC: 180-250 bpm;
- Ondas P: negativas em D2, D3 e aVF;
- Intervalo RP' > 70 milissegundos;
- Presença de onda P negativa em D1 (via anômala à esquerda) praticamente confirma o diagnóstico.

O tratamento do episódio agudo da taquicardia por reentrada atrioventricular não difere do proposto para a reentrada nodal (manobras vagais → adenosina → outras medicações → cardioversão sincronizada).

A cura definitiva desse tipo de taquicardia pode ser obtida em até 90% dos casos por um estudo eletrofisiológico com ablação seletiva da junção atrioventricular por radiofrequência.

Taquicardia atrial

Causada por hiperautomatismo, com ritmo atrial originado em região diversa do nó sinusal. Pode ocorrer em indivíduos com o coração estruturalmente normal ou em pessoas com cardiopatias congênitas ou doenças valvares.[11]

ECG TAQUICARDIA ATRIAL (Figura 4.5)
- Taquicardia regular com complexo QRS estreito;
- FC: 150-250 bpm;
- Onda P antes de cada complexo QRS, porém com morfologia diferente da onda P sinusal normal;
- Pode haver graus variáveis de bloqueio atrioventricular devido à dificuldade de condução no NAV.

O tratamento para indivíduos estáveis inclui amiodarona, betabloqueadores, diltiazem ou verapamil por via intravenosa.[11]

Para os indivíduos com algum sinal de instabilidade hemodinâmica, realiza-se cardioversão elétrica sincronizada, sob sedação, com 50 a 100 J.[11]

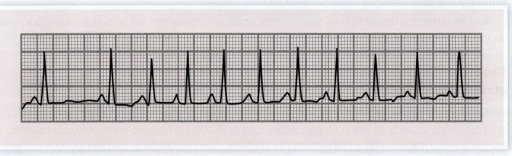

FIGURA 4.5. Traçado eletrocardiográfico da taquicardia atrial.[6] (Fonte: Modificado de Polastri e Sallai, 2013.)

Taquicardia juncional

Ocorre devido ao hiperautomotismo ou a atividade deflagrada de um foco na junção atrioventricular ou adjacente a ela. A causa mais comum é a intoxicação digitálica, principalmente na vigência de hipocalemia. Pode também estar associada à cardite reumática; infarto agudo do miocárdio de parede inferior e pós-operatório de cirurgia cardíaca (principalmente as valvulares). As causas não cardíacas podem ser doença pulmonar crônica, ingestão de álcool, hipocalemia, hipóxia, descarga adrenérgica e uso de anfetamina.[11]

> **ECG TAQUICARDIA JUNCIONAL (Figura 4.6)**
> - Taquicardia regular com complexo QRS estreito;
> - FC: 70-150 bpm (pode chegar a 250 bpm em crianças);
> - Ondas P dissociadas após o complexo QRS;
> - Pode haver graus variáveis de bloqueio atrioventricular devido à dificuldade de condução no NAV.

O tratamento consiste em identificar e remover o agente causal. A arritmia geralmente é transitória na fase aguda do infarto do miocárdio e no pós-operatório de cirurgia cardíaca, não sendo necessário tratamento.[11]

Em indivíduos normais, a compressão do seio carotídeo pode reduzir a FC ou interrompê-la. Esse achado é um sinal indicativo de que o foco arritmogênico é de localização alta na junção atrioventricular, ao contrário dos focos mais baixos, que não respondem a essa manobra. No pós-operatório de cirurgia cardíaca, a taquicardia pode ser revertida por meio da estimulação atrial com fios epicárdicos.[11]

Flutter atrial

O *flutter* atrial geralmente se apresenta como uma taquicardia regular de complexo QRS estreito, muito embora possa apresentar uma resposta ventricular irregular, dependente do retardo de condução no NAV. Também se caracteriza pelo fenômeno de reentrada, com frequências atriais entre 250 e 350 bpm.[11]

O NAV não consegue transmitir os impulsos elétricos atriais de alta frequência, portanto, haverá sempre um grau de bloqueio atrioventricular, gerando irregularidade do ritmo.[11]

O *flutter* atrial mais típico é gerado por um circuito de reentrada em sentido anti-horário que ocorre no átrio direito, em decorrência de uma onda que circunda o anel da valva tricúspide.[11]

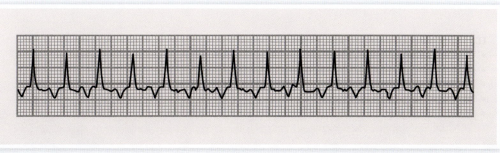

FIGURA 4.6. Traçado eletrocardiográfico da taquicardia juncional.[6] (Fonte: Modificado de Polastri e Sallai, 2013.)

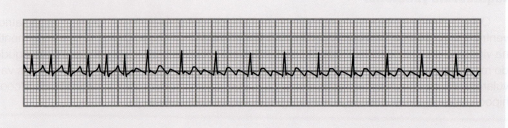

FIGURA 4.7. Traçado eletrocardiográfico do *flutter* atrial.[6] (Fonte: Modificado de Polastri e Sallai, 2013.)

ECG FLUTTER ATRIAL (Figura 4.7)
- Taquicardia regular com complexo QRS estreito;
- FC: 150-250 bpm;
- Onda P antes de cada complexo QRS, porém com morfologia diferente da onda P sinusal normal;
- Pode haver graus variáveis de bloqueio atrioventricular devido à dificuldade de condução no NAV;
- As ondas atriais normalmente exibem um formato em "dente de serra", sem uma linha de base isoelétrica; esses complexos são referidos como ondas de vibração ou ondas "F".

A sintomatologia é dependente das elevadas frequências cardíacas, semelhante ao descrito anteriormente para as taquiarritmias de QRS estreito.[11]

O tratamento para pacientes com *flutter* atrial se baseia na avaliação da necessidade de cardioversão elétrica sincronizada, terapia medicamentosa para diminuir a resposta ventricular e terapia antitrombótica. A cardioversão elétrica deve ser sincronizada com uma carga de 50 a 100 J (bifásico).[11]

Uma opção para o tratamento de pacientes com *flutter* atrial crônico é a realização de um estudo eletrofisiológico com ablação seletiva dos focos arritmogênicos por radiofrequência.[11]

Taquicardia com QRS estreito e ritmo irregular

Taquicardia atrial multifocal

É uma arritmia originada no átrio devido ao hiperautomatismo de múltiplos focos atriais, ocasionando a instabilidade dessas câmaras. A FC pode variar de 150 a 250 bpm. Forma rara de taquicardia ocorre, principalmente, em indivíduos com doença pulmonar obstrutiva crônica (80 a 85% dos casos), cardiopatias, alterações metabólicas ou distúrbios eletrolíticos.[11]

ECG TAQUICARDIA ATRIAL MULTIFOCAL (Figura 4.8)
- Taquicardia irregular com complexo QRS estreito;
- Ondas P geralmente apiculadas, separadas por linha isoelétrica;
- Pelo menos 3 morfologias de ondas P, podendo ocorrer ondas P bloqueadas;
- Intervalo PR se modifica com a frequência atrial;
- Intervalo RR irregular.

O tratamento deve ser dirigido à doença subjacente e à correção de distúrbios associados. A frequência ventricular pode ser controlada com verapamil ou diltiazem, ou betabloqueadores

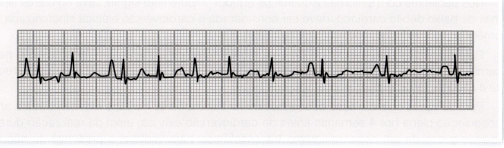

FIGURA 4.8. Traçado eletrocardiográfico da taquicardia atrial multifocal.[6] (Fonte: Modificado de Polastri e Sallai, 2013.)

(exceto quando contraindicado). A amiodarona pode oferecer resultados satisfatórios, em alguns casos, tanto para controle da FC como tentativa de reversão.[11]

Fibrilação atrial (FA)

A FA é a arritmia crônica mais comum, afetando cerca de 10% dos indivíduos com mais de 80 anos. Caracteriza-se por atividade elétrica atrial desorganizada, com múltiplas ondas simultâneas de ativação em diferentes focos atriais, possivelmente devido à existência de múltiplos circuitos de reentrada. A frequência atrial está entre 400-600 min, enquanto a frequência ventricular depende do número de bloqueios dos estímulos no NAV, podendo variar entre 80-180 min.[3,6,11-13]

Pode ocorrer em pacientes com doença valvular, cardiomiopatia dilatada, hipertensão arterial e doença coronariana, e em indivíduos normais. O déficit de pulso é comum na FA – a frequência de pulso é menor que a FC, pois não ocorre o enchimento do ventrículo antes do batimento.[3,6,11-13]

ECG FIBRILAÇÃO ATRIAL (Figura 4.9)
- Taquicardia irregular com complexo QRS estreito;
- Ausência de onda P ou misto de pequenas ondas irregulares finas e grosseiras (ondas "F");
- Intervalo RR irregular.

A maior complicação da FA é formação de trombos nos átrios e consequente risco de embolia, que é maior quando a arritmia apresenta duração superior a 48 horas.[6,11,12]

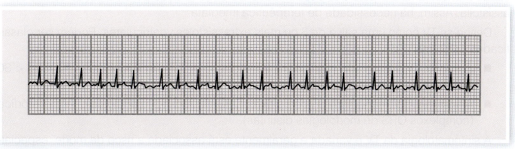

FIGURA 4.9. Traçado eletrocardiográfico da fibrilação atrial.[6] (Fonte: Modificado de Polastri e Sallai, 2013.)

Nos pacientes com sintomas isquêmicos agudos, hipotensão significativa ou outros sintomas de baixo débito cardíaco, deve ser considerada a cardioversão elétrica sincronizada na urgência, sob sedação, com carga entre 120 e 200 J.[6,11,12]

Para pacientes com quadro de FA com até 48 horas de duração, em programação para cardioversão elétrica, deve-se considerar a necessidade de anticoagulação plena para reduzir o risco de fenômenos tromboembólicos.[11,12]

Para os casos com duração desconhecida ou superior a 48 horas, é recomendada a anticoagulação plena por 4 semanas antes da cardioversão elétrica, além da realização durante esse prazo de um ecocardiograma transesofágico para verificar a presença ou não de trombos intracardíacos. Uma vez realizada a cardioversão, a anticoagulação plena deve ser mantida por pelo menos mais 4 semanas, a depender do perfil de risco do paciente.[11,12]

Nos pacientes mais estáveis, pode-se considerar a cardioversão química com amiodarona intravenosa (dose de ataque e posterior dose de manutenção). Para todos os pacientes que não necessitam de cardioversão urgente recomenda-se o controle da FC, considerada adequada até 110 bpm. Os medicamentos de primeira escolha são os betabloqueadores, bloqueadores de canal de cálcio (diltiazem); os digitálicos também podem ser utilizados.[11,12]

TAQUICARDIAS DE QRS ALARGADO

A taquicardia de QRS alargado é definida como um ritmo com FC > 100 bpm e duração do complexo QRS ≥ 120 milissegundos. Pode corresponder a uma taquicardia de origem supraventricular (condução aberrante) ou ventricular, sendo que essa diferenciação tem importantes implicações terapêuticas e prognósticas. Em geral, ocorrem quando a ativação ventricular é anormalmente lenta, geralmente porque a arritmia se origina abaixo do feixe de His, fibras de Purkinje ou no ventrículo.[6,13]

As taquicardias com complexos alargados podem ocorrer em situações distintas:

- Taquicardia paroxística supraventricular (TPSV) com bloqueio de ramo funcional;
- TPSV na vigência de bloqueio de ramo preexistente;
- TPSV com condução anterógrada através de uma via acessória;
- Taquicardia ventricular;
- Taquicardias mediadas por marca-passo ou taquicardia por reentrada eletrônica.

O diagnóstico diferencial às vezes é difícil, devido aos diversos critérios de avaliação existentes. Sendo assim, em casos de dúvida, trata-se como TV.[8,11]

Taquicardias ventriculares (TV)

Dentre as taquicardias, essas são as de maior morbimortalidade devido à maior instabilidade hemodinâmica e pela alta possibilidade de degeneração para fibrilação ventricular e assistolia. Assim, há necessidade de terapêutica imediata.

Define-se TV como uma salva de 3 ou mais extrassístoles ventriculares. Podem ser classificadas conforme:

- *Duração:* TV sustentada (duração > 30 segundos); TV não sustentada (duração < 30 segundos);
- *Morfologia:* TV monomórfica (complexos QRS de mesma morfologia); TV polimórfica (complexos QRS de morfologias distintas).

A sintomatologia da TV é variada e geralmente está associada a risco de morte, especialmente nos pacientes com cardiopatia estrutural.[6,8,13]

Os sinais e sintomas que os pacientes podem apresentar são: palpitações, dor torácica, pré-síncope e síncope, baixo débito, congestão pulmonar e mesmo parada cardiorrespiratória. Nesse último caso, incluem-se as TV sem pulso, que devem ser tratadas conforme protocolos de ressuscitação cardiopulmonar.[6,8,13]

Taquicardia ventricular monomórfica não sustentada

Definida como uma salva de pelo menos 3 batimentos ventriculares, com morfologia uniforme e duração inferior a 30 segundos (Figura 4.10).[8,12]

Os pacientes podem ou não apresentar sintomatologia. Na presença de doença cardíaca estrutural, com baixa fração de ejeção, haverá maior sintomatologia e risco de morte súbita.[8]

Taquicardia ventricular monomórfica sustentada

Definida como uma salva de pelo menos 3 batimentos ventriculares, com morfologia uniforme e duração superior a 30 segundos. Os pacientes podem apresentar instabilidade hemodinâmica e síncope, principalmente aqueles com doença cardíaca estrutural.[8,12]

ECG TAQUICARDIA VENTRICULAR MONOMÓRFICA SUSTENTADA (Figura 4.11)
- QRS alargado (> 120 milissegundos);
- FC entre 100 e 200 bpm.

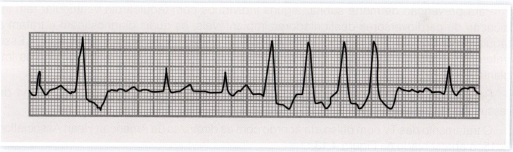

FIGURA 4.10. Traçado eletrocardiográfico da taquicardia ventricular monomórfica não sustentada.[6] (Fonte: Modificado de Polastri e Sallai, 2013.)

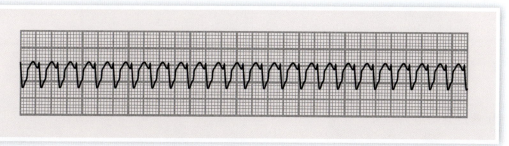

FIGURA 4.11. Traçado eletrocardiográfico da taquicardia ventricular monomórfica sustentada.[6] (Fonte: Modificado de Polastri e Sallai, 2013.)

Taquicardia ventricular polimórfica

A TV apresenta complexos QRS alargados com morfologia variável. Classificada como sustentada se durar mais que 30 segundos e não sustentada se durar menos que 30 segundos. É mais grave que a TV monomórfica, frequentemente apresentando degeneração para fibrilação ventricular.[8,12]

Taquicardia ventricular polimórfica tipo *torsades de pointes*

Taquicardia ventricular polimórfica tipo *torsades de pointes* ocorre por períodos refratários ventriculares prolongados e irregulares, ocasionando períodos de repolarização mais longos, durante os quais podem ocorrer reentrada ou pós-despolarizações precoces.[3] Está associada a distúrbios hidroeletrolíticos ou ao uso de drogas (antibióticos, anti-hipertensivos e antineoplásicos), que causam prolongamento do intervalo QT. É uma arritmia com alto risco para evoluir com instabilidade hemodinâmica e necessidade de cardioversão imediata.[3,8]

> **ECG TAQUICARDIA VENTRICULAR POLIMÓRFICA TIPO *TORSADES DE POINTES* (Figura 4.12)**
> - Complexos QRS alargados, ondulados, caracterizando um movimento em espiral em torno da linha de base, em "torção das pontas";
> - Intervalo QT longo.

Os pacientes hemodinamicamente instáveis devem ser submetidos a desfibrilação imediata (200 J bifásico) e administração de sulfato de magnésio por via intravenosa, eficaz para tratamento e prevenção da recorrência da TV.[8]

Para prevenção de morte súbita, alguns indivíduos com taquicardia ventricular têm indicação de cardioversores-desfibriladores implantáveis, os quais diagnosticam e tratam a taquiarritmia por meio de função antitaquicárdica, cardioversão ou desfibrilação.[14,15] Esse tratamento é abordado detalhadamente no Capítulo 9 (Cardioversores-Desfibriladores Implantáveis).

Ressalta-se que a TV sem pulso requer desfibrilação imediata e demais manobras de ressuscitação cardiopulmonar.[9]

O tratamento das TV com pulso, de acordo com as diretrizes da American Heart Association 2015, é apresentado na Figura 4.13.[9]

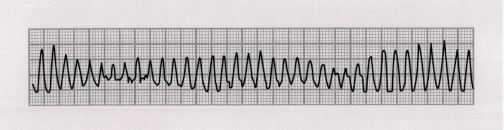

FIGURA 4.12. Traçado eletrocardiográfico da taquicardia ventricular polimórfica tipo *torsades de pointes*.[6]
(Fonte: Modificado de Polastri e Sallai, 2013.)

Taquiarritmias | 55

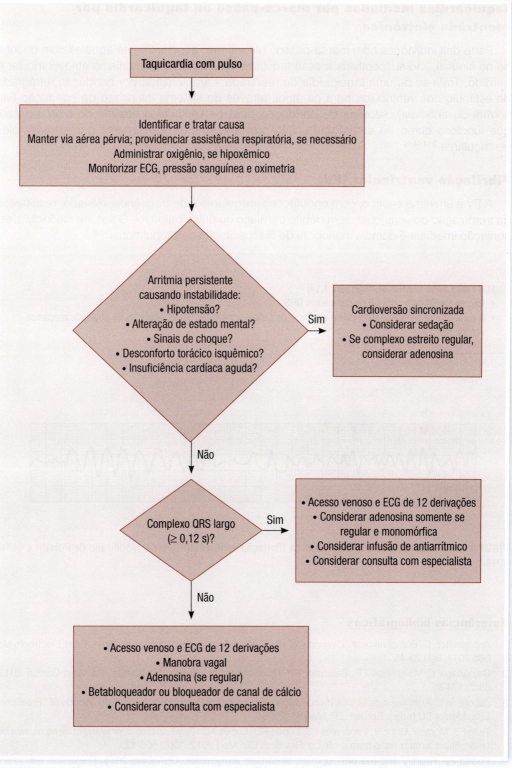

FIGURA 4.13. Algoritmo de tratamento das taquicardias ventriculares com pulso. (Fonte: American Heart Association, 2015)

Taquicardias mediadas por marca-passo ou taquicardia por reentrada eletrônica

Parte dos indivíduos com marca-passos bicamerais, especialmente aqueles com doença do nó sinusal, são susceptíveis a essa taquiarritmia quando o sincronismo atrioventricular é perdido. Trata-se de uma taquicardia de reentrada, caracterizada por condução retrógrada do estímulo dos ventrículos para os átrios através do sistema intrínseco de condução (via normal ou anômala), seguida de condução para os ventrículos através do marca-passo, que funciona como via anterógrada. São provocadas mais comumente por extrassístoles ventriculares.[3,12,14,15]

Fibrilação ventricular (FV)

A FV é um ritmo caótico, com ondulações irregulares e de frequência elevada, resultantes da tremulação do ventrículo, sem débito cardíaco ou pulso palpável. O tratamento inclui desfibrilação imediata e demais manobras de ressuscitação cardiopulmonar.[3,8]

ECG FIBRILAÇÃO VENTRICULAR (Figura 4.14)
- Não se identificam ondas P ou complexos QRS;
- A ausência de complexo QRS indica ausência de sístole ventricular, isto é, ausência de atividade mecânica ventricular.

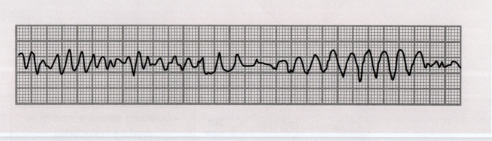

FIGURA 4.14. Traçado eletrocardiográfico da fibrilação ventricular.[6] (Fonte: Modificado de Polastri e Sallai, 2013.)

Referências bibliográficas

1. Antzelevitch C, Burashnikov A. Overview of basic mechanisms of cardiac arrhythmia. Card Electrophysiol Clin 2011; 3(1):23-45.
2. Gaztañaga L, Marchlinski FE, Betensky BP. Mechanisms of cardiac arrhythmias. Rev Esp Cardiol 2012; 65(2):174-85.
3. Jacobson C. Arritmias e distúrbios de condução. In: Enfermagem em cardiologia, 4 ed. Woods SL, Froelicher ESS, Motzer SU (eds.). Barueri, SP: Manole, 2005.
4. Tallo FS, Moraes Junior R, Vendrame LS, Lopes RD, Lopes AC. Taquicardias supraventriculares na sala de emergência: uma revisão para o clínico. Rev Bras Clin Med 2012; 10(6):508-12.
5. Podrid PJ. Reentry and the development of cardiac arrhythmias. UpToDate 2016. Disponível em: http://www.uptodate.com/contents/reentry-and-the-development-of-cardiac-arrhythmias?source=search_result&search=cardiac+arrhythmias&selectedTitle=4~150. Acessado em: 08 jun 2016.

6. Polastri TF, Sallai VS. Taquiarritmias. In: Eletrocardiograma para enfermeiros. Lopes JL, Ferreira FG (eds.). São Paulo: Atheneu, 2013.

7. Stevenson WG. Ventricular scars and ventricular tachycardia. Transactions of the American Clinical and Climatological Association 2009; 120:403-12.

8. Prutkin JM. Overview of the acute management of tachyarrhythmias. UpToDate 2015. Disponível em: http://www.uptodate.com/contents/overview-of-the-acute-management-of-tachyarrhythmias. Acessado em: 04 abr 2016.

9. American Heart Association. Suporte avançado de vida cardiovascular: Manual para profissionais de saúde. Bandeirantes 2015; 173p.

10. Tse G. Mechanisms of cardiac arrhythmias. J Arrhythmia 2016; 32:75-81.

11. Ganz LI. Clinical manifestations, diagnosis, and evaluation of narrow QRS complex tachycardias. UpToDate 2015. Disponível em: http://www.uptodate.com/contents/clinical-manifestations-diagnosis-and-evaluation-of-narrow-qrs-complex-tachycardias. Acessado em: 07 jun 2016.

12. Pastore CA, Pinho C, Germiniani H et al. Diretrizes da Sociedade Brasileira de Cardiologia sobre Ánalise e Emissão de Laudos Eletrocardiográficos. Arq Bras Cardiol 2009; 93(3 suppl.2):1-19.

13. Sousa PA, Pereira SP, Candeias R, Jesus I. Taquicardia de QRS largos – importância eletrocardiográfica no diagnóstico diferencial. Rev Port Cardiol 2014; 33:165-73.

14. Friedmann AA, Nishizawa WAT, Grindler J, Oliveira CAR, Fonseca AJ. Taquicardia ventricular em paciente com cardiodesfibrilador implantável. Diagn Tratamento 2011; 16(3):125-7.

15. Gerez MAE, Coutinho FB, Ruiz LF et al. Taquicardia mediada por marcapasso ou por reentrada eletrônica – Uma revisão. Relampa 2010; 23(1):37-42.

Estudos de Eletrofisiologia

5

Nilton José Carneiro da Silva
Amanda Silva de Macêdo Bezerra
Mara Nogueira de Araujo

INTRODUÇÃO

Neste capítulo, remeteremos às abordagens eletrofisiológicas invasivas das arritmias cardíacas, as quais possibilitam o correto diagnóstico e o tratamento definitivo de forma percutânea de um número significante de portadores de desordens do ritmo cardíaco; esse arsenal terapêutico, por sua vez, requer um aparato tecnológico, preparo técnico e cuidados específicos advindos de uma subespecialidade da cardiologia intervencionista em franco crescimento nos hospitais. Por isso, essa área vislumbra um preparo adequado e conhecimento especializado da enfermagem para contemplar os cuidados adequados ao paciente, com ou sem, dispositivos cardíacos eletrônicos implantáveis (DCEI), frente às suas respostas e mediante a necessidade dessa intervenção médica.

HISTÓRICO E CONCEITOS BÁSICOS

A evolução da eletroterapia no tratamento das arritmias cardíacas demonstrou incrível progresso nos últimos séculos, e em especial nos últimos cinquenta anos, passando pela estimulação cardíaca artificial, pelos DCEI (marca-passos, ressincronizadores, desfibriladores) e pela eletrofisiologia invasiva (estudo eletrofisiológico e ablação). Essas técnicas possibilitaram aos pacientes melhor qualidade de vida e, em diversas circunstâncias, diminuição de mortalidade.

Assim como qualquer outro campo da medicina, o estudo de arritmias tem um passado distinto. Nosso atual nível de conhecimento não é o resultado de uma progressão linear. O conhecimento das arritmias hoje é o resultado de muitas realizações científicas, às vezes fortuitas, mas que eventualmente levaram a avanços reais. Olhando para o desenvolvimento mundial de arritmologia, pode-se dizer que contribuições consideráveis vieram da Alemanha nos últimos séculos. Os alemães foram pioneiros desse campo.[1]

A crescente importância clínica da estimulação cardíaca eléctrica tem sido reconhecida desde a época que o Dr. Paul M. Zoll descreveu uma reanimação bem-sucedida em parada cardíaca por estimulação externa em 1952, gerando então o princípio do marca-passo transcutâneo.[2]

As alternativas terapêuticas para arritmias dentro de um contexto histórico partiram de observações simples, empíricas, até que a era da eletrocardiografia moderna deu um impulso com o desenvolvimento do eletrocardiograma e, a partir disso, observações mais complexas para os fenômenos arrítmicos.

Desde a descrição brilhante no século XIV do sistema cardiovascular feita por William Harvey,[3] as descrições clínicas da relação entre pulso cardíaco lento e perda de consciência (como feita por Robert Adams e William Stokes, que dão nome à conhecida síndrome de Stokes-Adams),[4] o desenvolvimento do registro eletrocardiográfico moderno e o entendimento da fisiopatologia das arritmias cardíacas, finalmente seguiu-se a possibilidade de tratá-las como vivemos em tempos atuais (Figura 5.1).

Com maior informação e arsenal terapêutico, a expectativa de vida dessa população aumentou, assim como aqueles indivíduos que possuem um estimulador cardíaco. Também porque as doenças do sistema elétrico e do músculo cardíaco frequentemente coexistem; na prática hospitalar frequentemente nos deparamos com a necessidade de realizar um estudo eletrofisiológico (EEF) e ablação em indivíduo que já possui DCEI.

O EEF é um exame invasivo que irá acessar as câmaras cardíacas por meio de introdução de cateteres especiais por vias venosa e arterial; esse procedimento objetiva identificar o mecanismo e o local da arritmia cardíaca. Durante o EEF, é possível reproduzir taquiarritmias clínicas e até mesmo aferir o nível de bloqueios no sistema de condução, propiciando a indicação de dispositivos cardíacos eletrônicos implantáveis como: marca-passos, ressincronizadores e cardioversores desfibriladores implantáveis (CDI).[5,6]

A ablação por cateter é um procedimento terapêutico que objetiva eliminar ou bloquear um circuito arritmogênico por meio da aplicação de energia de radiofrequência, ou ainda, utilizando técnicas modernas como ablação a frio (crioablação) no local-alvo do coração.[5,7,8]

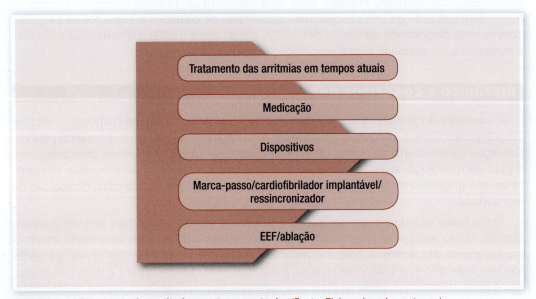

FIGURA 5.1. Tratamento das arritmias em tempos atuais. (Fonte: Elaborado pelos autores.)

A energia de radiofrequência é uma energia elétrica de alta frequência que é aplicada no tecido cardíaco via cateter de ablação, este libera calor, desidrata a célula e assim provoca lesões precisas de menor ou maior extensão com dissecção, coagulação e necrose destruindo o sítio responsável pela arritmia.[7] Na ablação a frio (crioablação) o cateter utilizado é um cateter dirigível com console próprio que, via cabo, recebe óxido nitroso contido em um reservatório do console; esse cateter será resfriado a uma temperatura de até −75 °C em sua porção terminal e dessa forma é criada uma lesão no tecido cardíaco secundária ao congelamento. Geralmente, essa técnica fornece uma lesão de menor extensão que a da radiofrequência[8,6] (Figura 5.2).

A logística dos estudos de eletrofisiologia demanda que estes sejam realizados em ambiente cirúrgico ou de hemodinâmica, frequentemente chamado laboratório de eletrofisiologia[5,9] (Figura 5.3), sempre incluindo polígrafo, equipamento de fluoroscopia e mesa adaptada, monitorização multiparamétrica, cateteres eletrodos, material de reanimação com desfibrilador externo. Além desses, a equipe deve saber identificar e manusear o estimulador, gerador de radiofrequência ou crioablação e conhecer os diferentes tipos de cateter utilizados[5,6,9] (Figuras 5.4 a 5.7).

No pré-procedimento, o paciente fará jejum de 6 a 8 horas, tricotomia inguinal bilateral e subxifoide. Em geral, os anticoagulantes são suspensos para a realização do procedimento (há exceções). O paciente e familiares devem ser orientados e preencher Termo de Consentimento livre e esclarecido, sanando possíveis dúvidas. Uma vez que é necessária radioscopia, os exames são feitos em hemodinâmica ou centro cirúrgico, desde que a equipe multiprofissional esteja habituada com os passos e demandas de equipamento e materiais de procedimento similar.[5]

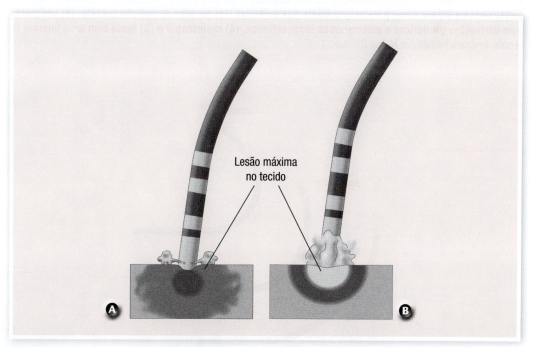

FIGURA 5.2. Lesão provocada por uso do cateter de ablação. **(A)** Na ablação por radiofrequência, nota-se o aquecimento da superfície e lesão do tecido a uma certa profundidade do ponto de aplicação. **(B)** Na ablação por criotermia, o efeito máximo é na superfície endocárdica, com lesão bem definida.[6] (Fonte: Adaptada de Issa, Miller e Zipes, 2012.)

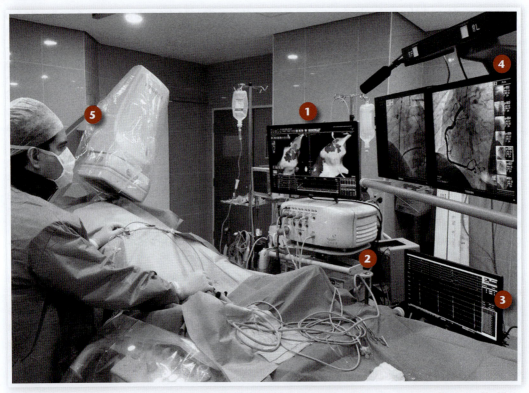

FIGURA 5.3. Imagem de um laboratório de eletrofisiologia durante a realização de procedimento. Verifica-se (1) sistema 3D em cores para mapeamento das arritmias, (2) gerador de radiofrequência, (3) polígrafos com derivações periféricas e eletrogramas intracardíacos, (4) radioscopia e (5) mesa com arco formato C. (Fonte: Imagem cedida por Nilton Carneiro.)

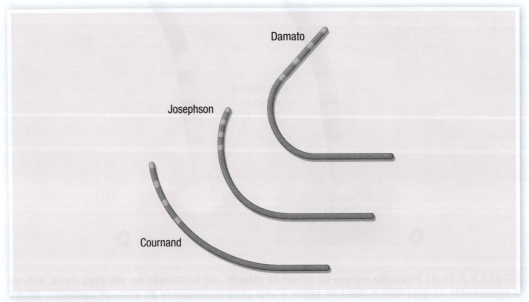

FIGURA 5.4. Cateteres eletrodos diagnósticos de curva fixa com diferentes curvas.[6] (Fonte: Issa, Miller e Zipes, 2012; p. 63.)

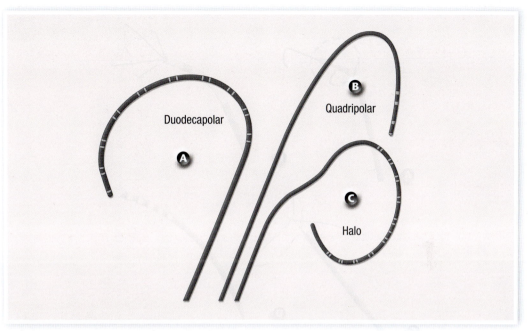

FIGURA 5.5. Cateteres eletrodos multipolares com diferentes quantidades de eletrodos e formatos. **(A)** Possui um anel distal e curva deflectível utilizado para mapear átrio direito e istmo cavotricuspídeo, principalmente no *flutter* atrial. **(B)** Curva fixa ou deflectível usada principalmente no mapeamento do feixe de His. **(C)** Utilizado para mapear atividade elétrica atrial ao redor do anel triscupídeo durante taquicardias atriais.[6] (Fonte: Adaptado de Issa, Miller e Zipes, 2012; p. 63.)

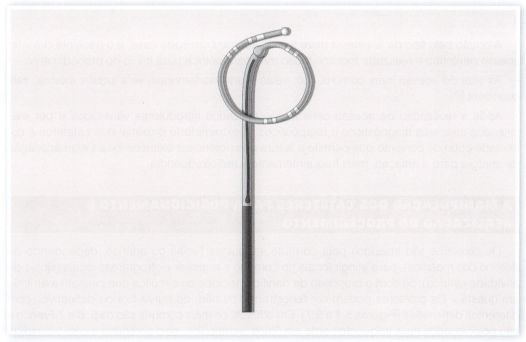

FIGURA 5.6. Cateter Lasso®. Utilizado para mapear atividade elétrica/potencial nas veias pulmonares; uso frequente na fibrilação atrial. (Fonte: Biosense Webster, Inc. Disponível em: www.biosensewebster.com.)

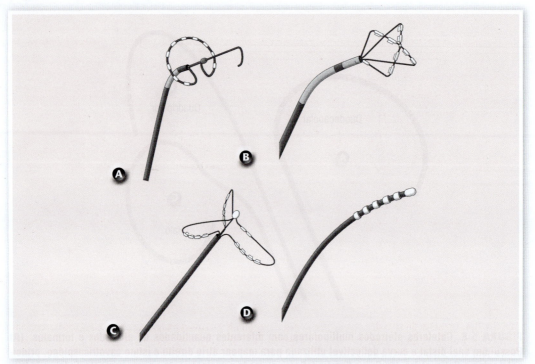

FIGURA 5.7. Cateteres eletrodos multipolares usados para aplicação de radiofrequência. (A) Cateter de ablação de veias pulmonares, mapeia e ablaciona. (B) Cateter multieletrodo para mapear, ablacionar e gerar eletrogramas do corpo atrial esquerdo. (C) Cateter multieletrodo para mapear e ablacionar ao longo do septo atrial esquerdo. (D) Cateter tipo versátil, cateter multieletrodo para ablações lineares.[6] (Fonte: Adaptado de Issa, Miller e Zipes, 2012; p. 149.)

A opção pelo tipo de anestesia deve ser de acordo com cada caso, e o paciente deve ter acesso periférico e realizada monitorização multiparamétrica para início do procedimento.

As vias de acesso mais comuns são: veias e artérias femorais, veia jugular interna, veia subclávia.[5,9]

Após a realização de acesso central, são utilizados introdutores valvulados e por eles inseridos cateteres diagnósticos e terapêuticos. À extremidade proximal dos cateteres é conectado cabo de conexão que permite a leitura dos potenciais elétricos locais e/ou aplicação de energia para a ablação, mais frequentemente a radiofrequência.

A MANIPULAÇÃO DOS CATETERES PARA POSICIONAMENTO E REALIZAÇÃO DO PROCEDIMENTO

Os cateteres são inseridos pela corrente sanguínea (veias ou artérias, dependendo do destino dos mesmos), para atingir locais no coração e registrar eletrogramas locais (sinais da atividade elétrica), ou com o propósito de danificar tecidos ou circuitos que causam a arritmia em questão. Os cateteres podem ser fenestrados ou não, de curva fixa ou deflectível, com diferentes dimensões (Figuras 5.4 a 5.7). Em adultos, os mais comuns são os 5, 6 e 7 *French* e são posicionados mais frequentemente em átrios, ventrículos, seio coronário e anel tricúspide (feixe de His). Os sinais são transmitidos pelo cateter e cabo conector até o polígrafo (Figura 5.8), possibilitando diagnóstico e controle do processo terapêutico.[6,10]

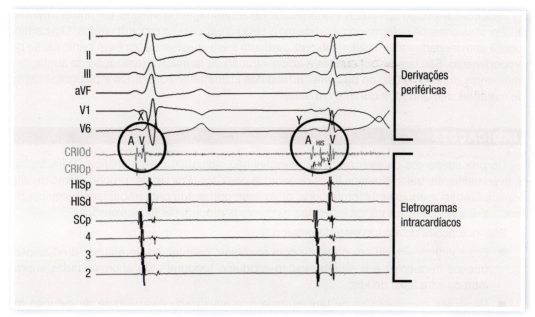

FIGURA 5.8. Imagem do registro no polígrafo. Em X batimento sinusal com pré-excitação (Wolff-Parkinson-White). Em Y após início da crioablação houve término da condução pela via anômala com p-QRS normais. (Fonte: Foto e adaptação didática realizada pelos autores.)

Em subgrupo de arritmias mais complexas em que há demanda por maior acurácia do posicionamento dos cateteres são utilizados os mapas eletroanatômicos, que possibilitam a navegação tridimensional com grande precisão dos movimentos, além de permitir a redução da exposição aos raios X (Figura 5.9).[11,12]

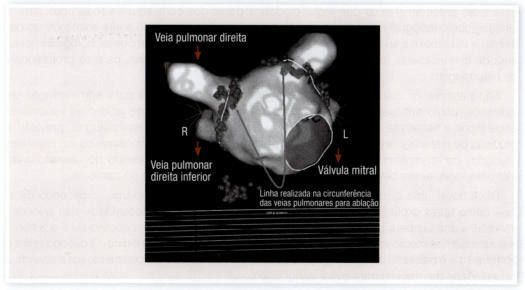

FIGURA 5.9. Mapeamento eletroanatômico, visão anteroposterior em ablação de fibrilação atrial por radiofrequência. (Fonte: Foto e adaptações dos autores.)

Estudos de Eletrofisiologia

Pela complexidade dos casos e quantidade de aparelhagem envolvida, um número mínimo de 2 profissionais de enfermagem parece mais seguro para esses procedimentos. Um cardiologista com treinamento em eletrofisiologia cardíaca e um anestesista também participarão do procedimento. São tarefas constantes a administração de fármacos, realização de anotações pertinentes, monitorização do paciente, auxílio nos instrumentos utilizados e disponibilização de materiais demandados durante o exame.[9]

INDICAÇÕES

Os procedimentos da eletrofisiologia invasiva são indicados para identificar, caracterizar e, eventualmente, tratar diversos tipos de arritmia cardíaca. Por ser um procedimento de alta especialização, a equipe multiprofissional deve estar preparada para trabalhar em equipe, de modo a realizar com segurança e rapidez os diversos procedimentos envolvidos.[5,10,13]

São indicações do estudo eletrofisiológico:

- Bradiarritmia sinusal em paciente com sintomas, com intuito de estudar o nó sinusal (menos frequente) e o sistema excito-condutor, topografando anormalidades supra, intra ou infra feixe de His;
- Pacientes com suspeita de taquiarritmia que envolvam possibilidade de indução da mesma ao EEF, possibilitando terapêutica específica;
- Pacientes com registro prévio de taquiarritmia com possibilidade de tratamento pela ablação.

CUIDADOS E ORIENTAÇÕES

Preparação para procedimento da eletrofisiologia (estudo e ablação)

Quando há indicação médica tanto do EEF para estabelecer o mecanismo da arritmia cardíaca quanto da ablação, como opção terapêutica, deve-se iniciar o preparo do paciente para esse procedimento, o que inclui cuidados parecidos com aqueles realizados para a cineangiocoronariografia e angioplastia. No processo de preparo até a alta hospitalar do paciente, o enfermeiro e sua equipe são fundamentais; todas as renovações tecnológicas nessa área de conhecimento foram novas oportunidades e também desafios para os profissionais de enfermagem.

São necessários cuidados relativos à punção venosa periférica para administração de fármacos, como anticoagulantes sistêmicos para diminuir riscos de acidentes vasculares encefálicos e sedativos, a organização do setor (laboratório de eletrofisiologia), previsão e provisão de materiais, organização e checagem dos equipamentos necessários em possíveis situações de emergência, para garantir o perfeito funcionamento dentro do laboratório de eletrofisiologia, assim como garantir a monitorizarão dos sinais vitais do paciente.

Deve haver uma discussão prévia com o paciente acerca do exame, explicando detalhes como quais profissionais participarão do procedimento, a necessidade das punções venosas e artérias para utilização de cateteres, o tempo de jejum necessário de 6 a 8 horas e suspensão de medicamentos antiarrítmicos conforme orientação médica. O diálogo entre o enfermeiro e o paciente deve contemplar as orientações do pós-procedimento, destacando a necessidade de repouso para evitar sangramentos.[14,15]

É interessante um *check-list* acerca dos exames realizados previamente pelo paciente; recomenda-se em alguns casos que seja realizado pré-procedimento de ablação, um

TABELA 5.1. Principais complicações após realização de EEF e ablação

LOCAL DO ACESSO VASCULAR	DURANTE RETIRADA DO INTRODUTOR: REAÇÃO VASOVAGAL, HEMORRAGIA, HEMATOMA, PSEUDOANEURISMA, FÍSTULA ARTERIOVENOSA
Neurológica	Risco de acidente vascular encefálico após o procedimento
Arritmia	
Anticoagulação	Sangramento
Infecção	Inserção do cateter
Volume de diurese	Podem apresentar diminuição do volume de diurese
Reações alérgicas	Protamina, látex, contraste
Outras complicações	Hemorragia, insuficiência cardíaca, derrame pericárdico

Fonte: Elaborada pelos autores.

ecocardiograma transesofágico (ETE), principalmente na abordagem da fibrilação atrial (FA), para excluir a presença de um trombo em átrio esquerdo, mesmo que o paciente tenha ou não recebido anticoagulantes.[14,16]

Complicações

Além do enfoque educacional instrucional do paciente, o enfermeiro deve conhecer as possíveis complicações que podem ocorrer tanto durante como após o procedimento (Tabela 5.1), monitorar e avaliar as respostas do paciente e acompanhar o procedimento.[17]

As complicações relacionadas ao local de inserção dos cateteres estão entre os problemas mais frequentes.[18] Estima-se uma ocorrência em 2 a 6% dos procedimentos, e podem levar a significativa morbidade. Esse tipo de complicação está mais presente entre mulheres, idosos, pacientes obesos e aqueles com doença vascular periférica preexistente. Além disso, está relacionada ao tipo de procedimento realizado, se em câmaras cardíacas direitas ou esquerdas, e ao tamanho e número de bainhas, número de cateteres e à utilização prévia ao exame de anticoagulantes e antiagregantes plaquetários.[19]

Em ablação da fibrilação atrial estima-se uma ocorrência de 1,8%, em taquicardia ventricular em pacientes com doença estrutural cardíaca 0,7-4,7%, e em ablação de taquicardia supraventricular 0,4%.

A hemorragia é a complicação mais comum e pode resultar em um sangramento restrito ao local com um hematoma de pouco significado clínico ou lacerações maiores que levam a grandes hematomas, expandindo-se para coxa e virilha; sangramentos agudos podem ser controlados por compressão manual prolongada; se o sangramento é interrompido, o hematoma desaparecerá entre 1 e 2 semanas. Outras complicações são: fístulas arteriovenosas, pseudoaneurismas e hematomas retroperitoneais, este último segue com a queixa do paciente de dor no flanco e sinais e sintomas de hipotensão acentuada.[16,17,19]

PROCEDIMENTOS ELETROFISIOLÓGICOS EM PORTADORES DE (DCEI): SEGUIMENTO

O estudo eletrofisiológico diagnóstico em pacientes portadores de dispositivo de estimulação (marca-passo, desfibrilador, ressincronizador) é idêntico ao realizado nos pacientes sem os mesmos.

TABELA 5.2. Situações específicas de pacientes portadores de DCEI com indicação de procedimentos da eletrofisiologia

PACIENTE	SITUAÇÃO CLÍNICA AVALIADA	INDICAÇÃO
Pacientes portadores de ressincronizador (terapia de ressincronização cardíaca – TRC)	Em ritmo de FA	Indicada ablação de nó atrioventricular, otimizando efeitos da TRC
Pacientes com FA e marca-passo (MP)	Não atingem sucesso no controle de frequência cardíaca apenas com medicação	Indicada ablação de nó AV
Pacientes com cardiodesfibrilador implantável (CDI)[20]	Evolução com episódios de taquicardia ventricular/terapia e choque	Indicada ablação da taquicardia ventricular[20]

Fonte: Elaborada pelos autores.

TABELA 5.3. *Check-list* de cuidados ao paciente portador de DCEI mediante indicação de EEF e ablação

Monitorização multiparamétrica
Reconhecer a empresa produtora do DCEI, tendo um programador a disposição
Placa eletrodo na perna oposta ao lado do DCEI
Aplicação de radiofrequência em local > 2 cm de distância da ponta do eletrodo do DCEI
Programar o DCEI antes da ablação para modo assíncrono ou deflagrado e, dependendo do caso, desligar a função terapia/choque dos CDI. É opção a colocação de imã sobre o gerador do dispositivo
Programar o DCEI após a ablação, retornando à programação anterior e/ou conforme o resultado do EEF/ablação, com intuito de garantir que as funções choque/terapia estejam ativadas novamente

Fonte: Elaborada pelos autores.

Obviamente, os pacientes portadores de marca-passo também podem ter taquiarritmias (supraventriculares ou ventriculares), e a indicação de se realizar ablação é a mesma que naqueles sem DCEI.

Exemplos de situações específicas de portadores de DCEI com indicação de EEF e ablação constam na Tabela 5.2, além das indicações convencionais.

Durante a ablação, pelo fato de haver aplicação de energia, pode haver interferências sobre o DCEI, afetando temporária ou permanentemente o gerador de pulso ou o sistema de cabo e eletrodos.

A energia mais aplicada atualmente é a radiofrequência, que pode causar inibição transitória da estimulação do DCEI, passagem para modo assíncrono, mudança no limiar de comando ou indução de terapia inapropriada em CDI (choque).

Dessa forma, um *check-list* de cuidados deve sempre ser realizado, conforme (Tabela 5.3).

COMPETÊNCIAS ASSISTENCIAIS DE ENFERMAGEM

As competências que são esperadas de um enfermeiro frente ao paciente que foi submetido a um procedimento eletrofisiológico são a utilização da arte e do conhecimento para promover um estado de alerta para arritmias, avaliação concisa pelo histórico de enfermagem, atentando-se para o preparo pré-exame, um olhar apurado para o sítio de inserção do cateter e cuidados com a pele, monitorando hematomas, sinais de sangramento e infecção (Tabela 5.4).

TABELA 5.4. Assistência de enfermagem ao paciente submetido a EEF e ablação

	ANTES DO PROCEDIMENTO	DURANTE O PROCEDIMENTO	APÓS O PROCEDIMENTO
Exames	ECG de 12 derivações; exames laboratoriais e bioquímicos, contendo INR, TTPA; eco transesofágico	Verificação no início e término do procedimento do TTPA	Manter TTPA dentro dos limites da normalidade; verificar glicemia capilar e realizar ECG de 12 derivações
Avaliação	Realização da história pregressa por meio do histórico de enfermagem: exame físico completo com levantamento de problemas	Verificação de sinais vitais: pressão arterial, frequência cárdica, oximetria de pulso, controle de diurese	Verificação dos sinais vitais a cada hora nas primeiras duas horas, após 2 horas verificar de 4/4 horas; realizar controle hídrico e de diurese; monitorar náuseas, vômitos e sinais de complicação como sangramento, hematomas, dor precordial, rebaixamento do nível de consciência
Tratamento	Realizar punção com acesso calibroso para infusão de líquidos	Manter carro de emergência organizado para eventuais emergências	Monitorar oximetria de pulso após extubação; controle de heparinização, conforme protocolo institucional
Medicações	Checar jejum, suspensão de insulina e hipoglicemiantes orais; suspensão de anticoagulantes orais pelo menos 48 horas antes do procedimento	Administrar medicações conforme prescrito e monitorar TTPA	Administrar medicações conforme prescrição médica
Dieta	Jejum de 6 horas	Manter jejum	Avaliar nível de consciência para liberação da alimentação, bem como náuseas ou vômitos
Atividade	Realizar atividades habituais	Manter paciente imobilizado no leito para procedimento	Manter paciente em repouso com cabeceira elevada > 30°; manter extensão do membro por 4 horas após retirada do cateter; verificar local de punção; estimular deambulação após 24 horas do exame
Orientação aos pacientes e familiares	Orientar sobre a realização do procedimento: jejum, suspensão de medicações, anestesia, imobilidade e complicações	Reforçar orientações dadas pré-procedimento	Orientações quanto ao resultado do exame, restrições como repouso no leito, jejum e medicações necessárias
Orientações para alta hospitalar		Não pegar peso ou subir escadas na próximas 48 horas; retorno ao trabalho conforme orientação médica; orientar quanto aos sinais e sintomas de sangramento, diminuição na perfusão periférica; retorno ao eletrofisiologista para monitoramento	

Continua

TABELA 5.4. Assistência de enfermagem ao paciente submetido a EEF e ablação

	ANTES DO PROCEDIMENTO	DURANTE O PROCEDIMENTO	APÓS O PROCEDIMENTO
Resultados esperados	Paciente demonstra entendimento das orientações recebidas; exames laboratoriais dentro da faixa de normalidade; parâmetros vitais sem alterações; jejum realizado e suspensão das medicações, quando necessário	Sinais vitais estáveis; local da inserção do introdutor sem hematomas e sangramentos, paciente não apresenta intercorrências durante o exame; encaminhamento para o quarto de recuperação	Paciente não apresenta intercorrências no pós-procedimento; orientado pós-alta demonstrando entendimento sobre as orientações

Fonte: Elaborada pelos autores.

Assim como qualquer outro procedimento hemodinâmico, vale um protocolo de cuidados, principalmente por ser um procedimento invasivo, caracterizado por possíveis complicações inesperadas que exigem ação imediata como, por exemplo, edema pulmonar e acidente vascular encefálico.

A falta de cuidados e orientação padronizados após procedimento de ablação em alguns centros remete à necessidade de protocolos; ainda não existe um guia universal de cuidados de enfermagem para pacientes que irão se submeter a procedimentos da eletrofisiologia.

Em hospitais como o Hospital da Universidade da Filadélfia, estado da Pensilvânia, Estados Unidos, há protocolos de cuidados de enfermagem modelo para essa especialidade cardiológica, que inclui *check-list* de cuidados periprocedimento.[17]

Referências bibliográficas

1. Lüderitz B. History of cardiac rhythm disorders. Z Kardiol 2002; 91(Suppl 4):50-5.
2. Zoll PM, Linenthad AJ, Gibson W et al. Termination of ventricular fibrillation in man by externally applied electriccountershock. N Engl J Med 1956; 254:727-32.
3. Harvey, W. Exercitatio anatomica de motu cordis et sanguinis in animalibus. Frankfurt: w. Fitzeri,1628.
4. Stokes W. Observattions on some cases of permanently slow pulse. Dublin Quart J Med Sci 1846; 2:73-85.
5. Haines DE, Beheiry S, Akar JG et al. Heart Rhythm Society expert consensus Statement on electrophysiology laboratory standards:process, protocols, equipment, personnel, andsafety. Heart Rhythm 2014; 11:e9-e51.
6. Issa Z. F, Miller J M, Zipes DP. Ablation energy sources. In: Clinical Arrhythmology and Eletrophysiology, 2 ed. Philadelphia: Elsevier Saunders 2012; 144-63.
7. Cummings JE, Pacifico A, Drago JL et al. Alternative energy sources for the ablation of arrhythmias. Pacing Clin Electrophysiol 2005; 28:434-4.
8. Hanninen M, Yeung-Lai-Wah N, Massel D et al. Cryoablation versus RF ablation for AVNRT: a meta-analysis and systematic review. J Cardiovasc Electrophysiol 2013; 24:1354-60.
9. Vanheusden L, Magda S, Santoro DC. Estudo eletrofisiológico e ablação por cateter: o que a enfermagem precisa saber. Esc Anna Nery 2007; 11(1):133-7.
10. Zipes DP, Calkins H, Daubert JP, Ellenbogen KA, Field ME, Fisher JD, Fogel RI, Frankel DS, Gupta A, Indik JH et al. 2015 ACC/AHA/HRS Advanced Training Statement on Clinical Cardiac Electrophysiology (A Revision of the ACC/AHA 2006). Update of the Clinical Competence Statement on Invasive Electrophysiology Studies, Catheter Ablation, and Cardioversion. J Am Coll Cardiol 2015; 66(24):2767-802.
11. Mah DY, Miyake CY, Sherwin ED et al. The use of an integrated electroanatomic mapping system and intra-cardiac echocardiography to reduce radiation exposure in children and young adults undergoing ablation of supraventricular tachycardia. Europace 2014; 16:277-83.
12. Sporton SC, Earley MJ, Nathan AW et al. Electroanatomic versus fluoroscopic mapping for catheter ablation procedures: a prospective randomized study. J Cardiovasc Electrophysiol 2004; 15:310-5.

13. 2015 ACC/AHA/HRS Advanced Training Statement on Clinical Cardiac Electrophysiology (A Revision of the ACC/AHA 2006 Update of the Clinical Competence Statement on Invasive Electrophysiology Studies, Catheter Ablation, and Cardioversion). Circ Arrhythm Electrophysiol 2015; 8(6):1522-51.

14. Calkins H et al. 2012 HRS/EHRA/ECAS expert consensus statement on catheter and surgical ablation of atrial fibrillation: recommendations for patient selection, procedural techniques, patient management and follow-up, definitions, endpoints, and research trial design. Europace 2012; 14(4): 528-606.

15. Calkins H. Catheter ablation to maintain sinus rhythm. Circulation 2012; 125(11):1439-45.

16. Zak Jody. Ablation to Treat atrial fibrillation: beyond rhythm control. Crit Care Nurse 2010; 30(6):68-78.

17. Hoke LM, Streletsky YS. Catheter ablation of atrial fibrillation. A review of potential complications and an evidence-based approach to postprocedure nursing care. American Journal of Nursing 2015; 115(10):32-42.

18. Merriweather N. Managing risk of complications at femoral vascular access sites in percutaneous coronary intervention. Critical Care Nurse 2012; 32(5):16-30.

19. Bohnem M, Estevenson WG, Tedrow UB et al. Incidence and predictors of major complications from contemporary catheter ablation to treat cardiac arrhythmias. Hearth Rhythm 2011; 8:1661-6.

20. Silva NJC, Valdigem BP, Luize C, Nogueira FL et al. Coronary heart disease patient with implantable cardioverter desfibrilator and electrical storm submitted to ventricular tachycardia ablation. Einstein 2012; 10(1):116-7.

Estimulação Cardíaca por Marca-passo Provisório na Sala de Emergência

6

Denise Viana Rodrigues de Oliveira
Monica Isabelle Lopes Oscalices
Edna Duarte Ferreira

INTRODUÇÃO

Os marca-passos cardíacos artificiais (MP) são dispositivos eletrônicos de estimulação multiprogramável capazes de substituir impulsos elétricos e/ou ritmos ectópicos, para se obter atividade elétrica cardíaca a mais fisiológica possível. Foram introduzidos na prática médica entre 1958 e 1960, marcando o início de uma nova fase no tratamento dos distúrbios do sistema de condução, quando, inicialmente, era indicado apenas para o tratamento de bloqueio atrioventricular total (BAVT), ampliando-se com o tempo suas indicações, devido principalmente, aos constantes desenvolvimentos de tecnologia em sua fabricação, rápida evolução de conhecimentos relacionados ao seu uso, novas técnicas e maior segurança na estimulação artificial, aumentando extraordinariamente seu campo de ação. Atualmente, é um procedimento indispensável em unidade de pronto-socorro, sendo utilizado de maneira muito mais precoce como escolha de tratamento.[1]

A estimulação temporária é em geral um procedimento de emergência, em decorrência da natureza aguda e frequentemente transitória de determinadas patologias cardíaca. Pode ser utilizada eletiva e preventivamente para controle da frequência cardíaca FC, tratamento dos distúrbios de condução cardíacos, dentre outras doenças cardiovasculares.

As informações do perfil da população cardiopata no Brasil são fornecidas pelo Registro Brasileiro de Marca-passos, Desfibriladores e Ressincronizadores Cardíacos (RBM), base de dados nacional que compila e divulga informações relacionadas aos procedimentos de estimulação cardíaca e que, desde sua criação até o ano de 2012, cadastrou 243.073 procedimentos cirúrgicos, sendo que 173.621 foram implantes de gerador de marcapasso, e 69.452, trocas de geradores. Esse cenário corrobora a importância das equipes estarem aptas para o atendimento desse perfil de pacientes no dia a dia nos atendimentos em situação de emergência.[2]

Está indicado como abordagem de primeira escolha aos pacientes que apresentam bradicardia associada à presença de sinais e sintomas de instabilidade hemodinâmica como: tontura, alteração do nível de consciência (presença de síncope ou pré-síncope), hipotensão, atividades motoras espontâneas (semelhante à crise epilética), dor torácica de origem anginosa e dispneia (insuficiência cardíaca ou congestão pulmonar).

UTILIZAÇÃO DO MARCA-PASSO TRANSCUTÂNEO (MPTC) NA SALA DE EMERGÊNCIA

É um dispositivo que realiza estimulação elétrica artificial por meio de eletrodos autoadesivos contendo gel condutor. Quando colados ao tórax do paciente, ocorre estimulação elétrica das células cardíacas e consequentemente contração do músculo cardíaco.[3] Essa técnica possui a vantagem de não ser invasiva, pois os eletrodos são aplicados diretamente no tórax. Um par de eletrodos adesivos colados na parede do tórax (anteroposterior, esternoapical ou laterolateral) promovem a desfibrilação e a monitorização eletrocardiográfica. Como desvantagem existe a necessidade do uso de alta energia. Algumas modificações podem ser realizadas para minimizar o desconforto ao paciente, pois a dor e as queimaduras muitas vezes são inevitáveis, exigindo assim a necessidade de sedação ou analgesia.[4]

É indicado em todas as bradicardias com repercussão hemodinâmica sem resposta terapêutica (Tabela 6.1). Pode também, ainda, ser indicado como terapêutica de ponte até que um MP endocárdico possa ser implantado ou até que a causa da bradicardia seja como em casos de intoxicação digitálica, hipercalemia entre outras.[4]

Quando há indicação para o uso do marca-passo transcutâneo é necessário garantir no setor:[4]

- Disponibilidade da opção marca-passo transcutâneo no aparelho desfibrilador, pois nem todos oferecem essa opção;
- Monitorizar o paciente por meio dos eletrodos do eletrocardiograma, garantido que o desfibrilador mostre o ritmo adequadamente;
- Sempre que possível, orientar o paciente sobre o procedimento a que será submetido;
- Devido ao estímulo gerado pelo MPTC causar dor e desconforto, considerar a necessidade de analgesia e sedação, avaliando constantemente a ventilação do paciente;
- Manter próximo ao paciente dispositivo para ventilação mecânica, como bolsa-válvula-máscara e material de via aérea invasiva, desfibrilador e materiais para desfibrilação;

TABELA 6.1. Indicações de marca-passo transcutâneo

Bloqueio atrioventricular Mobitz II
Bloqueio atrioventricular total
Pode ser considerado em pacientes com bradicardia sinusal com sinais de instabilidade hemodinâmica e que não respondam à terapêutica medicamentosa da atropina
A síndrome coronariana aguda é responsável por distúrbios graves do sistema de condução, e o marca-passo transcutâneo pode ser utilizado de forma profilática para pacientes que têm o risco de desenvolver bloqueios de alto grau

Fonte: Pachón-Mateos et al., 2013.

Estimulação Cardíaca por Marca-passo Provisório na Sala de Emergência

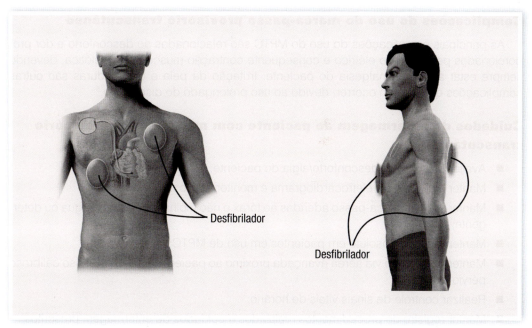

FIGURA 6.1. Posição das placas/eletrodos. Marca-passo transcutâneo na face anterior do tórax e no sentido anteroposterior. (Fonte: Gentilmente cedida por José Carlos Pachón.)

- Realizar tricotomia se necessário e higiene do tórax, para melhorar a aderência dos eletrodos;
- Aplique os eletrodos autoadesivos no tórax despido do paciente; as posições recomendadas são: pá negativa (anterior) no ápice cardíaco, e pá positiva (posterior) no dorso do paciente, podendo ser alternativo na região torácica superior à direita (Figura 6.1);
- Ligar o marca-passo/*pacemaker* no desfibrilador e selecionar a modalidade de estimulação;
- Ajuste inicialmente a frequência cardíaca para um valor acima da frequência do paciente (geralmente em torno de 80 batimentos por minuto);
- Inicie o comando até o surgimento de espículas no monitor. Ajustar a intensidade de corrente (miliamperes [mA], entre 5 e 10 mA), aumentando gradualmente o valor de corrente elétrica a partir do valor mínimo até obtenção da captura ventricular. A captura ventricular é caracterizada pelo alargamento do complexo QRS com uma onda T larga e oposta a polaridade do complexo QRS. Observar se cada complexo QRS é precedido por espícula;
- Avaliar captura mecânica por meio do pulso femoral. Não avalie pulso carotídeo para confirmar captura mecânica; a estimulação elétrica provoca contração muscular que pode mimetizar o pulso carotídeo. A saída de corrente (mA) deve ser mantida de 10 a 20% do limiar de estimulação;
- Avaliar constantemente a resposta hemodinâmica do paciente após colocação do marca-passo transcutâneo, restabelecendo a frequência cardíaca e consequentemente o débito cardíaco;
- Em casos de deterioração do quadro clínico com evolução para parada cardiorrespiratória, os eletrodos adesivos podem ser usados para desfibrilação.

Complicações do uso do marca-passo provisório transcutâneo

As principais complicações do uso do MPTC são relacionadas ao desconforto e dor proporcionados pelo impulso elétrico e consequente contração muscular esquelética, devendo sempre estar atento à analgesia do paciente. Irritação da pele e queimaduras são outras complicações que podem ocorrer, devido ao uso prolongado do dispositivo.[5]

Cuidados de enfermagem ao paciente com marca-passo provisório transcutâneo[6]

- Avaliar analgesia e desconforto/algia do paciente;
- Manter eletrodos do eletrocardiograma e monitorização contínua;
- Manter pás de marca-passo aderidas ao tórax e não molhar as pás com água ou detergente;
- Manter repouso absoluto em pacientes em uso de MPTC;
- Manter material de via aérea avançada próximo ao paciente e acesso venoso calibroso pérvio disponível;
- Realizar controle de sinais vitais de horário;
- Manter registro de procedimentos realizados e cuidados de enfermagem prescritos.

IMPLANTE DE MARCA-PASSO TRANSVENOSO NA SALA DE EMERGÊNCIA

Estimulação endocárdica

A estimulação cardíaca com marca-passo transvenoso é realizada por meio de cabos-eletrodos flexíveis, bipolares, que entram em contato direto com o endocárdio, geralmente no ventrículo direito, onde impulsos elétricos são deflagrados por um gerador externo. A passagem dos eletrodos é realizada por meio de uma punção de veia central: jugular interna, subclávia, femoral e braquial, com os cateteres eletrodos inseridos por introdutores venosos, e podem ser guiadas por meio do traçado eletrocardiográfico e/ou fluoroscopia, e devem ser utilizados em situações de urgência onde haja tempo adequado para seu conveniente posicionamento. Em situações de emergência emprega-se, inicialmente, a estimulação cutâneo-torácica, até que seja possível a inserção de um cabo-eletrodo endocárdico.[7]

Indicações para marca-passo transvenoso

O uso do marca-passo transvenoso é indicado quando o paciente não responde às medidas iniciais de tratamento às bradiarritmias sintomáticas com pulso por meio das drogas e marca-passo transcutâneo (Tabela 6.2).

O marca-passo transvenoso é considerado o mais seguro e eficiente marca-passo temporário, e sua utilização não deve exceder 15 dias de implante devido ao risco de infecções e septicemia.[7]

Implante com eletrocardiograma endocavitário

Quando não há fluoroscopia disponível, pode-se utilizar eletrocardiográfico endocavitário como uma orientação alternativa para posicionamento do cateter, conectando-se a porção distal do cabo-eletrodo a um polo observador do eletrocardiógrafo ou monitor cardíaco. É importante verificar, inicialmente, se o eletrocardiógrafo está "aterrado" e se o mesmo apresenta correntes de fuga pelos eletrodos, evitando, assim, indução de taquiarritmias ou mesmo de

TABELA 6.2. Indicações de marca-passo transvenoso

Bloqueio atrioventricular 3º grau sintomático
Bloqueio atrioventricular de 2º grau Mobitz II sintomático ou com FC < 40 bpm em pacientes assintomáticos
Bloqueio atrioventricular total (BAVT)
Arritmias ventriculares secundárias à bradicardia
Disfunção do nó sinusal sintomático
Taquiarritmias em portadores de QT longo
Assistolia
Bradicardias sintomáticas no infarto agudo do miocárdio (IAM)

Fonte: Benedetti e Andrade, 2011.

fibrilação ventricular. Após ser introduzido na veia, o cabo-eletrodo endocárdico deverá ser conectado ao eletrocardiógrafo de forma unipolar: as derivações dos membros são ligadas de forma habitual e o polo distal do cabo-eletrodo é conectado ao terminal precordial do eletrocardiógrafo ou monitor cardíaco, com o seletor de verificação posicionado em "V". Essa é a forma mais confiável para se verificar o grau de impacto do eletrodo no endocárdio, além de confirmar o local de posicionamento do eletrodo. Assim, complexos Rs são próprios da região subtricúspide; complexo RS, do VD; RSR'S', da via de saída; e RSR'S alargados, do seio coronário. Quanto à região atrial, ondas P negativas são próprias da parte alta, ondas P bifásicas indicam porção média e ondas P positivas são obtidas na parte baixa a caminho de veia cava inferior.

A corrente de lesão que acompanha os complexos revela o grau de impacto e não deve ser muito grande (maior que 10 mm), pois nessa situação corre-se o risco de perfuração.[8]

Programação do gerador externo

Sendo o implante endocárdio, conecta-se o polo distal ao terminal negativo e o polo proximal ao terminal positivo do marca-passo, mensurando-se os limiares de comando e sensibilidade no gerador externo (Figura 6.2).

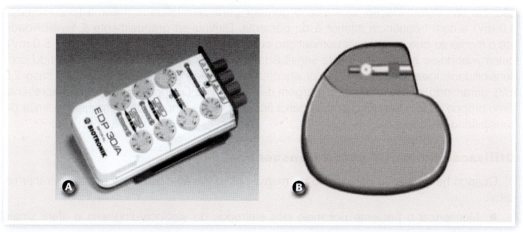

FIGURA 6.2. (A) Modelo de gerador marca-passo provisório analógico; nos casos de bradiarritmias com possibilidade de reversão, implanta-se o marca-passo temporário. **(B)** Modelo de marca-passo definitivo implantável, indicado nos casos irreversíveis. (Fonte: Gentilmente cedida por José Carlos Pachón.)

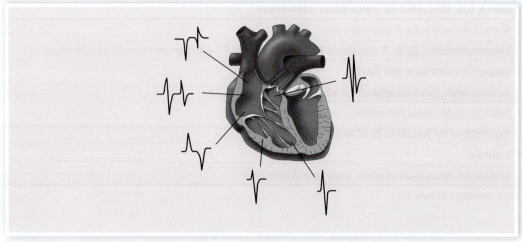

FIGURA 6.3. Eletrocardiograma endocavitário: a morfologia de P e do QRS alteram-se conforme a posição do cabo-eletrodo nas cavidades cardíacas. (Fonte: Benedetti e Andrade, 2011.)

Limiar de comando

É a menor quantidade de energia aplicada ao músculo cardíaco capaz de despolarizá-lo. Na sua determinação, inicialmente regula-se o gerador ainda desligado para assincronia, com frequência 20% maior que a do paciente e com amplitude mínima. Liga-se o mesmo aumentando progressivamente a amplitude de pulso até que se obtenha o comando dos batimentos cardíacos. O valor assim encontrado na escala de amplitude é o limiar agudo de comando, geralmente abaixo de 2 miliamperes ou 1 volt. Mantém-se a amplitude em cerca de três vezes o limiar encontrado, assegurando-se, dessa forma, margem de segurança adequada sem realizar a estimulação com excessiva energia, o que, em caso de competição com o ritmo cardíaco, apresenta maior risco de arritmia como fibrilação ventricular[8] (Figura 6.3).

Limiar de sensibilidade

É o poder de captação, pelo eletrodo, dos sinais cardíacos resultantes da despolarização. Na sua determinação, ajusta-se o gerador para sensibilidade máxima (por exemplo, 1,0 mV) e com frequência inferior à do paciente. Diminui-se gradualmente a sensibilidade até o momento que se observa competição com o ritmo do paciente (por exemplo, 5,0 mV), determinando-se então o limiar de sensibilidade. O marca-passo deverá ser mantido com sensibilidade igual ao dobro do valor encontrado (metade do valor numérico, no caso 2,5 mV), garantindo, dessa forma, boa margem de segurança. Quando o paciente não apresenta ritmo próprio ou tem frequência muito baixa fica, por vezes, impossível determinar o limiar de sensibilidade[8] (Tabela 6.3).

Utilização do marca-passo transvenoso[4]

Quando há indicação para o uso do marca-passo transvenoso é necessário garantir no setor:

- Monitorizar o paciente por meio dos eletrodos do eletrocardiograma e aferir sinais vitais;
- Manter próximo ao paciente dispositivo para ventilação mecânica, como bolsa-válvula-máscara e material de via aérea invasiva, desfibrilador e materiais para desfibrilação;

TABELA 6.3. Características eletrocardiográficas endocavitárias durante o implante do marca-passo transvenoso

	ONDA P (*)	QRS (*)	COR. DE LESÃO ST
1. Veia cava superior	Negativa Semelhante a aVR	Semelhante a aVR	Ausente
2. Átrio direito alto	Negativa grande	Semelhante a aVR	Ausente
3. Átrio direito médio	Isodifásica grande	Semelhante a aVR	Ausente
4. Átrio direito baixo	Positiva grande	Semelhante a V1	Ausente
5. Veia cava inferior	Positiva pequena	Semelhante a aVF ou D3	Ausente
6. Ventrículo direito Via de entrada	Positiva pequena	Muito grande semelhante V1	Presente se impactado
7. Ventrículo direito ponta	Positiva pequena	Positiva pequena a V3	Presente se impactado
8. Ventrículo direito Via de entrada	Pequena Semelhante a aVL	Polifásico tipo RSR'S'	Presente se impactado

Fonte: Pachón-Mateos et al., 2013.

- Garantir cabos de eletrodos de marca-passo transvenoso e gerador com bateria;
- Manter eletrocardiograma e/ou fluoroscópio presentes durante o procedimento;
- Quando possível, orientar o paciente sobre o procedimento que será submetido e posicioná-lo no leito;
- Separar material para punção e passagem de eletrodo de marca-passo transvenoso como: roupa estéril, máscara e gorros, material para degermação, analgesia local, campos estéreis, material de sutura e curativo;
- Os acessos mais frequentemente utilizados são via jugular interna, subclávia, femoral e braquial. São puncionadas pela equipe médica por meio de agulha fina, fio-guia, dilatação e hemaquete para passagem do cabo do eletrodo;
- Na indisponibilidade de fluoroscópio no setor de emergência, pode-se avaliar o posicionamento do eletrodo por meio do traçado eletrocardiográfico analógico ou monitor cardíaco pelas seguintes ondas P e complexo QRS;
- Após posicionamento correto, deve-se conectar o polo distal do cabo do eletrodo bipolar (marcado com sinal negativo) ao polo negativo do gerador, e conectar o polo positivo ao anel proximal;
- Realizar fixação dos eletrodos e gerador do marca-passo transvenoso (Figura 6.4);
- Manter paciente em repouso relativo após fixação do marca-passo transvenoso;
- Realização de eletrocardiograma de 12 derivações e radiografia de tórax para confirmação do posicionamento dos eletrodos;
- Avaliar resposta hemodinâmica do paciente após o reestabelecimento da frequência cardíaca.

Complicações com marca-passo provisório transvenoso (MPTV)

O implante de marca-passo provisório transvenoso pode ocasionar sérias complicações (Tabela 6.4) e problemas aos pacientes que podem ser evitados de acordo com o conhecimento e conduta da equipe responsável sobre uso e manutenção do gerador e cabos de eletrodo (Tabela 6.5).

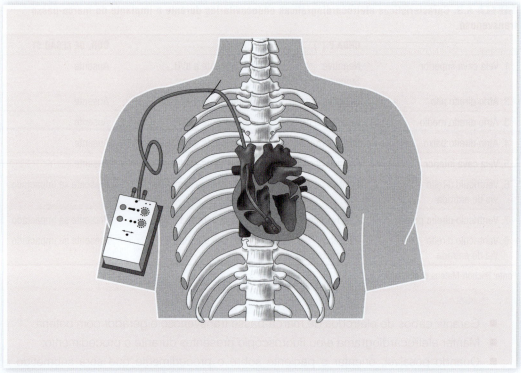

FIGURA 6.4. Forma mais indicada de posicionar o gerador de marca-passo com cabo-eletrodo curto, mas com folga, e gerador fixo ao corpo.[7] (Fonte: Pachón-Mateos et al., 2013.)

TABELA 6.4. Complicações com MPTV

Deslocamento do cabo de eletrodo
Estimulação diafragmática
Perfuração miocárdica
Tamponamento cardíaco
Tromboflebite
Hemotórax
Hematoma local
Arritmias ventriculares

Fonte: Soeiro et al., 2015.

Cuidados de enfermagem ao paciente com marca-passo provisório transvenoso[7]

- Manter paciente em repouso relativo;
- Avaliar sinais vitais e frequência cardíaca apical e parâmetros do gerador de marca-passo por período, avaliando se está em demanda ou comando;
- Realizar curativo diário em óstio de inserção de eletrodo de marca-passo, conforme padronização institucional;

TABELA 6.5. Problemas com MPTV – foco e condutas de enfermagem

PROBLEMAS	FOCO	CONDUTA DE ENFERMAGEM
Desaparecimento da espícula do marca-passo	• Fios soltos, quebrados ou desligados • Esgotamento total da bateria • Inibição por sensibilidade muita alta • Curto-circuito entre os fios	• Auxiliar substituição do cateter de estimulação • Troca de bateria • Proteger adequadamente os fios
Perda do comando, sem desaparecimento da espícula do marca-passo	• Deslocamento do cabo-eletrodo • Corrente de saída muito baixa • Desgaste da bateria • Ruptura do isolante do cabo • Aumento do limiar de comando	• Auxiliar na reposição do cabo-eletrodo • Trocar a bateria • Restaurar o isolamento
Infecção	• Secreção purulenta no local de introdução do cabo eletrodo • Septicemia	• Avaliar óstio de inserção do eletrodo • Retirar o cabo-eletrodo • Coletar cultura da secreção • Iniciar antibioticoterapia prescrita • Realizar curativo por plantão • Avaliar presença de febre e administrar antitérmico prescrito

Fonte: Soeiro et al., 2015.

- Realizar eletrocardiograma diário de controle;
- Avaliar presença de estímulo abdominal em paciente portador de eletrodos de marca-passo transvenoso;
- Avaliar sinais e sintomas de infecção;
- Manter acesso venoso pérvio;
- Manter material de via aérea avançada próximo ao paciente e acesso venoso calibroso pérvio disponível;
- Orientar o paciente quanto ao repouso e cuidados com o cabo de eletrodo e gerador de marca-passo transvenoso;
- Avaliar diariamente bateria do gerador do marca-passo transvenoso e realizar troca da mesma, com o paciente sob monitorização cardíaca e presença de equipe médica, quando necessário.

Cuidados com o manuseio do gerador[9,10]

- Observar sempre o correto "aterramento" do aparelho, para evitar fugas de corrente pelo cabo-eletrodo do marca-passo;
- Nunca trocar os terminais do cabo-eletrodo sem luvas ou deixar que os terminais entrem em contato com líquidos ou materiais condutores;
- Se o cabo-eletrodo estiver implantado, mas não conectado ao gerador, os terminais devem ser isolados com material não condutivo, a fim de evitar que descargas possam ser acopladas por meio do cabo-eletrodo diretamente à junção eletrodo-coração;
- Minimizar o uso de cabos de extensão, pois seu comprimento adicional e os conectores aumentam o risco de curto-circuito, falhas de contato e até aumento de resistência;
- Não substituir baterias de marca-passo em funcionamento sem luvas;
- A frequência predeterminada do marca-passo deve ser anotada e a carga da bateria do gerador deve ser verificada diariamente;

- O curativo sobre o local de inserção do cabo eletrodo deve ser realizado diariamente;

- O enfermeiro deve solicitar avaliação médica quando surgirem contrações musculares, estimulação da parede torácica ou diafragma, que pode indicar sinais de aumento de sensibilidade e/ou perfuração cardíaca;

- Se o paciente necessitar de desfibrilação, o marca-passo deve ser desligado ou, preferencialmente, ter os cabos-eletrodos desconectados dos terminais para evitar danos ao aparelho;

- Avaliar três vezes por dia os limiares de comando e sensibilidade, mantendo margens de segurança adequadas;

- Deve-se manter o paciente em repouso relativo, tomando-se precaução de fixar adequadamente o gerador próximo ao local de entrada do cabo-eletrodo;

- Posicionar adequadamente o marca-passo com cabo-eletrodo curto, mas com folga, para evitar tração e possível deslocamento, e o gerador fixado ao corpo;

- O enfermeiro deve estar sempre atento a qualquer alteração nos parâmetros vitais dos pacientes com marca-passo provisório: o controle da pressão arterial, da frequência cardíaca, do ritmo cardíaco, da frequência respiratória e da temperatura corporal;

- É indispensável monitorização eletrocardiográfica ou eletrocardioscópica para avaliação dos limiares de comando e sensibilidade e também para o diagnóstico precoce de complicações;

- Marca-passo cardíaco temporário, desde que adequadamente acompanhado, poderá ser mantido em funcionamento normal por tempo suficiente para se definir a situação do paciente, optando-se então pela retirada ou implante definitivo;

- Ao desligar um marca-passo externo, deve-se diminuir gradativamente a frequência de estimulação, observando-se o ritmo cardíaco do paciente. Interrupção abrupta da estimulação pode ser seguida por período longo de assistolia, determinando quadro de síncope ou até indução de arritmia mais grave.

DIAGNÓSTICO DE ENFERMAGEM

A sistematização da assistência de enfermagem é considerada uma ferramenta básica e sistemática de trabalho, dirigido pela lógica e intuição, que corroboram para avaliar o estado de saúde do paciente, diagnosticar suas necessidades de cuidados, formular prescrições de cuidados, implementar e avaliar a sua efetividade em todos os contextos de cuidados de saúde incluindo também a alta complexidade (Tabela 6.6).

A utilização de classificações de diagnósticos, resultados e intervenções melhora a documentação da avaliação de enfermagem. As mais utilizadas na prática clínica são a NANDA Internacional, a Classificação de Resultados de Enfermagem (NOC)[11] e a Classificação de Intervenções de Enfermagem (NIC).[11-15]

Implicações para a enfermagem

A ação de enfermagem em sala de emergência deve ser criteriosa, considerando o estado hemodinâmico do paciente, os potenciais problemas que podem ocorrer em relação ao manuseio inadequado do gerador de pulso e cabo-eletrodo e as respostas do paciente diante da situação. Os referidos cuidados são possíveis quando o enfermeiro tem não apenas o conhecimento da anatomia e fisiologia cardíaca e da funcionalidade do marca-passo, mas, sobretudo, mantém o foco no cuidado do indivíduo, e não de sua doença ou de dispositivos a ele acoplados.

TABELA 6.6. Diagnóstico de enfermagem para pacientes portadores de MPTV

DIAGNÓSTICO	RESULTADO	INTERVENÇÃO
Débito cardíaco diminuído	**Eficácia da bomba cardíaca**	**Controle do choque**
Definição: quantidade insuficiente de sangue bombeado pelo coração para atender as demandas metabólicas corporais.	*Definição:* adequação do volume de sangue ejetado do ventrículo esquerdo para manter a pressão de perfusão sistêmica	*Definição:* promoção da distribuição de oxigênio e nutrientes aos tecidos sistêmicos, com a remoção de produtos celulares não aproveitados, em pacientes com perfusão tissular gravemente alterada
Características definidoras: dispneia, variação na verificação da pressão arterial, pulso periférico diminuído, crépito, oligúria, arritmias cardíacas de origem ventricular, cianose, pele fria, sonolência, confusão mental, taquicardia, ansiedade.	*Indicadores de avaliação:* [040001] Pressão arterial sistólica [040002] Frequência cardíaca apical [040030] Intolerância à atividade [040006] Pulsos periféricos fortes [040031] Palidez [040032] Cianose	*Atividades:* • Monitorar os sinais vitais, a pressão sanguínea ortostática, o estado mental e a eliminação urinária • Monitorar as tendências nos parâmetros hemodinâmicos (p. ex., pressão venosa central e pressão capilar pulmonar/arterial em cunha) • Monitorar determinantes de distribuição de oxigênio aos tecidos (p. ex., níveis de PaO_2, SaO_2 e níveis de hemoglobina e débito cardíaco), se possível
Fatores relacionados: contratilidade alterada, frequência cardíaca alterada, pré e pós-carga alteradas, ritmo cardíaco alterado, volume sistólico alterado.	[040033] Rubor [040009] Estase jugular [040010] Disritmia [040011] Sons cardíacos anormais [040017] Fadiga [040012] Angina	• Observar taquicardia ou bradicardia, redução da pressão sanguínea ou pressão arterial sistêmica anormalmente baixa, bem com a palidez, cianose e sudorese • Monitorar evidências laboratoriais de perfusão tissular inadequada (p. ex., níveis de ácido láctico aumentados, níveis de pH arterial diminuídos), se disponíveis • Monitorar a glicose sérica e tratar níveis anormais, se adequado • Posicionar o paciente para uma perfusão adequada • Oferecer apoio emocional ao paciente e à família • Encorajar expectativas realistas ao paciente e à família

Fonte: Herdman e Kamitsuru, 2015-2017; Moorhead et al., 2012; Bulechek et al., 2012.

Cabe ao enfermeiro o gerenciamento dos sintomas apresentados pelo paciente, devendo o mesmo avaliar cuidadosamente sua história clínica, os sinais de baixo débito cardíaco, como pele fria, palidez, síncope, tontura, fadiga, desconforto respiratório e palpitações, pois são sinais indicativos de perfusão inadequada ao padrão fisiológico. Na presença de sinais clínicos de arritmia cardíaca ameaçadora, um eletrocardiograma é o exame indicador de maior precisão, norteando as intervenções. O enfermeiro deve ter conhecimento científico e habilidades com os equipamentos de monitorização e diagnóstico eletrocardiográfico (desfibrilador externo, marca-passo etc.), além do manejo das drogas medicamentosas.

O enfermeiro representa um papel vital para garantir o êxito depois do implante do MP, identificando necessidades de cuidado como tranquilizar o paciente em situações de medo e ansiedade, esclarecer dúvidas e orientar quanto ao autocuidado. O cuidado com paciente com marca-passo cardíaco provisório é um desafio, uma vez que cuidados inadequados podem acarretar em perda do comando do MP e desestabilização hemodinâmica, evidenciando-se a necessidade de enfermeiros especialistas ou com experiência nessa área de atuação para maior segurança do paciente.

Referências bibliográficas

1. Costa R, Teno LAC, Gropoo AA, et al. Registro Brasileiro de Marcapassos (RBM) no ano de 2000. Relampa 2001; 14.
2. Pachón-Mateos JC, Pereira WL, Batista Junior WD, Pachón Mateos EI, Vargas RNA et al. RBM – Registro de Marcapassos, Ressincronizadores e Desfibriladores. Relampa 2013; 26(1):39-49.
3. Benedetti H, Andrade JCS. Marcapasso provisório e estimulação cardíaca temporária. In: Melo CS (ed.). Temas de marcapasso, 4 ed. São Paulo: Lemos Editorial 2011; 10:191-204.
4. Soeiro AM, Leal TCAT, Oliveira Júnior MC, Filho RK et al. Manual de condutas práticas da unidade de emergência do INCOR. Abordagem em cardiopneumologia. São Paulo: Manole 2015; 461-74.
5. Pimenta J, Curimbaba J, Moreira JM. Bradiarritmias. In: Serrano J, CV, Magalhães CC, Consolim-Colombo, FM, Nobre F, Ferreira JFM, Fonseca FAH (eds.). Tratado de cardiologia Socesp, 3 ed. Barueri: Manole 2015; 901-18.
6. Moraes KL, Brasil VV, Zatta LT, Minamisava R, Oliveira LMAC, Brasil LA. Marcapasso cardíaco artificial definitivo: conhecimento dos enfermeiros de um hospital escola, 2015.
7. Andrade JCS, Andrade VS, Benedeti H. Estimulação cardíaca temporária nas emergências. In: Guias de medicina ambulatorial e hospitalar da UNIFESP-EPM, 2 ed. São Paulo: Manole 2008; 51:795-809.
8. Pachón Mateos JC. Marca-passo, desfibriladores e ressincronizadores cardíacos: noções fundamentais para o clínico. São Paulo: Atheneu, 2014.
9. Costa R, Silva KR. Bradicardias, marca-passos e cardioversores-desfibriladores implantáveis. In: Quilici AP, Bento AM, Ferreira FG et al. (ed.). Enfermagem em cardiologia. São Paulo: Atheneu 2009; 461-85.
10. Melo CS. Marca-passo de A a Z. São Paulo: Casa Leitura Médica, 2010.
11. Herdman TH, Kamitsuru S. NANDA International nursing diagnoses: definitions and classification, 2015-2017. Oxford: Wiley-Blackwell.
12. Moorhead S, Johnson M, Mass M, Swanson E. Nursing outcomes classification (NOC), 5 ed. MO: Mosby, 2012.
13. Bulechek G, Butcher H, Dochterman J, Wagner C. Nursing interventions classification (NIC), 6 ed. MO: Mosby, 2012.
14. Johnson M, Bulechek G, Butcher H, Dochterman JM, Maas M, Moorhead S, Swanson E. Ligações entre NANDA, NOC e NIC: diagnósticos, resultados e intervenções de enfermagem, 2 ed. Porto Alegre: Artmed 2009; 704 p.
15. Staub MM, Lavin MA, Needham I, Achterberg T. Nursing diagnoses, interventions and outcomes – application and impact on nursing practice: systematic review. Journal of Advanced Nursing 2006; 56(5):514-31.

Estimulação Epicárdica em Pós-operatório de Cirurgia Cardíaca

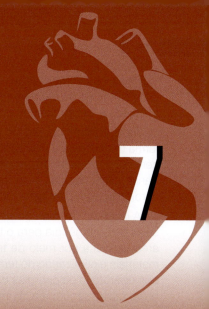

Andréa Braz Vendramini e Silva
Lígia Beneli Prado
Kelly Regina Lainetti

INTRODUÇÃO

A cirurgia cardíaca vem evoluindo gradualmente ao longo do século XX, porém foi nas últimas cinco décadas a sua evolução mais vertiginosa, chegando até os moldes adotados atualmente. A cirurgia cardíaca a céu aberto pode ser considerada como um dos mais importantes avanços médicos do século XX,[1] possibilitando a visualização direta dos defeitos cardíacos por meio da interrupção do fluxo sanguíneo no trajeto abordado, garantindo a oxigenação e perfusão por meio da circulação extracorpórea (CEC), inserida com sucesso na década de 1950.

A utilização da circulação extracorpórea, associada à parada circulatória, possibilita a melhora das condições de campo cirúrgico para o cirurgião e, concomitante à utilização de soluções de cardioplegia, permite a extensão do tempo cirúrgico para procedimentos mais complexos, auxiliando a proteção miocárdica dos efeitos da isquemia.[2]

Os avanços científicos nas áreas tecnológicas, farmacológicas, diagnósticas e terapêuticas foram fundamentais para atingir os resultados atuais. As taxas de mortalidade acompanharam esse progresso, atingindo índices de 2 a 4% para as cirurgias de revascularização do miocárdio com o uso de CEC,[3] 8,5% para trocas valvares e 5,3% para correções de cardiopatias congênitas;[4] procedimentos combinados de revascularização do miocárdio e valvulares podem atingir taxas maiores de 5,77 a 20,8%.[5,6]

Apesar desses índices de mortalidade, as complicações decorrentes dos procedimentos cirúrgicos, uso de circulação extracorpórea, proteção miocárdica, ventilação mecânica e demais intervenções invasivas estão presentes em maior frequência.

Soares e cols.[7] relatam em seu estudo a prevalência de complicações na ordem de: 31,02% pulmonares, 15,78% cardíacas, 13,9% neurológicas, 9,89% infecciosas, 8,29% renais, 8,02% hidroeletrolíticas, 7,22% glicêmicas, 5,08% hematológicas e 0,80% digestivas.

Dentre as complicações de origem cardíaca podem ser citadas as arritmias comuns no pós-operatório de cirurgia cardíaca e classificadas em taquiarritmias supraventriculares, ventriculares e as bradiarritmias[8] (Tabela 7.1).

As bradiarritmias em pós-operatório de cirurgia cardíaca geralmente se apresentam de forma transitória e a utilização de um meio de estimulação temporária se faz imperiosa. Nesse cenário, a estimulação temporária pode ser realizada por meio do uso de pás de marca-passo transcutâneo ligadas a um desfibrilador, ou marca-passo transvenoso ou, ainda, eletrodo epicárdico ligado a um gerador de marca-passo externo.

A inserção do eletrodo de marca-passo epicárdico não é a primeira opção de escolha nas salas de emergência para o tratamento das bradiarritmias pela necessidade de exposição da área cardíaca por meio de toracotomia, fato que dificulta a alocação de recursos humanos, materiais e otimização do tempo em situações de emergência. Contudo, seu uso é rotineiro no pós-operatório de cirurgias cardíacas com circulação extracorpórea[9-12] pela sua simplicidade, baixo custo, segurança no implante,[13] facilidade de acesso por meio da toracotomia realizada para a abordagem cirúrgica e de remoção, quando da descontinuidade do uso.

Sua utilização também pode ser indicada em casos específicos como: crianças de baixo peso, quando a técnica endocavitária não pode ser utilizada ou apresenta um risco maior que o benefício e na ausência de acesso transvenoso por anomalidades anatômicas.[10]

A incidência de 8,6% foi relatada para a utilização de estimulação cardíaca temporária no pós-operatório de revascularização do miocárdio isolada, sendo três principais fatores de risco: presença de arritmia no pré-operatório, utilização de estimulação na saída do *bypass* cardiopulmonar e diabetes *mellitus*, estatisticamente significativos e relacionados com o uso da estimulação.[14]

Esse achado permite a reflexão sobre a necessidade da implantação profilática dos eletrodos epicárdicos na maioria dos pacientes submetidos à cirurgia cardíaca, uma vez que o mesmo autor relaciona que apenas 2,6% dos casos necessitaram de estimulação cardíaca externa quando os três fatores de risco acima citados não estavam presentes.[14]

Contudo, a natureza catastrófica das complicações relacionadas às arritmias em pós-operatório pode limitar a restrição de seu uso em alguns grandes centros, visto que a simplicidade e segurança de sua implantação, quando da necessidade de uso, torna seu benefício plenamente justificável.[15]

O uso do marca-passo epicárdico em pós-operatório de cirurgia cardíaca tem seu maior benefício nos casos de bloqueios cardíacos transitórios.[11] O bloqueio atrioventricular total

TABELA 7.1. Principais arritmias no pós-operatório de cirurgia cardíaca

Bradiarritmias	Bradicardia sinusal
	Bloqueio atrioventricular total
	Ritmo juncional lento
	Fibrilação atrial de baixa resposta ventricular
Taquiarritmias	Fibrilação atrial de alta resposta ventricular
	Flutter atrial
	Taquicardia paroxística supraventricular
	Fibrilação ventricular
	Taquicardia ventricular

Fonte: Adaptado de Tanaka e Bianco, 2012.[8]

comumente se desenvolve após a liberação do clampeamento aórtico e leva a comprometimento hemodinâmico, exigindo a estimulação por meio do eletrodo epicárdico ventricular para manter a estabilidade hemodinâmica.[16]

Alguns centros utilizam a estimulação atrial temporária para sobrepor a frequência cardíaca do paciente na tentativa de melhorar o débito cardíaco, já que o ventrículo esquerdo pode apresentar menor complacência e ter maior dependência da frequência cardíaca após a utilização do *bypass* cardiopulmonar.[11]

A indicação em episódios de taquicardia supraventriculares também pode ser utilizada tanto para o diagnóstico quanto para o tratamento dessas arritmias,[11] utilizando a técnica de *overdrive*, na qual o gerador de marca-passo externo é programado para emitir frequência superior à da taquicardia, tentando assim interrompê-la.[17]

INSERÇÃO DO ELETRODO DE MARCA-PASSO EPICÁRDICO

O marca-passo epicárdico consiste em uma modalidade de estimulação cardíaca temporária de baixa energia, em que estímulos são aplicados diretamente sobre a superfície do músculo por meio da implantação de finos e maleáveis eletrodos transfixados no epicárdio dos ventrículos e/ou átrios (Figura 7.1) por técnica de toracotomia e conectados a um gerador de marca-passo externo.[17]

Os eletrodos de marca-passo epicárdico (Figura 7.2) são produzidos comercialmente com aço inoxidável trançado, multifilamentado, recoberto em partes por material isolante, com agulhas em suas extremidades, sendo uma delas situada na porção distal, reta e cortante com

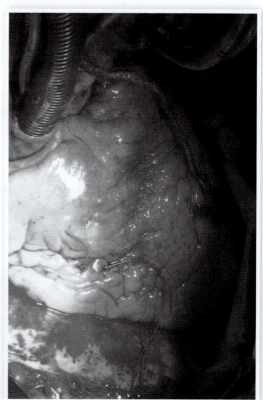

FIGURA 7.1. Toracotomia expondo o coração com implante do eletrodo de marca-passo epicárdico fixado na parede diafragmática do ventrículo direito.
(Fonte: Acervo Dr. Daniel Chagas Dantas.)

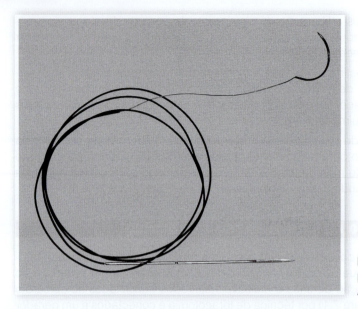

FIGURA 7.2. Eletrodo de marca-passo epicárdico. (Fonte: Acervo Andréa Braz Vendramini e Silva.)

a finalidade de exteriorização através da pele na parede torácica ou abdominal para se ligar ao gerador de marca-passo externo. A outra agulha está situada na porção proximal, curva, atraumática, com a finalidade de fixação ao epicárdio, geralmente em porção avascularizada, longe das artérias coronarianas e em região que não tenha cobertura por gordura epicárdica. Essa agulha curva é acompanhada, sequencialmente, por um filamento metálico sem revestimento isolante de aproximadamente 7 cm, com o propósito de atuar como o próprio eletrodo estimulador, devendo ser totalmente inserido dentro do miocárdio e posteriormente cortado para a retirada da agulha de fixação.[17]

O fio exteriorizado deve ser recoberto por material isolante a fim de impedir dissipação elétrica pelo líquido acumulado na cavidade pericárdica (Figura 7.3). Prevendo que possa ocorrer o deslocamento dos eletrodos com o movimento natural do coração, são deixados alguns centímetros a mais do eletrodo na cavidade pericárdica e é feita a exteriorização na região do hipocôndrio esquerdo para conexão ao gerador de marca-passo externo.[17]

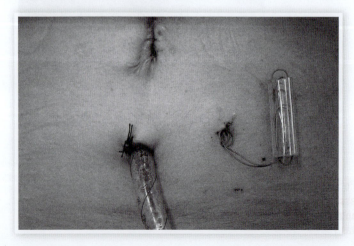

FIGURA 7.3. Eletrodo de marca-passo epicárdico exteriorizado na parede abdominal. (Fonte: Acervo Andréa Braz Vendramini e Silva.)

Quando o implante é realizado em crianças, na parede atrial ou ventricular fina, pode-se optar pela fixação de uma extremidade não revestida do eletrodo de aproximadamente 3 mm, após a retirada da agulha curva, com sutura direta no miocárdio, sepultando-a com pontos de fio de polipropileno ou outro fio monofilamentar com agulha não cortante.[15]

A técnica de implantação dos eletrodos pode se dar por diversos tipos de acessos cirúrgicos que permitem a visualização do coração e exposição do local ideal para realização do implante, porém a abordagem deve ser individualizada, levando em consideração o procedimento realizado e a preferência da equipe cirúrgica. Literaturas relatam essa falta de padronização da técnica de implante dos eletrodos epicárdicos temporários, fato também evidenciado na prática clínica.[17]

Os locais de implantação encontrados na literatura incluem o apêndice atrial para eletrodos atriais e a face diafragmática do ventrículo direito para eletrodos ventriculares.[11] A inserção do eletrodo no tecido subcutâneo adjacente também foi encontrada, porém esteve mais relacionada à perda de comando e dor durante a estimulação.[18]

Conforme o tipo de estimulação pretendida, pode-se implantar de um a dois eletrodos nas posições atriais e/ou ventriculares, dependendo da preferência da equipe cirúrgica e características do paciente. Se somente um eletrodo for instalado, ele passa a ser utilizado preferencialmente como polo positivo. O polo negativo pode ser obtido instalando um outro eletrodo de marca-passo epicárdio na pele do paciente, próximo à saída daquele situado no músculo cardíaco e ligado a um gerador de marca-passo externo unicameral ou bicameral, para que haja a adequada estimulação cardíaca.

Ajustes do gerador

Uma vez implantados os eletrodos em região atrial e/ou ventricular, faz-se necessária a ligação destes a um gerador externo de impulsos elétricos (Figura 7.4) programados de maneira individualizada e combinada à necessidade de cada paciente. Alguns autores reportam diferentes padrões e medidas de limiar entre marca-passos endocárdicos e epicárdicos, sendo o último relativamente mais elevado.[9,15]

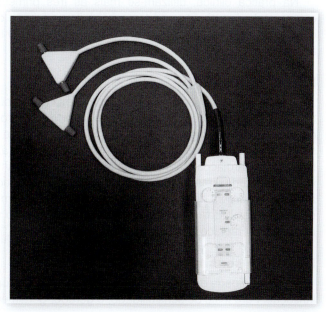

FIGURA 7.4. Gerador externo de impulsos elétricos. (Fonte: Acervo Andréa Braz Vendramini e Silva.)

TABELA 7.2. Modos de estimulação do marca-passo

1ª LETRA	2ª LETRA	3ª LETRA	4ª LETRA	5ª LETRA
CÂMARA ESTIMULADA	CÂMARA SENTIDA	MODO DE RESPOSTA	FUNÇÕES PROGRAMÁVEIS	FUNÇÃO ANTITAQUICARDIA
V	V	T	R	O
A	A	I	C	P**
D (A e V)	D	D (T e I)	M	S
O	O	O	P*	D (P e S)

V: ventrículo; A: átrio; D: ambas possibilidades (A/V); O: nenhuma; T: ativado; I: inibido; R: frequência modulada; C: transmissão de dados; M: multiprogramável; P*: simples programável; P**: *pacing* (antitaquicardia); S: choque.
Fonte: Adaptado de Bernstein, Daubert e Fletcher et al., 2002.[20]

A modalidade de estimulação depende do posicionamento dos eletrodos no epicárdio. Geralmente, os eletrodos temporários são mais comumente monocamerais, podendo ser programados de modo assincrônico ou competitivo, em que o gerador comanda fixamente o ritmo cardíaco, ou sincrônico ou não competitivo, e neste caso são programados para comandar o ritmo a partir de uma certa frequência cardíaca predeterminada.[19]

O modo de estimulação sincrônico é o mais usado na prática clínica pois, uma vez programado, passaria a comandar o ritmo em situações de diminuição de frequência cardíaca, caso o valor reduzisse abaixo do programado.[19] Assim não haveria competição entre o gerador e o próprio paciente.

Para identificar as várias modalidades de estimulação disponíveis, o North American Society of Pacing and Eletrophysiology (NASPE) e o British Pacing and Eletrophisiology Group (BPEG) propuseram o seguinte código, composto de 5 letras (Tabela 7.2): a primeira letra representa a câmara estimulada, a segunda letra indica a câmara sentida, a terceira letra demonstra o comportamento do aparelho frente a um sinal intrínseco do paciente, a quarta letra indica as capacidades de programabilidade e se apresenta resposta em frequência e a quinta letra identifica a presença ou não de funções antitaquicardia.[19]

Na prática clínica, utilizam-se mais as três primeiras letras (estimulação, percepção e resposta) as quais são usadas para definir a função do marca-passo. Todos os códigos cujas duas últimas letras (segunda e terceira posições) são OO referem-se a marca-passos assincrônicos.[19]

Limiar de comando

Refere-se à menor energia necessária capaz de despolarizar o músculo cardíaco. O limiar de comando é testado com o gerador no modo assíncrono, inicialmente, com uma frequência maior que a do paciente em 20% e com amplitude mínima. O gerador é ligado e tem sua amplitude de pulso aumentada progressivamente até que se obtenha o comando dos batimentos cardíacos, chamado limiar agudo de comando, em geral abaixo de 2 mA ou 1 volt. A amplitude é mantida cerca de 3 vezes o limiar encontrado, na intenção de manter uma adequada margem de segurança, sem estimulação com carga de energia excessiva, o que poderia desencadear risco de arritmias como fibrilação ventricular em caso de competição com o ritmo cardíaco.[9,11,17]

Limiar de sensibilidade

É a capacidade do eletrodo de sentir a estimulação cardíaca desencadeada pela despolarização. Para teste de sensibilidade, o gerador geralmente é ajustado em sua sensibilidade máxima e com frequência cardíaca inferior à do paciente, diminuindo-se gradativamente até que se obtenha a competição do ritmo cardíaco. Sugere-se programar o marca-passo com sensibilidade igual ao dobro do valor identificado, almejando-se uma boa margem de segurança. O limiar se sensibilidade é de difícil detecção quando o paciente exibe um ritmo bradicárdico ou quando não apresenta ritmo próprio.[9,17]

RETIRADA DO ELETRODO EPICÁRDICO

Os eletrodos de marca-passo epicárdico podem ser retirados quando não ocorreram distúrbios significativos do ritmo cardíaco no pós-operatório imediato e devem ser mantidos por mais alguns dias quando arritmias estiverem presentes.[21]

O ritmo de base do paciente deve ser conhecido e considerado na identificação de quando o marca-passo não é mais necessário.[11] Seu uso deve ser descontinuado assim que o paciente retomar o ritmo cardíaco próprio com a manutenção adequada do débito cardíaco.

Casos em que não ocorram a reversão da arritmia para ritmo sinusal ou para o ritmo de base registrado no pré-operatório devem ser avaliados e, caso seja necessário, o implante de um marca-passo definitivo pode ser indicado.

Alguns centros utilizam a heparina de baixo peso molecular como profilaxia para trombose e não suspendem seu uso antes da retirada do eletrodo de epicárdico.[22] Outros apontam que os fios de estimulação epicárdica devem ser removidos após a suspensão do uso da heparina e antes do início do uso de varfarina,[23] confirmando o valor do INR (razão normalizada internacional) do paciente por meio de exames laboratoriais de coagulação, sendo desejado que esse valor esteja dentro do que é preconizado como protocolo institucional.

A plaquetopenia deve ser avaliada e a retirada do eletrodo epicárdico deve ser feita conforme protocolo institucional. Literaturas relatam a contagem de plaquetas menores que $50.000/mm^3$ como contraindicação para retirada do eletrodo.[21]

Não há *guidelines* que indiquem o melhor tempo para remoção dos eletrodos de marca-passo epicárdicos após cirurgia cardíaca.[24] Estudos mostram que a maioria deles são retirados entre o quarto e quinto dias de pós-operatório[18,22,24] ou removidos perto do momento da alta hospitalar, sendo esse um ato médico muitas vezes designado a uma enfermeira.[12]

Os eletrodos são removidos por tração constante e suave, permitindo o movimento do coração para auxiliar no deslocamento a partir da superfície do epicárdio. Não se recomenda a aplicação de tração excessiva pois, ocasionalmente, os eletrodos são fixados por uma sutura rente no epicárdio ou em algum lugar ao longo de seu curso através do tórax.[23]

Na maioria das vezes eles são retirados sem dificuldade, contudo, em alguns casos a resistência pode ser excessiva e a amputação dos mesmos pode ser necessária. Nesse caso, os eletrodos devem ser puxados de maneira segura e cortados o mais próximo possível da pele, permitindo com o corte a continuidade da retração para dentro do tecido, a fim de evitar danos significativos para o átrio ou ventrículo.[23,25]

Enquanto o corte do eletrodo de estimulação elimina o risco de hemorragia relacionada à sua remoção, permanece um corpo estranho no mediastino que, na maioria dos casos, não apresenta risco significativo a curto prazo, porém pode levar a significativas complicações como migração para estruturas adjacentes.[26]

COMPLICAÇÕES RELACIONADAS AO MARCA-PASSO EPICÁRDICO

O implante de marca-passo epicárdico está associado a baixa incidência de morbimortalidade, mas apesar de demonstrar pouca evidência de complicações, quando estas ocorrem são descritas como graves (Tabela 7.3).[12,22]

TABELA 7.3. Principais complicações relacionadas ao marca-passo epicárdico

Arritmia ventricular
Tamponamento cardíaco
Danos à anastomose coronária
Perfuração/laceração cardíaca
Falha na captura e sensibilidade
Infecções
Retenção do fio de marca-passo
Migração transmiocárdica do filamento metálico do marca-passo

Fonte: Elaborado por Kelly Regina Lainetti.

Em um estudo de revisão integrativa das complicações mais frequentes observou-se: sangramento, evoluindo para derrame pericárdico/tamponamento cardíaco e arritmias, destacando-se que na literatura não há evidências de parâmetros laboratoriais seguros para retirada do fio de marca-passo epicárdico. Estudos que avaliem os parâmetros laboratoriais seguros para a retirada são necessários, a fim de evitar complicações decorrentes de sangramentos, subsidiando a prática assistencial.[27]

Autores relatam índices de INR utilizados conforme protocolo institucional, porém sem estudos que comprovem sua eficácia. Foram encontrados valores de protocolos de retirada de INR igual ou inferior a 1,5[28] e INR menor ou igual a 2,5 para o uso de Coumadin®.[12]

O tamponamento cardíaco decorrente da retirada do eletrodo de marca-passo epicárdico deve ser reconhecido precocemente, sendo necessária, para isso, a monitorização do paciente após sua retirada, orientado-o a comunicar de imediato a presença de possíveis sinais e sintomas. Uma tríade foi proposta para esse reconhecimento, já que por ser um sangramento de menores proporções, nem sempre os principais sintomas de hemorragia mediastinal aguda estão presentes, a menos que grandes lacerações do músculo cardíaco causem sangramento abundante.[28]

Essa tríade inclui a avaliação em três focos: a hipotensão que pode não ocorrer imediatamente à retirada do eletrodo de marca-passo, sangramentos incomuns por drenos mediastinal, pleural ou pelo próprio antigo sítio de inserção e dispneia.[28]

O tamponamento cardíaco após a retirada do eletrodo epicárdico, apesar de raro, requer nova intervenção cirúrgica, o que aumenta o tempo de permanência hospitalar e as taxas de complicação e mortalidade intra-hospitalar.[28]

Lacerações no músculo cardíaco e danos na anastomose coronária podem causar sangramentos de maiores dimensões e os sinais precoces de tamponamento cardíaco podem ser mais evidentes. Estes incluem hipotensão, taquicardia, sinais de baixo débito cardíaco, elevação da pressão venosa central, abafamento de bulhas cardíacas, alterações elétricas de baixa voltagem e aumento de área cardíaca na radiografia de tórax.[21] A ecocardiografia confirma a presença de líquido pericárdico e o tratamento é cirúrgico.

As falhas de comando e sensibilidade são complicações comumente encontradas na prática clínica. Literatura relata que 10% dos eletrodos epicárdicos ventriculares temporários implantados no centro cirúrgico de seu serviço chegaram não funcionantes na unidade de terapia intensiva (UTI), podendo ter como causas sugeridas o sítio de implantação subcutâneo escolhido pelo cirurgião, o deslocamento do eletrodo durante o fechamento esternal ou durante a transferência para a UTI.[18]

Eletrodos novos e bem posicionados podem detectar baixas voltagens no músculo cardíaco e interpretar quando é necessária a deflagração do comando, enquanto eletrodos antigos e mal posicionados não são capazes de detectar essas baixas voltagens.[11]

Lazarescu e cols.[18] observaram em seu estudo aumentos significativos dos limiares de comando a partir do primeiro dia para eletrodos atriais e do segundo dia para eletrodos ventriculares, chegando a 20% de falha de comando no quarto dia de pós-operatório e diminuição dos limiares de sensibilidade a partir do segundo dia de pós-operatório.

Essa perda de comando e sensibilidade pode ser atribuída à resposta inflamatória local, mais evidente nos eletrodos atriais que nos ventriculares pela inserção destes últimos mais profundamente no epicárdio. A utilização de elevados limiares de comando iniciais também foi relacionada pelos autores à rápida degradação da captura.[18]

Além disso, as falhas de sensibilidade podem expor o paciente à despolarização ventricular prematura (fenômeno R sobre T), que pode resultar em taquicardia ventricular ou fibrilação ventricular.[18] Durante a remoção do eletrodo ventricular, arritmias também podem ocorrer,[25] especialmente em situações em que o tempo de permanência do eletrodo epicárdico foi mais prolongado.[29]

A retenção de fragmentos de eletrodo epicárdico foi encontrada com frequência na literatura, em situações em que a necessidade de força excessiva para a remoção do eletrodo foi considerada com maior risco do que a permanência de parte do eletrodo no tórax. Essa retenção foi relacionada à retirada tardia dos eletrodos epicárdicos[18] e, embora com baixa incidência de complicações, esteve relacionada com a migração transmiocárdica do filamento metálico, quadros infecciosos, formação de abscesso cutâneo e fístula.[30] Casos foram relatados após meses, ou até anos, da intervenção cardíaca e, apesar da grande maioria dos fragmentos estarem localizados nas câmaras cardíacas direitas e artérias pulmonares,[25] há casos de migração para outros sítios, sendo encontrados em locais como aorta[31,32] e carótida direita.[33]

São descritos na literatura quadros infecciosos secundários à retenção e migração de fragmentos do eletrodo epicárdico e foram associados com endocardite de prótese valvar[25,33] e demais sinais de infecção, geralmente resolvidos após a retirada do fragmento. Relatos de infecção precoce nos primeiros dias de pós-operatório não foram relatados na literatura.

A retirada precoce do eletrodo epicárdico, assim que seu uso não for mais necessário, é desejável, a fim de evitar complicações relacionadas com seu maior tempo de permanência. Contudo, se não for possível sua completa remoção, o paciente deve ser informado e orientado a relatar o fato, caso venha apresentar algum sinal ou sintoma não relacionado à evolução natural da patologia. A equipe de saúde que realizar o acompanhamento desse paciente deve avaliar, durante os exames de rotina, o posicionamento do fragmento ou o aparecimento de sinais que sugiram sua migração, infecção ou qualquer outra complicação relacionada à retenção do eletrodo.

CUIDADOS DE ENFERMAGEM COM PACIENTE EM UTILIZAÇÃO DO MARCA-PASSO EPICÁRDICO

Os cuidados desses pacientes devem ser criteriosos, considerando que podem ocorrer complicações ou disfunções, principalmente devido ao manuseio inadequado do gerador de marca-passo externo e do cabo-eletrodo ou secundárias à movimentação excessiva do paciente.

A avaliação diária dos limiares de comando e sensibilidade auxilia na identificação precoce de falhas de captura e sensibilidade, permitindo ao médico programar o gerador de marca-passo externo conforme as necessidades do paciente. O ritmo de base do paciente deve ser verificado diariamente, a fim de determinar quando a utilização do estímulo não é mais necessária.

Uma vez que não seja necessária a permanência do paciente na unidade de terapia intensiva (UTI), ele pode ser transferido para a unidade de internação em uso do eletrodo epicárdico ligado ao gerador de marca-passo externo. Contudo, se o paciente estiver totalmente dependente da estimulação do gerador e não apresentar ritmo próprio de escape que permita a manutenção do débito cardíaco e estabilidade hemodinâmica, a indicação de UTI com monitorização hemodinâmica contínua é imperativa.[11]

Seguem abaixo os principais cuidados de enfermagem relacionados ao paciente em uso do eletrodo de marca-passo epicárdico (Tabela 7.4).

TABELA 7.4. Cuidados de enfermagem relacionados ao uso do eletrodo de marca-passo epicárdico

Controlar sinais vitais por meio da monitorização hemodinâmica e eletrocardiográfica
Atentar para sinais de baixo débito cardíaco (queda da perfusão periférica, palidez cutânea e alteração no nível de consciência)
Verificar raios X de tórax diariamente
Realizar eletrocardiograma diariamente
Inspecionar o local da inserção do eletrodo epicárdico, verificando presença de sinais flogísticos
Realizar curativo no local de inserção conforme protocolo da CCIH
Proteger adequadamente o eletrodo epicárdico a fim de evitar deslocamento ou trações que levem à fratura ou ruptura do eletrodo
Isolar os terminais do eletrodo com borracha ou silicone para que não entrem em contato com líquidos ou materiais condutores
Verificar diariamente a bateria do gerador externo, cabos e conexões, certificando-se do adequado funcionamento
Adaptar os terminais do eletrodo no gerador de marca-passo externo, respeitando os polos positivo e negativo (geralmente por cores: vermelho-positivo e preto-negativo)
Minimizar o uso de adaptadores e cabos de extensão, pois aumentam o risco de curto-circuito, microchoques, falhas de contato e perda de comando
Registrar em prontuário o procedimento e os parâmetros selecionados (modalidade, frequência cardíaca, amplitude de pulso e sensibilidade)
Desligar o gerador de marca-passo externo ou desconectar os cabos eletrodos dos terminais do gerador, caso o paciente necessite de desfibrilação para evitar danos ao aparelho. (Obs: alguns geradores de marca-passo externo suportam choques de até 400 W.)
Fixar adequadamente o gerador de marca-passo externo próximo ao local de entrada do eletrodo
Checar perfil de coagulação dos pacientes antes da remoção dos eletrodos epicárdicos
Observar e orientar o paciente a comunicar sinais de tamponamento cardíaco após a remoção do eletrodo (hipotensão arterial, dispneia, sangramento, dor no peito e alteração do estado mental)
Monitorar alterações de sinais vitais e do estado geral por pelo menos 4 horas após a remoção dos eletrodos epicárdicos

Fonte: Elaborado pelas próprias autoras Andréa Braz Vendramini Silva, Lígia Beneli Prado e Kelly Regina Lainetti.

CONSIDERAÇÕES FINAIS

O eletrodo de marca-passo epicárdico tem seu uso pouco rotineiro nos serviços de emergência, porém é amplamente utilizado nos grandes centros de cirurgia cardíaca. A facilidade de acesso para a implantação por meio da toracotomia requerida pela intervenção cirúrgica, a baixa incidência de complicações e a fácil remoção torna o eletrodo epicárdico a primeira escolha nesses serviços.

As bradiarritmias transitórias são as principais indicações para a utilização do eletrodo epicárdico no período pós-operatório. A retomada do ritmo próprio que permite a manutenção do débito cardíaco e a capacidade dos geradores externos de trabalharem sob demanda, garantem os melhores benefícios às necessidades do paciente.

Avaliações diárias dos limiares de comando e sensibilidade, integridade de cabos e conexões favorecem o adequado funcionamento do sistema tecido-eletrodo-gerador. A determinação da necessidade de uso subsidia a indicação do melhor momento para a retirada do eletrodo ou o implante de um gerador de marca-passo definitivo.

A retirada precoce do eletrodo epicárdico é desejável a fim de reduzir a incidência de complicações, que apesar de infrequentes, quando ocorrem apresentam elevada gravidade.

A equipe de enfermagem deve ter embasamento técnico-científico para detectar precocemente possíveis disfunções do gerador de marca-passo externo e alterações clínicas do paciente, permitindo melhor qualidade da assistência de enfermagem voltada às necessidades do paciente, de forma individualizada e segura.

Referências bibliográficas

1. Braile DM, Godoy MF. História da cirurgia cardíaca. Arq Bras Cardiol 1996; 66(1):329-37.
2. Tallo FS, Lopes RD, Teles JMM. Proteção miocárdica na cirurgia cardíaca. In: Tallo FS, Guimarães HP, Carmona MJC, Bianco ACM, Lopes RD, Teles JMM (ed.). Manual de perioperatório de cirurgia cardíaca da AMIB. São Paulo: Editora Atheneu 2012; 41-54.
3. Bianco ACM, Silva RDM. Pós-operatório imediato de revascularização do miocárdio com e sem circulação extracorpórea. In: Tallo FS, Guimarães HP, Carmona MJC, Bianco ACM, Lopes RD, Teles JMM (ed.). Manual de perioperatório de cirurgia cardíaca da AMIB. São Paulo: Editora Atheneu 2012; 61-76.
4. Braile DM, Gomes WJ. Evolução da cirurgia cardiovascular. A Saga Brasileira. Uma história de trabalho, pioneirismo e sucesso. Arq Bras Cardiol 2010; 94(2):151-2.
5. Carneiro SR. Preditores de mortalidade na cirurgia de revascularização do miocárdio. Rev Bras Cardiol 2013; 26(3):193-9.
6. Peigas LS, Bittar OJNV, Haddad N. Cirurgia de revascularização miocárdica: resultados do Sistema Único de Saúde. Arq Bras Cardiol 2009; 93(5):555-60.
7. Soares GMT, Ferreira DCS, Gonçalves MPC, Alves TGS, David FL, Henriques KMC, Riani LR. Prevalência das principais complicações pós-operatórias em cirurgia cardíaca. Ver Bras Cardiol 2011; 24(3):139-46.
8. Tanaka RCT, Bianco ACM. Diagnóstico diferencial e abordagem das complicações cardiovasculares no pós-operatório de cirurgias cardíacas. In: Tallo FS, Guimarães HP, Carmona MJC, Bianco ACM, Lopes RD, Teles JMM (ed.). Manual de perioperatório de cirurgia cardíaca da AMIB. São Paulo: Editora Atheneu 2012; 95-126.
9. Bronchtein S. Implante de marcapasso cardíaco definitivo. Aspectos cirúrgicos. Revista da SOCERJ 2002; 15:102-12.
10. Gupta P, Jines P, Gossett JM, Maurille M, Hanley FL, Reddy VM, Miyake CY, Roth SJ. Predictores for use of temporary epicardial pacing after pediatric cardiac surgery. The Journal of Thoracic and Cardiovascular Surgery 2012; 144(3):557-62.
11. Sullivan BL, Bartels K, Hamilton N. Insertion and management of temporary pacemakers. Seminars in Cardiothoracic and Vascular Anesthesia 2016; 20(1):52-62.
12. Elmistekawy E, Gee YY, Une D, Lemay M, Stolarik A, Fraser D, Rubens FD. Clinical and mechanical factors associated with the removal of temporary epicardial pacemaker wires after cardiac surgery. Journal of Cardiothoracic Surgery 2016; 11(8).

13. Chauhan M, Prentice E, Zidan M, Walters III HL, Delius RE, Mastropietro CW. Necessity of temporary epicardial pacing wires after surgery for congenital heart disease. Ann Thorac Surg 2014; 97:2148-53.

14. Bethea BT, Salazar JD, Grega MA, Doty JR, Fitton TP, Alejo DE, Borowicz Jr LM, Gott VL, Sussman MS, Baumgartner WA. Determining the utility of temporary pacing wires after coronary artery bypass surgery. Ann Thorac Surg 2005; 79:104-7.

15. Scorzoni Filho A, Silva Jr JR, Marcussi DM, Cunha TMP, Pereira VC, Carvalho EIJ, Melo CS. Cabos eletrodos epimiocárdicos. Relampa 2010; 23(3):122-5.

16. Khorsandi M, Muhammad I, Shaikhrezai K, Pessotto R. Is it worth placing ventricular pacing wires in all patients postcoronary artery bypass grafting? Interactive CardioVascular and Thoracic Surgery 2012; 15:489-93.

17. Melo CS, Andrade JCS, Greco OT. Marcapasso provisório e estimulação cardíaca temporária. In: Melo CS (ed.). Temas de Marcapasso, 4 ed. São Paulo: Leitura Médica 2011; 301-12.

18. Lazarescu C, Kara-Mostefa S, Parlanti JM, Clavey M, Mertes PM, Longrois D. Reassessment of the natural evolution and complications of temporary epicardial wires after cardiac surgery. J Cardiothorac Vasc Anesth 2014 june; 28(3):206-511.

19. Ramos G, Ramos Filho J, Rassi Jr A, Pereira E, Gabriel Neto S, Chaves E. Marcapasso cardíaco artificial: considerações pré e per-operatórias. Revista Brasileira de Anestesiologia 2003; 53(6):854-62.

20. Bernstein A, Daubert JC, Fletcher RD et al. The revised NASPE/BPEG generic code for antibradycardia, adaptive-rate, and multisite pacing. North American Society of pacing and eletrophysiology/British pacing and electrophysiology group. Pacing Clin Eletrophysiol 2002; 25:260-4.

21. Tanaka, RCT. Pós-operatório imediato em adultos. In: Timerman A, Sousa AGMR (ed.). Condutas terapêuticas do Dante Pazzanese de Cardiologia, 2 ed. São Paulo: Editora Atheneu, 2014.

22. Mishra PK, Lengyel E, Lakshmanan S, Luckraz H. Temporary epicardical pacing wir removal: is it na innocuous procedure? Interactive CardioVascular and Thoracic Surgery 2010; 11(6):854-6.

23. Reade MC. Temporary epicardial pacing after cardiac surgery: a practical review: part 1: general considerations in the management of epicardial pacing. Anaesthesia 2007; 62(3):264-71.

24. Jowett V, Hayes N, Sridharan S, Rees P, Macrae D. Timing of removal of pacing wires following paediatric cardiac surgery. Cardiology in the Young 2007; 17:512-6.

25. Bashir A, Mustafa HM, Gunning M, Crossley I, Levine A, Wells D. Retained temporary epicardial pacing wires: a rare cause of prosthetic valve endocarditis. Journal of the College of Physicians and Surgeons Pakistan 2013; 23(9):657-9.

26. Smith III DE, DeAnda Jr A, Towe CW, Balsam LB. Retroaortic abscess: an unusual complication of a retained epicardial pacing wire. Interactive CardioVascular and Thoracic Surgery 2013; 16:221-3.

27. Coutinho AFP, Silva RAC, Palomo JSH, Ferreira FG, Silva CCB, Sallai VS, Santos ES. Complicações em decorrência da retirada do fio de marcapasso epicárdico em pacientes submetidos à cirurgia cardíaca: revisão integrativa. Rev Soc Cardiol Estado de São Paulo 2015; 25(2):252.

28. Mahon L, Bena JF, Morrison SM, Albert NM. Cardiac tamponade after removal of temporary pacer wires. American Journal of Critical Care 2016; 21(6):432-40.

29. Schoof S, Bertram H, Thommes J, Breymann T, Grosser U, Yelbuz TM, Wessel A, Norozi K. Removal of temporary pacemaker after cardiac surgery in infants: a harmless procedure? Journal of Pediatric Intensive Care 2012; 2:121-3.

30. Shaikhrezai K, Khorsandi M, Patronis M, Prasad S. Is it safe to cut pacing wires flush with the skin insteadof removing them? Interactive Cardiovascular and Thoracic Surgery 2012; 15:1047-51.

31. Mukaihara K, Yotsumoto G, Matsumoto K, Imoto Y. Migration of a retained temporary epicardial pacing wire into na abdominal aortic aneurysm. European Journal of Cardio-Thoracic Surgery 2014; 1-2.

32. Wolf LG, Scaffa R, Maselli D, Weltert L, Nardella S, Di Roma M, De Paulis R, Tomai F. Intraaortic migration of na epicardial pacing wire: percutaneous extraction. Ann Thorac Surg 2013; 96:e7- 8.

33. Juchem G, Golczyk K, Kopf C, Reichart B, Lamm P. Bizarre case of migration of a retained epicardial pacing wire. Online publish-ahead-of-print 26 September 2008. Disponível em: http://dx.doe.org/10.1093/europace/eun269. Acessado em: 08 abril 2016.

Modo Ideal de Estimulação Cardíaca

8

José Luiz Briguet Cassiolato
Denise Viana Rodrigues de Oliveira

INTRODUÇÃO

A procura da melhor qualidade de vida para os pacientes, associado à excepcional evolução tecnológica funcional dos geradores de estímulo artificial é a realidade atual quando falamos sobre marca-passos artificiais. Procuramos, neste capítulo, apresentar informações básicas, mas fundamentais na identificação das principais funções disponibilizadas nos geradores atuais. O conhecimento referente à esses geradores nos faz adequar às situações clínicas individuais, com as reais possibilidades disponíveis para serem utilizadas. Mais ainda, não podemos esquecer que existem situações clínicas que são geradas pelo funcionamento dos marca-passos artificiais. Essas situações podem ser solucionadas por simples reprogramações. Assim, quando falamos em modo ideal de estimulação cardíaca alertamos para a avaliação de necessidade, indicação precisa, adaptação clínica ao dispositivo implantado e, fundamentalmente, controle. Essas quatro atuações, seguramente, irão beneficiar efetivamente o paciente.

ESTIMULAÇÃO ARTIFICIAL

A estimulação artificial do coração é possível pela especificidade das células miocárdicas e a particularidade sincicial do músculo cardíaco, que funciona como uma única célula. Essas características possibilitam a propagação imediata do estímulo aplicado em qualquer parte do miocárdio, por condução muscular, provocando a despolarização das células miocárdicas. Para que ocorra a despolarização do miocárdio é necessário o limiar de estimulação, que é uma quantidade mínima de energia.[1,2]

A estimulação artificial do coração fundamenta-se na utilização de estímulos de característica elétrica que apresentam amplitude, normalmente medida em volts, e duração ou largura de pulso, medida em milissegundos. Proporcionalmente, quanto maior a duração menor a amplitude do pulso necessária para ser eficaz até um limite mínimo que é a chamada "Rheobase" ou intensidade limiar para estímulo de duração infinita (Figura 8.1).[3]

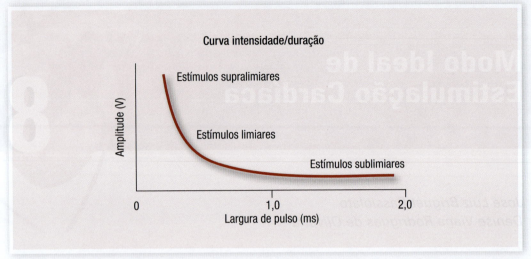

FIGURA 8.1. Gráfico de intensidade/duração. Quanto menor a intensidade de um estímulo, maior o tempo necessário para que seja capaz de despolarizar a célula. Esse gráfico divide os estímulos em três categorias: supralimiares, localizados acima e à direita da curva; sublimiares, à esquerda e abaixo; e limiares, que coincidem com a curva. (Fonte: Reproduzida com permissão do Dr. José Carlos Pachón Mate.)

Os estímulos naturais entre células cardíacas são de natureza elétrica e constituem o potencial de ação, que apresenta uma largura de pulso (duração do potencial de ação de 250 a 400 ms) que corresponde ao intervalo QT, e uma amplitude (amplitude do potencial de ação, de 110 a 120 mV). Na estimulação artificial, os estímulos são iniciados pelo gerador do marca-passo que possui a programação: amplitude entre 2.500 e 5.000 mV (de 2,5 a 5 volts) e uma largura de pulso de 0,4 a 1 ms. Assim, a estimulação natural consta de pulsos de grande duração e baixa amplitude, e a estimulação cardíaca artificial utiliza pulsos de curtíssima duração e de grande amplitude, assim ocorrendo a despolarização das células miocárdicas.[3,4]

CONEXÕES DO SISTEMA DE ESTIMULAÇÃO: FONTE DE ENERGIA, CIRCUITO ELETRÔNICO E CABOS-ELETRODOS[5]

Na prática clínica, os marca-passos cardíacos podem ser temporários ou definitivos. A estimulação cardíaca, quando temporária, é comum em situações de natureza aguda, frequentemente transitória em determinadas doenças cardíacas, podendo ocorrer em situações eletivas no controle da frequência cardíaca.

A utilização de marca-passo cardíaco definitivo proporciona o tratamento, a longo prazo, dos distúrbios do ritmo cardíaco, assim como a reversão e a prevenção das bradiarritmias, sua consequência clínica e indicações para prevenir taquiarritmias, pausas e/ou bradicardias dependentes. Atualmente, a estimulação cardíaca artificial representa o maior exemplo de terapia aplicada à medicina, possibilitando aos profissionais de saúde contar com dispositivos implantáveis de alta tecnologia, alta confiabilidade, durabilidade e ampla programabilidade e capacidade de substituição do ritmo cardíaco com precisão.

Basicamente eles são constituídos de fonte de energia, circuito eletrônico e cabo-eletrodo (Figura 8.2). A fonte de energia e o circuito são acondicionados numa cápsula de titânio, hermeticamente fechada, constituindo o gerador de pulsos.

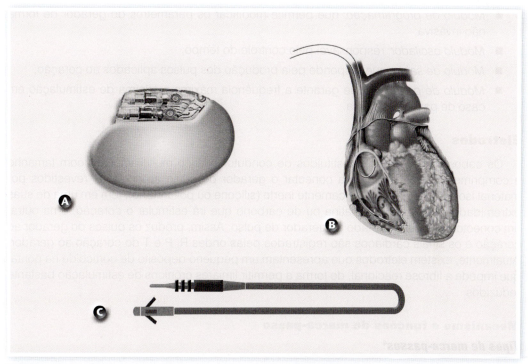

FIGURA 8.2. Esquema que representa os componentes da estimulação cardíaca. **(A)** Gerador do marca-passo, constituído por uma bateria e um circuito eletrônico fechados numa cápsula de titânio. **(B)** Posição típica dos eletrodos intracardíacos em um marca-passo bicameral, atrioventricular. **(C)** Eletrodo do marca-passo, constituído por um condutor metálico. (Fonte: Reproduzida com permissão do Dr. José Carlos Pachón Mateo.)

Fonte de energia

A fonte de energia ou bateria usadas nos marca-passos cardíacos implantáveis atuais são muito confiáveis e seguras, alimentando o circuito eletrônico e, ao mesmo tempo, fornecendo a energia de cada pulso, apresentando boa longevidade e evitando substituições frequentes. É importante destacar que muitas baterias foram testadas desde as primeiras utilizadas, que eram constituídas de Mg/Zn. Posteriormente foram evoluindo, até os dias de hoje.

Com os avanços tecnológicos, os cabos-eletrodos atuais são compostos por bateria de lítio, com capacidade para ser utilizada entre cinco e dez anos, em média. A capacidade da bateria é um fator muito importante pois, uma vez conhecido o consumo de energia do marca-passo, permite calcular a longevidade do sistema como um todo.

Circuito eletrônico

O circuito é um componente essencial do marca-passo, sendo responsável por suas funções.

Os modelos atuais, modernos, em forma de *microchips*, conciliam grande complexidade e diversidade de funções, miniaturização e baixíssimo consumo de energia. O modelo de circuito CMOS (*complementary metal oxide semiconductor*), associado aos microprocessadores, responde por essa grande evolução da tecnologia. Assim, os circuitos dos marca-passos modernos apresentam vários módulos:

- *Módulo de telemetria:* que transmite informações de forma bidirecional entre o marca-passo e o médico, por meio do programador;

- *Módulo de programação:* que permite modificar os parâmetros do gerador de forma não invasiva;
- *Módulo oscilador:* responsável pelo controle do tempo;
- *Módulo de saída:* que responde pela produção dos pulsos aplicados ao coração;
- *Módulo de proteção:* que garante a frequência máxima e mínima de estimulação em caso de pane do sistema.

Eletrodos

Os cabos-eletrodos são constituídos de condutor elétrico multifilamentar, com tamanho e comprimento adequados para conectar o gerador de pulso ao coração, revestidos por material isolante elétrico, biologicamente inerte (silicone ou poliuretano), tem em uma de suas extremidades o eletrodo de platina ou de carbono que irá estimular o coração, e na outra, um conector para ser adaptado ao gerador de pulso. Assim, produz os pulsos do gerador ao coração e os sinais cardíacos são registrados pelas ondas R, P e T do coração ao gerador. Atualmente, existem eletrodos que apresentam um pequeno depósito de corticoide na ponta, que impede a fibrose reacional, de forma a permitir limiares crônicos de estimulação bastante reduzidos.

Mecanismo e funções do marca-passo

Tipos de marca-passos[4]

A característica clínica do ECG do paciente portador de marca-passo cardíaco demonstra especificidades do tipo de marca-passo, do modelo de estimulação em funcionamento de acordo com o número de polos em contato com a cavidade cardíaca, podendo ser mono ou unipolares, normalmente polo negativo, ou bipolar, quando presente os dois polos em contato com a cavidade cardíaca. Quando somente uma cavidade, átrios ou ventrículos, são estimulados, os marca-passos são denominados unicamerais. Porém, já existem marca-passos multicamerais, que são os ressincronizadores.

Os marca-passos de demanda respeitam o ritmo próprio do paciente e são denominados não competitivos ou sincrônicos. Os sistemas competitivos ou assincrônicos não respeitam o ritmo natural e estimulam de forma permanente e independente do ritmo próprio do paciente; estes são utilizados em situações especiais.

Com relação à programação, são utilizadas as multiprogramáveis; as não programáveis são obsoletas e não existem mais no mercado nacional.

A evolução da tecnologia aplicada à estimulação cardíaca expandiu-se incluindo o tratamento da insuficiência cardíaca e da morte súbita com os desfibriladores, ressincronizadores e desfibriladores-ressincronizadores (Figura 8.3).

Modos de estimulação[6]

Código de letras

Para identificar o modo de operar de um gerador, criou-se um código de três a cinco letras, formando-se um símbolo universalmente aceito para facilitar a comunicação dos profissionais que trabalham no campo da estimulação cardíaca artificial, assim, torna-se didática a forma de descrever o seu funcionamento: as câmaras estimuladas, as câmaras em que seriam sentidas as atividades intrínsecas do músculo cardíaco e o modo como os eventos são sentidos influenciariam no modo de funcionamento do marca-passo.

- *O = nenhuma:* indica que a função está desativada;

Modo Ideal de Estimulação Cardíaca

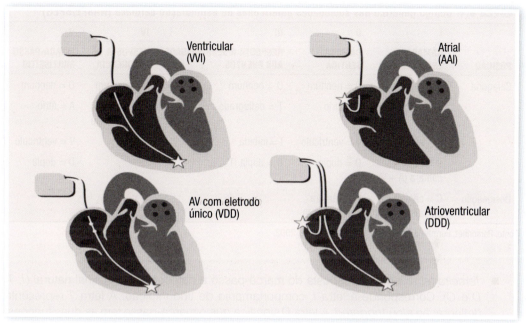

FIGURA 8.3. Esquema mostrando as diferentes formas convencionais de estimulação cardíaca artificial. (Fonte: Gentilmente cedida por José Carlos Pachón.)

- *A = átrio:* indica que a função está ativada para a câmara atrial;
- *V = ventricular:* indica que a função está ativada para a câmara ventricular;
- *D = dupla:* pode indicar que a função está ativada para duas câmaras, átrio e ventrículo; ou que as duas formas de respostas à sensibilidade (T e I) estão ativadas;
- *T = deflagrado:* quando a função resposta à sensibilidade está ativada no modo sincronizado, o gerador emitirá um pulso elétrico ao reconhecer uma atividade espontânea;
- *I = inibida:* indica que o marca-passo inibirá a emissão do pulso elétrico ao reconhecer uma atividade espontânea;
- *R = resposta à frequência:* indica que o gerador dispõe de biossensor que proporciona automaticamente ajuste automático de frequência de acordo com a necessidade de débito cardíaco para aquele momento.

O código ICHD de três letras (I-II-III) se destacou por vários anos, sendo muito utilizado tanto pelos médicos como pelos fabricantes, porém, várias revisões e sugestões foram necessárias em virtude dos avanços tecnológicos e consequente variedade dos modelos dos dispositivos cardíacos eletrônicos implantáveis (DECI). Sendo assim, tornou-se necessário, para atender essa demanda, modos de operação complexos. Em 1993, o código atual foi constituído pela North American Society of Pacing and Electrophysiology (NASPE) e pelo British Pacing and Electrophsiology Group (BPEG), sendo constituído por cinco letras (Tabela 8.1).[7,4]

Para facilitar a interpretação da eletrocardiografia dos marca-passos é fundamental conhecer o código internacional de letras que se caracteriza por:
- *Primeira letra:* determina o local de estimulação: *A* para os átrios, *V* para os ventrículos e *D* quando há possibilidades de estimular átrio e/ou ventrículo;
- *Segunda letra*: corresponde ao local de detecção, ou seja, o sítio onde o complexo elétrico intrínseco cardíaco é detectado pelo marca-passo;

TABELA 8.1. Código genérico das sociedades americanas de estimulação cardíaca (NASPE/BPEG)[7,8]

POSIÇÃO	I CÂMARA ESTIMULADA	II CÂMARA SENTIDA	III RESPOSTA À SENSIBILIDADE AOS EVENTOS	IV RESPOSTA DE FREQUÊNCIA	V MARCA-PASSO MULTISSÍTIO
Categoria	O = nenhum	O = nenhum	O = nenhum	O = nenhum	O = nenhum
	A = átrio	A = átrio	T = deflagrado	R = resposta de frequência	A = átrio
	V = ventrículo	V = ventrículo	I = inibida		V = ventrículo
	D = dupla-câmara (A + V)	D = dupla	D = dupla (T + I)		D = dupla
Designação	C = câmara única (A ou V)	C = câmara única (A ou V)			

Fonte: Parsonnet, Furman e Smyth, 1974; Bernstein et al., 2002.

- *Terceira letra:* indica a resposta do marca-passo à detecção de um sinal natural (*I*, *T*, *D* e *O*). Corresponde à letra *I*, comportamento de tipo inibição. A letra *T* representa deflagração e/ou *triggered*. A letra *D* significa que o marca-passo tem as duas funções, inibição e *triggered*. E a letra *O* significa que não há nenhum estímulo;
- *Quarta letra:* refere-se à capacidade do marca-passo aumentar a frequência perante um esforço, sendo representada pela letra *R*, resposta de frequência;
- *Quinta letra:* refere-se à presença e local da função multissítio: *A* = átrio, *V* = ventrículo, *D* = átrio e ventrículo e *O* = nenhuma.

Normalmente os dispositivos são identificados pelas três letras primeiras letras, sendo comumente utilizados conforme descrição abaixo.

Unicameral

- *AAI:* marca-passo de câmara única que estimula e detecta o átrio, e na presença de onda P espontânea se inibe (Figura 8.4).

    Indicação: esse modo de estimulação está indicado na disfunção do nó sinusal sintomática na presença de condução A-V adequada, ausência de arritmias atriais persistentes, átrios eletricamente estáveis e com potenciais intracavitários apropriados. Em casos de incompetência cronotrópica é indicado o uso de marca-passo com modulação de frequência (AAI R). A principal vantagem desse modo é a despolarização ventricular pela condução normal. Considera-se desvantagem o bloqueio atrioventricular.[4,5,9]

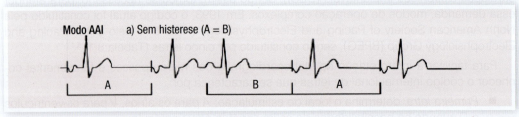

FIGURA 8.4. A = intervalo de pulso; intervalo pós-*pace*. B = intervalo pós-detecção; intervalo pós-*sense*. Terceiro batimento, possivelmente sinusal ou extrassístole atrial. (Fonte: Reproduzida com permissão do Dr. José Carlos Pachón Mateo.)

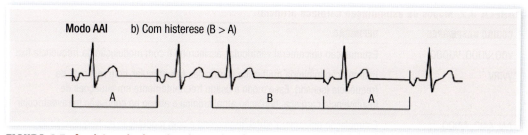

FIGURA 8.5. A = intervalo de pulso; intervalo pós-*pace*. B = intervalo pós-detecção; intervalo pós-*sense*. Segundo batimento, possivelmente sinusal, extrassístole atrial ou ventricular. (Fonte: Reproduzida com permissão do Dr. José Carlos Pachón Mateo.)

- *VVI:* marca-passo de câmara única ventricular; esse modo estimula o ventrículo, sente-o e na presença de uma onda R se inibe (Figura 8.5).

  Indicação: esse modo de estimulação está indicado nas bradiarritmias, manifestas ou potenciais. Não existindo aceleração adequada da frequência ventricular e sendo ela necessária, deve-se utilizar marca-passo com modulação de frequência (VVI R).[4,5,9]

Bicameral

- *DDD:* o marca-passo bicameral é o sistema mais fisiológico, pelo mecanismo de estimulação de átrio e ventrículo. Detecta átrios e ventrículos, deflagrando em ventrículo quando detecta átrios e inibindo o estímulo nas duas câmaras quando detecta ventrículos. Tem como vantagem o sincronismo atrioventricular (Figura 8.6).

  Indicação: esse modo de estimulação está indicado na ausência de arritmias atriais, quando há comprometimento da condução A-V, se for indispensável manter o acoplamento atrioventricular, se os átrios forem eletricamente estáveis e se houver potenciais intracavitários apropriados. Pode ser indicado também em alguns casos de portadores da síndrome do seio carotídeo. Se não existir aumento da frequência cardíaca, pode-se utilizar marca-passo de dupla-câmara com modulação de frequência (DDD R).[4,5,9]

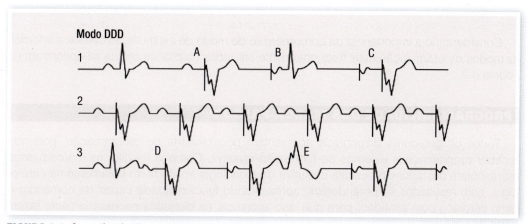

FIGURA 8.6. A = estimulação ventricular seguindo uma onda P sinusal. B = estimulação atrial com condução AV normal. C = estimulação atrial e ventricular. D = estimulação ventricular seguindo uma extrassístole atrial. E = inibição total do marca-passo por extrassístole ventricular. (Fonte: Reproduzida com permissão do Dr. José Carlos Pachón Mateo.)

TABELA 8.2. Modos de estimulação cardíaca artificial

CÓDIGO NASPE/BPEG	DEFINIÇÃO
VOO, VOOO, VOOOO	Estimulação unicameral ventricular, assíncrona e com modulação da frequência fixa
VVIRV	Estimulação inibitória multissítio ventricular, biventricular, com resposta de frequência (sensor). Esse modo é usado frequentemente em situações de insuficiência cardíaca, fibrilação atrial crônica e atraso na condução intraventricular
AAI, AAIO, AAIOO	Estimulação unicameral atrial, assíncrona e com modulação da frequência fixa
AAT, AATO, AATOO	Estimulação atrial deflagrada pela sensibilidade da despolarização espontânea. Usado principalmente como um modo de diagnóstico para determinar exatamente quando despolarizações atriais são sentidas
AATOA	Estimulação multissítio atrial deflagrada pela sensibilidade da despolarização espontânea, ou seja, a estimulação biatrial (mais de um local de estimulação no átrio) ou ambas as funções
DDD, DDDO, DDDOO	Estimulação inibitória atrioventricular, com a estimulação ventricular deflagrada a partir da sensibilidade de despolarização atrial
DDI, DDIO, DDIOO	Estimulação inibitória atrioventricular, sem estimulação ventricular sincronizada pela onda P
DDDR, DDDRO	Estimulação inibitória atrioventricular, com a estimulação ventricular deflagrada a partir da sensibilidade de despolarização atrial e resposta de frequência (sensor)
DDDRA	Estimulação inibitória atrioventricular, com a estimulação ventricular deflagrada a partir da sensibilidade de despolarização atrial, sem resposta de frequência (sensor) e estimulação multiatrial
DDDOV	Estimulação inibitória atrioventricular, com a estimulação ventricular deflagrada a partir da sensibilidade de despolarização atrial, sem resposta de frequência (sensor) e estimulação multissítio ventricular, biventricular
DDDRD	Estimulação inibitória atrioventricular, com a estimulação ventricular deflagrada a partir da sensibilidade de despolarização atrial, com resposta de frequência (sensor) e estimulação multissítio ventricular, biventricular

Fonte: Filho, Zimerman e Ioschpe, 2007; Parsonnet, Furman e Smyth, 1974; Bernstein et al., 2002.

Considerando a importância da compreensão do modo de estimulação cardíaca artificial, os modos de estimulação mais frequentemente utilizados na prática clínica se encontram na Tabela 8.2.

PROGRAMABILIDADE DOS MARCA-PASSOS[1,3,4]

Todos os geradores disponíveis apresentam possibilidade de programação, podendo receber programações externas de forma não invasiva. Como já foi dito, os marca-passos representam destaques na escala evolutiva da tecnologia aplicada ao tratamento na cardiologia, com resultados surpreendentes, apresentando funcionalidade capaz de comandar o ritmo cardíaco com exatidão; para que isso aconteça, os eletrodos necessariamente fazem parte do conjunto.

Para que seu funcionamento se torne efetivo e preciso, o aperfeiçoamento da microeletrônica permitiu que, mesmo depois das próteses implantadas, seja possível a sua programação. Isso só é possível por meio da conexão entre o programador, o gerador do marca-passo e a telemetria. Dentre os parâmetros de programação permitidos, destacam-se a frequência, a energia do pulso (amplitude e/ou duração do pulso), a sensibilidade, os períodos refratários, o intervalo AV, o modo de estimulação, a histerese, a resposta automática de frequência, dentre outras. Essas programações possibilitam o acompanhamento do paciente/clínica durante a vida útil do marca-passo, resultando em avaliações minuciosas dos limiares de estimulação e de sensibilidade, panorama da bateria e do eletrodo, possibilitando ajustes e/ou correção dos parâmetros conforme a clínica do paciente e, consequentemente, uma estimulação cardíaca precisa, segura e eficiente. Sendo assim, serão descritos todos os geradores multiprogramáveis, podendo receber programações externas, dos seguintes parâmetros:

Resposta automática da frequência[1,3,4]

É uma característica representada pela estimulação cardíaca moderna, pela qual os biossensores, de maneira direta ou indireta, monitoram as necessidades metabólicas do paciente e procuram ajustar a frequência do aparelho de acordo com a necessidade de débito cardíaco para aquele momento (Figura 8.7). Para os pacientes com incompetência cronotrópica, mas com reserva miocárdica apropriada, ocorre melhora do desempenho físico com utilização desse recurso, que pode ou não ser ligado via programação. Os biossensores mais utilizados detectam movimento do corpo, atividade respiratória, intervalo QT, contratilidade miocárdica ou a temperatura do sangue venoso central.

Função antitaquicardia[1,3,4]

Para algumas situações de taquiarritmias e taquicardias supraventriculares é indicado o tratamento, em longo prazo de marca-passo que apresenta função antitaquicardia. Exerce seu benefício por meio *overdrive* (estimulação com frequência mais rápida que a da taquicardia), de *underdrive* (estimulação competitiva, com frequência mais lenta que a da taquicardia) ou de "estimulação programada" (extraestímulos acoplados ao ciclo da taquicardia). Atualmente, com a evolução e opção de tratamento de arritmias por ablação e radiofrequência, os marca-passos antitaquicardia ficaram restritos aos desfibriladores automáticos implantáveis.

Limites de frequência[1,3,4]

Nos marca-passos com resposta de frequência e nos de dupla-câmara podem ser programados os limites de frequência mínima e máxima, com o objetivo de evitar bradicardias e taquicardias mal toleradas.

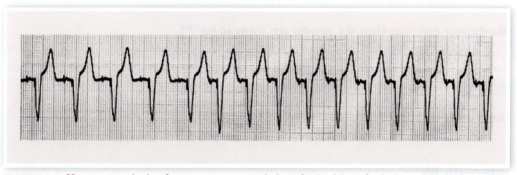

FIGURA 8.7. Marca-passo dupla-câmara com resposta de frequência. A frequência do marca-passo aumenta de acordo com o esforço físico. O início do traçado é de 90 ppm e, no final, de 112 ppm. (Fonte: Reproduzida com permissão do Dr. José Carlos Pachón Mateo.)

Mudança automática de modo de operação[1,3,4]

É um recurso do modo de operar dos geradores modernos, tem capacidade de alterar a capacidade de transformação de VVI para VVT, DDD para DVI etc., aplicando-se, por exemplo, na programação de pacientes com geradores DDD que apresentam fibrilação atrial ou taquicardia atrial.

Intervalo de tempo/intervalo de pulso[1,3,4]

Trata-se do intervalo de tempo (ms) entre duas espículas consecutivas da mesma câmara. É medido em milissegundos e é calculado dividindo-se 60.000 ms (1 minuto) pela frequência programada.

Intervalo de escape[1,3,4]

É o tempo decorrido entre um QRS intrínseco, sentido, e a próxima espícula. Normalmente é igual ao intervalo de pulso, podendo ser maior quando o sistema está programado com histerese positiva.

Polaridade[1,3,4]

Como há formas de estimulação uni e bipolares, há geradores que incorporam a possibilidade de programação externa para operá-los de forma uni ou bipolar. Usualmente, prefere-se estimular sob a forma unipolar e percepção bipolar, diminuindo a possibilidade de reconhecer interferências externas anômalas e alterar o ritmo de estimulação.

Histerese[1,3,4]

Trata-se do recurso de programação utilizado com objetivo de promover a busca de um ritmo intrínseco do paciente. Após um evento sentido, o marca-passo acrescenta "x" milissegundos ("x" é um valor programável) ao intervalo de pulso, de forma a aumentar a chance de um novo evento próprio do paciente. Se nada ocorrer ao término desse novo período, o marca-passo emite uma espícula e o intervalo de pulso volta ao seu valor basal.

Largura de pulso[1,3,4]

É a duração de um único pulso do marca-passo com duração entre 0,4 e 0,8 ms e, geralmente, é acessível via programação. Não pode ser medido pelos aparelhos de ECG usuais por falta de resolução e filtragem adequadas. Aparelhos especiais denominados intervalômetros conseguem medir esse valor.

Mudança automática de modo de operação[1,3,4]

É a capacidade de alterar o modo de operar de um gerador, pela transformação de VVI para VVT, DDD para DVI etc., aplicando-se, por exemplo, na programação de pacientes com geradores DDD que apresentam fibrilação atrial ou taquicardia atrial.

Intervalo V1V2[1,3,4]

Esse intervalo existe apenas nos marca-passos multissítio modernos.

Intervalo AV[1,3,4]

É o tempo transcorrido entre um evento atrial estimulado e a liberação do estímulo ventricular. Esses intervalos existem somente nos marca-passos multicamerais.

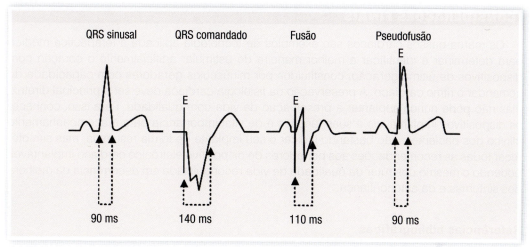

FIGURA 8.8. No quarto QRS, é representado pelo fenômeno de fusão e pseudofusão. (Fonte: Reproduzida com permissão do Dr. José Carlos Pachón Mateo.)

Intervalo básico ou ciclo básico[1,3,4]

É o maior intervalo entre duas espículas consecutivas da mesma câmara ou a menor frequência que o marca-passo pode atingir em um sistema que "segue o átrio" ou cujo biossensor está ligado.

Batimentos de fusão e pseudofusão[1,3,4]

Quando a câmara é despolarizada, em parte por estímulo natural e em parte pelo estímulo do marca-passo, ocorrem os "batimentos de fusão", que apresentam uma morfologia correspondente à soma vetorial do batimento normal com o batimento totalmente comandado (Figura 8.8). Quando o marca-passo produz um estímulo imediatamente após a despolarização natural do miocárdio (extrassístole ou sinusal) que está em contato com o eletrodo, surge no ECG uma espícula "sem efeito" sobre um QRS ou uma onda P natural. Esse fenômeno é conhecido como batimento de "pseudofusão".

Amplitude do pulso[1,3,4]

É a voltagem do pulso elétrico. Alterando-se a amplitude ou duração do pulso, obtém-se, para cada paciente, um estímulo elétrico para promover resposta miocárdica com gasto mínimo de energia.

Período refratário[1,3,4]

É o intervalo de tempo que decorre após a liberação de um estímulo ou percepção de um evento durante o qual o MP não reconhece eventos elétricos que normalmente deveria perceber.

Sensibilidade automática[1,3,4]

O avanço da estimulação cardíaca possibilita o ajuste da sensibilidade, que não é fixa e sim adaptável, conforme a amplitude da onda P ou da onda R precedentes. Esse recurso é de extrema importância nos pacientes que apresentam eventos de fibrilação atrial, miocardiopatia e extrassistolia polimórfica.

CONSIDERAÇÕES FINAIS

Os marca-passos cardíacos são exemplos de tecnologia aplicada à terapêutica médica para determinar e identificar a melhor maneira de estimular artificialmente o coração com dispositivos de última geração, constituídos por minúsculos geradores com capacidade de comandar o ritmo cardíaco. A preservação da fisiologia cardíaca deve ser a principal diretriz, mas não pode nunca suplantar a preservação da vida com qualidade. Para isso, conhecer os dispositivos implantáveis e suas funções é de vital importância para o acompanhamento clínico dos pacientes, não bastando indicar o seu implante de forma resumida, mas sim oferecer todas as recomendações aos portadores de dispositivo eletrônico cardíaco implantável, podendo o mesmo desfrutar da qualidade de vida reconquistada em decorrência da melhora dos sintomas e da autoconfiança.

Referências bibliográficas

1. Tracy CM, Epstein AE, Darbar D, DiMarco JP, Dunbar SB, Estes NA. ACCF/AHA/HRS. Focused update of the 2008 guidelines for device – based the rapy of cardiac rhythm abnormalities: a report of the American College of Cardiology Foundation/ American Heart Association Task Force on Practice Guidelines, 3 ed. American College of Cardiology Foundation/American Heart Association Task Force on Practice Guidelines. Circulation 2012; 126(14):1784-800.
2. Andrade JCS, Benedetti H, Andrade VS, Melo CS. In: Tratado de estimulação cardíaca artificial/ Celso Salgado de Melo. 5 ed. ampl e atual. Melo CS (ed.). Barueri, SP: Minha Editora 2015; 13:225-40.
3. Pachón Mateos JC. Marca-passo, desfibriladores e ressincronizadores cardíacos: noções fundamentais para o clínico. São Paulo: Atheneu, 2014.
4. Filho M, Zimerman M, Ioschpe L. Diretrizes Brasileiras de Dispositivos cardíacos eletrônicos implantáveis (DCEI). São Paulo: Arquivos Brasileiros de Cardiologia 2007; 89(6):e210-e237.
5. Costa R, Silva KR. Bradiarritmias, marca-passo e cardioversores – desfibriladores implantaveis. In: Enfermagem em Cardiologia. Quilici AP, Bento AM, Ferreira FG, Cardoso LF, Bagnatori RS, Moreira RSL, Silva SC (org.). São Paulo: Atheneu 2009; 461-86.
6. Bernstein AD, Daubert JC, Fletcher RD, Hayes DL, Lüderitz B, Reynolds DW, Schoenfeld MH, Sutton R. The revised NASPE/BPEG generic code for antibradycardia, adaptive-rate, and multisite pacing. North American Society of Pacing and Electrophysiology/British Pacing and Electrophysiology Group, 2002.
7. Parsonnet V, Furman S, Smyth NPD. Implantable cardiac pacemarkers: status report and resource guidelines. Pacemaker Study Group, Inter- Society Commission for Heart Disease Resources (ICHD). Circulation 1974; 50:A21-A35.
8. Bernstein AD, Camm AJ, Fletcher RD et al. The revised NASPE/BPEG generic code for antibradycardia, adaptive-rate and multisite pacing. PACE 2002; 25:260-4.
9. Martinelli Filho M, Nishioka SAD, Siqueira SF, Costa R. Atlas de marca-passo – a função através do eletrocardiograma, 2 ed. São Paulo: Atheneu 2012; p. 472.

Cardioversores-Desfibriladores Implantáveis

9

Eduarda Ribeiro dos Santos
Beatriz Murata Murakami
Edwin Rodrigo Paiva Borges

INTRODUÇÃO

A morte súbita cardíaca (MSC) não apresenta uma definição uniforme na literatura, no entanto, podemos depreender que se trata de uma parada repentina e inesperada dos batimentos cardíacos, sem causa extracardíaca óbvia,[1] tendo como causa subjacente da morte relatada uma doença cardíaca.[2]

A MSC é um grande desafio para a saúde pública, representando cerca de um quinto da mortalidade total nos países industrializados, em que metade de suas vítimas estão entre as pessoas não diagnosticadas previamente com doença cardíaca. Essa condição traz um impacto psicossocial devastador para a sociedade e as famílias das vítimas, uma vez que muitas destas ainda estão no auge da vida adulta.[3]

Estima-se que mais de 3 milhões de pessoas morram anualmente de MSC, com uma taxa de sobrevivência de menos de 1%.[4] As estatísticas no Brasil sobre essa condição ainda são escassas, no entanto, em estudo que avaliou os registros necroscópicos, entre 1993 e 2002, de uma cidade do interior do estado de São Paulo, foi identificada uma prevalência de MSC de 37,93% dos óbitos totais. Destes, a principal *causa mortis* relatada foi o infarto agudo do miocárdio.[5]

Em outra pesquisa que também avaliou a prevalência de MSC numa respectiva população, das 4.501 autopsias realizadas, 899 casos correspondiam aos critérios de MSC, em uma taxa de 30 mortes para cada 10.000 habitantes. E, assim como no estudo anterior, a principal causa foi a síndrome coronariana aguda.[6]

Nos Estados Unidos, a morte súbita é considerada um importante problema de saúde pública. Dados de um estudo sobre MSC, que abrangeu o período de 1989 a 1998, relataram que em 1998, das 719.456 mortes por doença cardíaca em adultos com idade igual ou superior a 35 anos, 456.076 (63%) casos foram definidos como MSC. De maneira geral, como resultado final da pesquisa, concluiu-se que mais de 60% das mortes por doenças cardíacas continuam a ser súbitas naquele país, ou seja, são mortes que ocorrem fora do hospital, na sala de emergência ou são atestados como "morto na chegada".[7]

A MSC ocorre em diferentes grupos populacionais, dentre eles um grande subconjunto de indivíduos sem um diagnóstico prévio de doença cardíaca, pacientes com história de doença cardíaca sem ou com disfunção cardíaca leve, com história de doença e disfunção cardíaca grave e aqueles diagnosticados com uma causa de base genética para arritmia cardíaca que gera risco de morte.[3]

Assim, a capacidade de reconhecer o risco antes do evento é severamente limitada, o que levanta a questão sobre os métodos de previsão da MSC e as medidas preventivas apropriadas para o grande número de potenciais vítimas.[3]

Do ponto de vista de fatores de risco, a MSC é desencadeada mais frequentemente por uma taquicardia ventricular (TV) monomórfica rápida que degenera em fibrilação ventricular (FV) e menos frequentemente é iniciada diretamente por uma TV polimórfica ou FV.[8]

A terapêutica indicada na sua prevenção compreende medicamentos antiarrítmicos, ressecção cirúrgica, ablação endocárdica por cateter e o implante de dispositivos elétricos, dentre eles os cardioversores-desfibriladores implantáveis (CDI).[9]

Como salientado anteriormente, atualmente as técnicas de avaliação de identificação de risco aplicadas preveem apenas uma parcela muito pequena de todas as futuras paradas cardíacas, no entanto, com especificidade suficiente para justificar a terapia com CDI[3] como medida preventiva, tanto primária quanto secundária.

O CDI é considerado uma das mais importantes e excitantes invenções, tanto no âmbito da desfibrilação quanto na prevenção da MSC. Este pioneirismo é creditado à equipe de Stephen Heilman e Michel Mirowski do Sinai Hospital, em Baltimore.[10]

O primeiro protótipo do CDI foi implantado com sucesso em um cachorro no ano de 1975. Esse modelo foi aperfeiçoado e aprovado pela Food and Drug Administration para o uso humano, sendo que o primeiro implante de sucesso ocorreu no ano de 1980. Embora tenha sido um sucesso, esse primeiro modelo pesava 225 gramas, necessitando de toracotomia para o implante dos eletrodos e sendo capaz apenas de desfibrilar.[10]

A última década assistiu a um rápido progresso dos dispositivos eletrônicos cardíacos implantáveis, fazendo com que, para uma parcela significativa de pacientes com disfunção ventricular esquerda e/ou risco de morte cardíaca súbita, a terapia com esses dispositivos faça parte do manejo padrão.[11]

Estudos foram desenvolvidos para avaliar a efetividade do CDI na prevenção da MSC, dentre eles o Multicenter Automatic Defibrillator Implantation Trial II (MADIT II), que teve dentre os objetivos avaliar o efeito da terapia com CDI profilático na sobrevida de pacientes com infarto do miocárdio e disfunção ventricular esquerda. Os pesquisadores concluíram que o uso do dispositivo é superior na prevenção de risco de morte quando comparado com a terapia convencional.[12]

Em outro estudo, o Sudden Cardiac Death in Heart Failure Trial (SCD-HeFT), que teve o objetivo de comparar o uso do CDI com o uso da amiodarona na prevenção da MSC, o CDI mostrou-se superior, reduzindo o risco de morte em 23%.[13]

O cardioversor desfibrilador implantável

O CDI consiste em gerador de pulso, eletrodos de estimulação ou detecção e bobinas de desfibrilação. Pode ter dupla função, atuando como marca-passo frente a bradicardias ou na prevenção de parada cardíaca em pacientes de alto risco de arritmias ventriculares fatais, sendo essa a sua principal funcionalidade.[14]

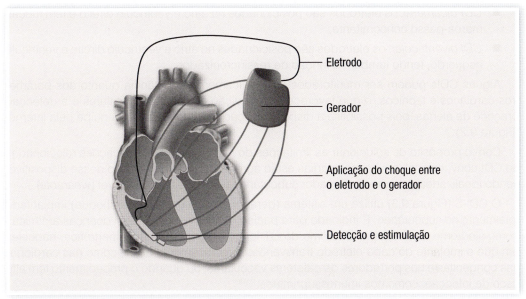

FIGURA 9.1. Cardioversor desfibrilador implantável. (Fonte: www.biotronik.com.)

De acordo com informações dos fabricantes Medtronik® e Biotronik®, um CDI é um microcomputador com uma bateria, protegido por uma pequena caixa de titânio, pesando entre 70 e 75 gramas. No cabeçote localizam-se as conexões para os eletrodos, os quais serão conduzidos através da veia direitamente ao coração. Os cabos-eletrodos implantáveis são constituídos de metal tais como prata, platina ou irídio e isolados com silicone compatível. A função dos eletrodos é de transmitir, por meio de sensores, sinais de informação sobre a atividade elétrica cardíaca ao dispositivo e disparar pulsos elétricos por meio dos eletrodos de desfibrilação, na vigência da arritmia com o intuito de corrigí-la (Figura 9.1).

O CDI tem as mesmas propriedades do desfibrilador externo, contudo contém algoritmos especiais que proporcionam capacidade de autodetectar a taquiarritmia e responder automaticamente a ela, na forma de cardioversão, conversão do ritmo com baixa energia e desfibrilação de alta energia.[14] O gerador é dotado de algoritmo de detecção, sistema de terapia e memória. Em que:[15]

- *Algoritmo de detecção:* representa a maneira como o dispositivo vai se comportar frente ao ritmo do paciente. Por meio da telemetria há a programação da faixa de frequência cardíaca a ser considerada, bradicardia ou taquicardia, e o tipo de terapia frente a essas situações;
- *Sistema de terapia:* são as funções de estimulação antibradicardia, pós-choque e antitaquicardia. No caso do pós-choque, há estimulação após a desfibrilação caso ocorra bradicardia ou assistolia transitória. Já frente a antitaquicardia os recursos utilizados são sobre estimulação ou cardioversão/desfibrilação, com energia de até 32 joules, gerada de forma rápida por meio de uma bateria de 6 volts;
- *Memória:* admite que o aparelho registre informações atinentes a eventos arrítmicos tratados, particularidades e resultados das terapias e até alguns eletrogramas intracavitários.

Há três tipos de CDI:

- *CDI unicameral:* o eletrodo é posicionado no ventrículo direito, apenas com função de cardioversor/desfibrilador;

- *CDI bicameral:* os eletrodos são posicionados no átrio e ventrículo direito e tem função marca-passo concomitante;
- *CDI biventricular:* os eletrodos são posicionados no átrio e ventrículo direito e ventrículo esquerdo, tendo também a função de ressincronizador.

Alguns CDIs podem ser monitorados automaticamente à distância quanto aos parâmetros cardíacos e técnicos, o que favorece a diminuição de visitas hospitalares e a detecção precoce de alertas, pois possibilita a disponibilização das informações à equipe pela internet (Figura 9.2).[16]

Com o propósito de solucionar as limitações do implante e as complicações relacionadas ao CDI convencional, novas tecnologias estão agregadas para a evolução desse dispositivo, sendo idealizados o cardiodesfibrilador subcutâneo (CDI-S) e o CDI vestível (*wearable*).

O CDI-S (Figura 9.3) utiliza um sistema (gerador e cabo-eletrodo de choque) implantado totalmente no subcutâneo. É indicado para pacientes jovens, ativos, com doenças arrítmicas como síndrome de Brugada, síndrome do QT longo e cardiomiopatia hipertrófica, naqueles em que o implante do cabo-eletrodo transvenoso é tecnicamente difícil, como nas cardiopatias congênitas e nos portadores de cateteres vasculares, ou quando o procedimento tem alto risco de infecção, como nos imunossuprimidos.[17,18]

Entretanto, não é indicado para pacientes que necessitam de terapia antibradicardia, antitaquicardia ou terapia de ressincronização cardíaca simultâneas.[17]

Seu uso foi aprovado na União Europeia e na Nova Zelândia em 2009, e em 2012 nos Estados Unidos. A liberação para o uso do CDI-S ainda não ocorreu no Brasil, mas estima-se que acontecerá em meados de outubro de 2016.[17]

Já o CDI vestível (Figura 9.4) também pode ser usado como uma estratégia de prevenção de MSC aos pacientes com alto risco para FV e TV, mas que não podem receber o CDI convencional.[18]

Esse dispositivo, além de desfibrilar, possui um gravador que registra e transmite o traçado eletrocardiográfico do paciente para uma central. Assim como o CDI-S, não possui função antibradicardia, antitaquicardia ou terapia de ressincronização cardíaca simultânea.[18]

Devido ao fato de não ser implantado, o CDI vestível tem alto risco de captar artefatos e, por isso, possui algoritmos específicos que tentam minimizar o risco de disparos inapropriados, sendo essa a maior complicação relacionada ao seu uso.[18]

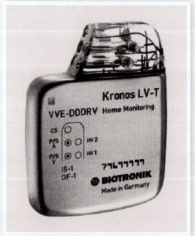

FIGURA 9.2. Gerador Kronos LV-T – Home Monitoring. (Fonte: http://www.relampa.org.br/.)

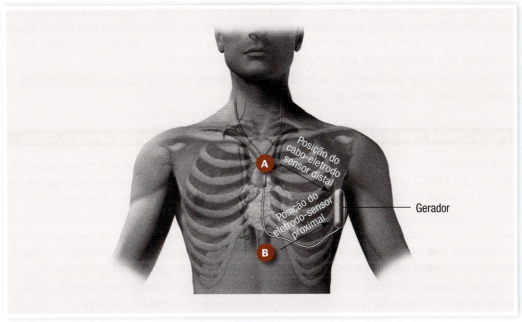

FIGURA 9.3. Cardiodesfibrilador implantável subcutâneo.[17] (Fonte: Nunes, 2014.)

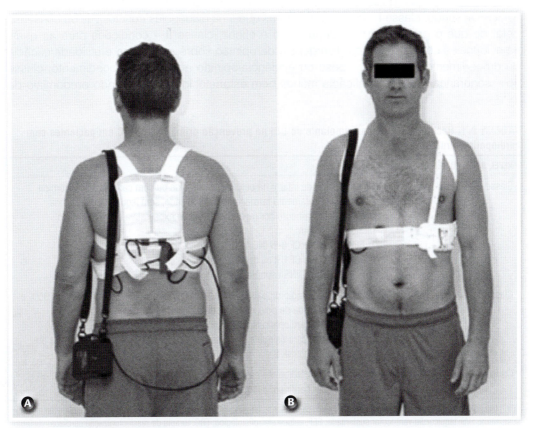

FIGURA 9.4. (A-B) CDI vestível.[18]

A população que mais se beneficia dessa nova tecnologia são os pacientes com alto risco de desenvolvimento de FV, aguardando transplante cardíaco, na fase aguda do infarto agudo do miocárdio ou após procedimento cardíaco invasivo ou, ainda, aqueles que precisaram remover o CDI convencional por infecção em antibioticoterapia.[18,19]

Considerando a usabilidade na prática clínica, neste capítulo abordaremos apenas os aspectos relacionados apenas ao CDI convencional.

PRINCIPAIS INDICAÇÕES PARA IMPLANTE DE CARDIODESFIBRILADOR

A indicação para o implante de um CDI requer um adequado processo de estratificação de risco para MSC, que se inicia com a definição do perfil clínico que confere esse risco e discussão sobre as opções de manejo para que o paciente esteja plenamente informado.[11,20,21]

A indicação pode ser para prevenção primária ou secundária da MSC, sendo a prevenção primária um método profilático para evitar ou interromper precocemente o desenvolvimento de arritmias fatais em pacientes com alto risco de MSC, enquanto a secundária consiste em evitar recidivas em pacientes recuperados de parada cardíaca por essas disritmias.[18]

Se for tomada a decisão de não implantar o dispositivo, esta deve ser revista pelo menos anualmente ou quando há uma mudança significativa na condição do paciente.[11]

A seguir, as recomendações para implante de CDI na prevenção primária (Tabela 9.1) e secundária (Tabela 9.2) da MSC, conforme a Sociedade Brasileira de Cardiologia.[22]

Vale ressaltar que as recomendações estão classificadas conforme a indicação e nível de evidência, sendo: classe I – condições para as quais há evidências conclusivas ou consenso geral de que o procedimento é seguro, útil e eficaz; classe II – condições para as quais há evidências conflitantes e/ou divergência de opinião sobre segurança e utilidade/eficácia do procedimento; classe IIa – peso ou evidência/opinião a favor do procedimento; classe IIb – segurança e utilidade/eficácia menos bem estabelecida, não havendo predomínio de

TABELA 9.1. Recomendações para implante de CDI na prevenção primária de MSC em pacientes com cardiopatia estrutural[22]

NÍVEL DE RECOMENDAÇÃO	PERFIL CLÍNICO
Classe I	• Sobreviventes de infarto há pelo menos 40 dias ou com cardiopatia isquêmica crônica, sob tratamento farmacológico otimizado, sem isquemia miocárdica passível de tratamento por revascularização e expectativa de vida de pelo menos 1 ano com: 1. FEVE ≤ 35% e CF II-III (NE A) 2. FEVE ≤ 30% e CF I, II ou III (NE A) 3. FEVE ≤ 40%, TVNS espontânea e TVS indutível ao EEF (NE B)
Classe IIa	• Pacientes com cardiomiopatia dilatada não isquêmica, CF II-III, com FEVE ≤ 35% e expectativa de vida de pelo menos 1 ano (NE A) • Pacientes com cardiopatia isquêmica ou não isquêmica, CF III-IV, FEVE ≤ 35%, QRS ≥ 120 ms, para os quais tenha sido indicada TRC e expectativa de vida de pelo menos 1 ano (NE B)
Classe III	• Pacientes com cardiopatia passível de correção cirúrgica ou percutânea (NE B) • Pacientes com cardiopatia isquêmica e FEVE ≥ 35% (NE B)

FEVE: fração de ejeção do ventrículo esquerdo; CF: classe funcional; NE: nível de evidência; TVNS: taquicardia ventricular não sustentada, TVS: taquicardia ventricular sustentada; EEF: estudo eletrofisiológico; TRC: terapia de ressincronização cardíaca.
Fonte: Martinelli Filho, 2007.

TABELA 9.2. Recomendações para implante de CDI na prevenção secundária de MSC em pacientes com cardiopatia estrutural[22]

NÍVEL DE RECOMENDAÇÃO	PERFIL CLÍNICO
Classe I	• Parada cardíaca por TV/FV de causa não reversível, com FEVE $\leq$ 35% e expectativa de vida de pelo menos 1 ano (NE A) • TVS espontânea com comprometimento hemodinâmico ou síncope, de causa não reversível com FEVE $\leq$ 35% e expectativa de vida de pelo menos 1 ano (NE A)
Classe IIa	• Sobreviventes de parada cardíaca, por TV/FV de causa não reversível, com FEVE $\geq$ 35% e expectativa de vida de pelo menos 1 ano (NE B) • Pacientes com TVS espontânea, de causa não reversível, com FEVE $\geq$ 35%, refratária a outras terapêuticas e expectativa de vida de pelo menos 1 ano (NE B) • Pacientes com síncope de origem indeterminada com indução de TVS hemodinamicamente instável e expectativa de vida de pelo menos 1 ano (NE B)
Classe III	TV incessante (NE C)

TV: taquicardia ventricular; FV: fibrilação ventricular; FEVE: fração de ejeção do ventrículo esquerdo; NE: nível de evidência; TVS: taquicardia ventricular sustentada.
Fonte: Martinelli Filho, 2007.

opiniões a favor; e classe III – condições para as quais há evidências e/ou consenso de que o procedimento não é útil/eficaz e, em alguns casos, pode ser prejudicial.[22]

Quanto aos níveis de evidência: nível A – dados obtidos a partir de múltiplos estudos randomizados de bom porte, concordantes e/ou de meta-análise robusta de estudos clínicos randomizados; nível B – dados obtidos a partir de meta-análise menos robusta, a partir de um único estudo randomizado ou de estudos não randomizados (observacionais); e nível C – dados obtidos de opiniões consensuais de especialistas.[22]

Há ainda recomendações para casos especiais. Citaremos aqui as recomendações classe I para esse grupo e respectivos níveis de evidência:[22]

■ Pacientes com taquicardia ventricular polimórfica colinérgica, sobreviventes de parada cardíaca e expectativa de vida de pelo menos 1 ano (NE C);

■ Pacientes com síndrome do QT longo congênito, sobreviventes de parada cardíaca e expectativa de vida de pelo menos 1 ano (NE A);

■ Pacientes com síndrome de Brugada, sobreviventes de parada cardíaca e expectativa de vida de pelo menos 1 ano (NE C);

■ Pacientes com cardiomiopatia hipertrófica que tenham apresentado TV/FV sustentada de causa não reversível e expectativa de vida de pelo menos 1 ano (NE B);

■ Pacientes com cardiopatia arritmigênica do ventrículo direito que tenham apresentado TV/FV sustentada de causa não reversível e com expectativa de vida de pelo menos 1 ano (NE B).

As recomendações para o uso do CDI como ressincronizador cardíaco são diferentes do CDI convencional, e estão dispostas na Tabela 9.3.

PROCEDIMENTO CIRÚRGICO – TÉCNICA CONVENCIONAL COM IMPLANTE DE CABO-ELETRODO TRANSVENOSO

Para a realização do implante do CDI é indispensável que o paciente esteja em boas condições clínicas e tenha realizado exames de eletrocardiografia, radiografia de tórax, exames

TABELA 9.3. Recomendações para implante de CDI como ressincronizador cardíaco[22]

NÍVEL DE RECOMENDAÇÃO	PERFIL CLÍNICO
Classe I	• Pacientes com FEVE ≤ 35%, ritmo sinusal, IC com CF III ou IV apesar de tratamento farmacológico otimizado e com QRS > 150 ms (NE A) • Pacientes com FEVE ≤ 35%, ritmo sinusal, IC com CF III ou IV apesar de tratamento farmacológico otimizado, com QRS de 120 a 150 ms e comprovação de dissincronismo por método de imagem (NE A)
Classe IIa	• Pacientes com IC em CF III ou IV, sob tratamento medicamentoso otimizado, com FEVE ≤ 35%, dependentes de marca-passo convencional, quando a duração do QRS for superior a 150 ms ou quando houver dissincronismo documentado por método de imagem (NE B) • Pacientes com FEVE ≤ 35%, com FA permanente, IC com CF III ou IV apesar de tratamento farmacológico otimizado e com QRS > 150 ms (NE C) • Pacientes com FEVE ≤ 35%, FA permanente, IC com CF III ou IV apesar de tratamento farmacológico otimizado e com QRS de 120 a 150 ms com comprovação de dissincronismo por método de imagem (NE C)
Classe IIb	• Pacientes com FEVE ≤ 35%, ritmo sinusal, IC com CF III ou IV apesar de tratamento farmacológico otimizado e com QRS < 120 ms com comprovação de dissincronismo por método de imagem (NE C) • Pacientes com indicação de marca-passo quando a estimulação ventricular é imprescindível, FEVE ≤ 35% e IC CF III ou IV (NE C)
Classe III	• Pacientes com cardiomiopatia dilatada e IC sob tratamento farmacológico não otimizado ou com boa resposta terapêutica, independentemente da presença de distúrbio de condução (NE A)

FEVE: fração de ejeção do ventrículo esquerdo; IC: insuficiência cardíaca; CF: classe funcional; NE: nível de evidência; FA: fibrilação atrial.
Fonte: Martinelli Filho, 2007.

laboratoriais (hemograma, bioquímica, coagulograma e urina I), ecocardiograma, *Holter* de 24 h, estudo eletrofisiológico e venografia.[22]

É indispensável também jejum mínimo de seis horas, tricotomia e antissepsia do local, além de antibioticoterapia profilática. O tipo de anestesia deve ser escolhido de acordo com cada caso, sendo mais comumente utilizada a sedação com anestesia local.[22,23]

O procedimento cirúrgico inicia pela realização de uma incisão na pele de cerca de 10 cm, de preferência na região subclávia esquerda, devido ao vetor mais favorável para a administração do choque.[22,23]

Observam-se casos em que a incisão é realizada na região subclávia direita e mais raramente na região abdominal. Essa escolha pode estar relacionada com o fato do paciente ser canhoto, realização prévia de mastectomia ou retirada de cadeia de linfonodos locais, além da presença de dispositivos cardíacos anteriores.[24]

Após a incisão, é realizada uma abertura (bolsa) de cerca de 5 cm no tecido subcutâneo até a fáscia muscular, para acomodar o gerador do CDI. Em seguida, faz-se a obtenção do acesso vascular.[24]

Os cabos-eletrodos são colocados via transvenosa, por punção de veia subclávia ou a dissecção da veia cefálica. Caso também seja utilizado um cabo-eletrodo para estimulação do ventrículo esquerdo, o acesso é pelo seio venoso.[22]

Os cabos utilizados para estimulação atrial direita têm a ponta em formato de saca-rolha, podendo ser fixados em qualquer ponto do átrio, enquanto os ventriculares têm formato de "J" e são locados na ponta do ventrículo ou parede diafragmática.[25]

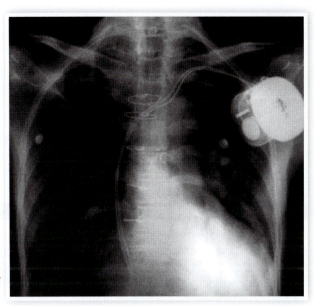

FIGURA 9.5. Radiografia de tórax pós-implante. (Fonte: http://www.relampa.org.br/detalhe_artigo.asp?id=66.)

Para pacientes com coração muito dilatado ou com extensa área de fibrose, pode-se optar pelos eletrodos com ponta em formato saca-rolhas, mesmo na área ventricular.[25]

Após o posicionamento dos cabos-eletrodos e confirmação da locação por meio de radioscopia, são realizados testes e faz-se a conexão destes com o gerador. Após isso, todas essas estruturas são fixadas com suturas para evitar deslocamento, e então é realizado o fechamento da pele.[25]

Por diversas vezes, ao longo do procedimento, são testados alguns parâmetros como os limiares de estimulação e sensibilidade, impedâncias de estimulação, eletrograma endocavitário/epicárdico, medidas de impedância de choque de cardioversão/desfibrilação, além de teste de limiar de desfibrilação para garantir a realização da programação adequada e o bom funcionamento do dispositivo posteriormente.[22]

Ao término do procedimento cirúrgico, prossegue-se então com a realização de nova avaliação clínica, eletrocardiográfica e eletrônica do sistema implantado e realização de radiografia de tórax (Figura 9.5).[22]

A cirurgia dura entre uma e duas horas e o período de internação estimado é de 24 horas, na ausência de intercorrências. Após a alta hospitalar, a avaliação eletrônica do dispositivo deve acontecer a cada 3 ou 6 meses durante os primeiros 3 ou 4 anos após o implante, ficando mais frequente após esse período.[22,25]

COMPLICAÇÕES

Diversas complicações podem acontecer na fase pós-operatória. Como exemplo, podemos citar a ocorrência de pneumotórax, hemotórax, hematoma, lesão valvar, acidente vascular encefálico, infarto agudo do miocárdio, fístula arteriovenosa, deslocamento do cabo-eletrodo (especialmente nas primeiras 48 horas), arritmias, perfurações com ou sem tamponamento cardíaco e infecção relacionada à contaminação cirúrgica ou necrose da pele por ulceração crônica por mau posicionamento do gerador.[17,22,25]

Nos casos de infecção, o tratamento inclui, quase sempre, a remoção do dispositivo.[17,22,25]

Podem acontecer, ainda, complicações relacionadas à disfunção do gerador relacionada com perda de comando e/ou sensibilidade, levando a falha em empregar a terapia apropriada ou emprego inapropriado nos casos com indicação.[23]

Estudos demonstram também mudanças na qualidade de vida, com aumento dos níveis de ansiedade e depressão, problemas sexuais, mudanças na rotina de trabalho e até mesmo relatos de afastamento social, especialmente nos pacientes que já sofreram algum disparo do CDI.[22]

Em longo prazo, a incidência de defeitos do cabo-eletrodo pode atingir uma taxa de 20% em 10 anos, principalmente por problemas relacionados ao isolante. A extração de um cabo-eletrodo de um implante tardio é associado a altas taxas de morbidade e mortalidade.[17]

INTERVENÇÕES DE ENFERMAGEM[19,22,26,27]

É adequado que os centros que implantam o CDI promovam atividades de educação em saúde aos pacientes candidatos e portadores de dispositivos, tais como fornecimento de folhetos e livretos informativos, grupos terapêuticos, consultas com profissionais de saúde e acompanhamento telefônico, para preparar o paciente e família para o procedimento cirúrgico e autocuidado domiciliar pós-operatório.

O enfermeiro é um dos profissionais da equipe multidisciplinar que acompanha o paciente em todas as etapas desse processo, e idealmente possui conhecimento sobre os aspectos técnicos do CDI, habilidades para esclarecer dúvidas sobre eventuais problemas e sintomas e pode ainda realizar intervenções precoces para evitar complicações.

Abaixo, as principais intervenções de enfermagem ao paciente portador de CDI, considerando os períodos pré e pós-operatório:

- Oferecer ao paciente e família informações sobre o CDI (indicações, funcionamento, experiência cardioversora, mudanças necessárias no estilo de vida, complicações potenciais);
- Orientar o paciente sobre o disparo do aparelho que é inesperado, pode ser doloroso e causar perda da consciência e, raramente, incontinência fecal;
- Orientar o paciente sobre a desqualificação para direção profissional;
- Orientar o motorista particular que poderá dirigir somente quatro semanas após o implante e seis meses após o último evento arrítmico, nos casos de disparo do choque;
- Documentar dados no prontuário sobre a inserção do CDI (fabricante, modelo, número de série, data do implante, modo de funcionamento, sistema de oferecimento de choques, limites da programação);
- Observar ocorrências de mudanças na condição cardíaca ou hemodinâmica indicativa das mudanças dos parâmetros do CDI;
- Monitorar a presença de edema nos braços, hiperemia ou calor no lado ipsilateral ao implante;
- Orientar o paciente a não utilizar roupas apertadas para não atritar com o local da incisão;
- Examinar o local da incisão quanto a dor, hiperemia, edema ou sinais de deiscência;
- Observar sinais de infecção na ferida operatória e características da drenagem, se houver;
- Realizar troca dos curativos da ferida operatória conforme rotina institucional;
- Manter repouso relativo durante o primeiro mês pós-operatório, para cicatrização dos local da cirurgia e evitar deslocamento dos cabos;

Cardioversores-Desfibriladores Implantáveis

- Orientar o paciente sobre restrição às atividades (restrições iniciais de levantamento dos braços nos implantes torácicos, levantamento de objetos pesados, esportes de contato, direção de veículos);

- Orientar o paciente sobre sintomas emergenciais (tontura, síncope, fraqueza, náusea, palpitações, angina, dispneia, fadiga) e a solicitar ajuda (telefonar para serviço de emergência ou se encaminhar a um pronto-socorro);

- Orientar o paciente a sempre portar o cartão de identificação do paciente, fornecido pelo fabricante e mostrar aos profissionais de saúde antes de qualquer tratamento, incluindo o dentista;

- Orientar o paciente a comunicar o cardiologista sobre quaisquer mudanças nos medicamentos em uso;

- Orientar o paciente a registrar as mudanças clínicas que julgar pertinentes, com hora/local/atividade em execução/sintomas e levar esse diário às consultas;

- Orientar os familiares sobre a não ocorrência de danos a pessoas que tocam o paciente que recebe a descarga do desfibrilador (pode-se sentir o choque mas este não é prejudicial);

- Investigar as reações psicológicas (ansiedade, depressão, estresse) pós-implante do CDI e, especialmente, após eventos de disparo;

- Encorajar o paciente a participar de grupos de apoio;

- Para a cardioversão ou desfibrilação de um paciente com CDI: colocar as pás na posição anteroposterior, com distância de pelo menos 15 cm da unidade geradora, ter um programador de marca-passo apropriado disponível para examiná-lo após o procedimento;

- Monitorar a ocorrência de anormalidades metabólicas e eletrolíticas do paciente, como hipocalemia, acidose ou alcalose graves, hipercapnia, hiperglicemia, hipoxemia e hipotireoidismo, pois estas podem afetar os limiares de estimulação e sensibilidade;

- Orientar que o paciente pode retomar a vida sexual normal assim que se sentir melhor, com cuidado para descansar antes e após as relações, moderar na quantidade de alimentos e bebidas alcóolicas antes e para as mulheres, em especial, hidratar-se bem antes e após o ato;

- Orientar o paciente sobre considerações especiais relativas ao uso de detectores de metal manuais: *não* permitir que detectores manuais se aproximem do gerador, devido ao risco de interferir e mudar os parâmetros da programação;

- Orientar o paciente sobre complicações potenciais do CDI em caso de interferência eletromagnética e gravidade/risco de interferências, que são classificados como aceitáveis, aceitáveis com riscos e inaceitáveis.

São considerados aceitáveis o uso de eletrodomésticos domiciliares (exceto se em mau funcionamento), fenômenos eletrostáticos relacionados ao clima seco, uso de escadas rolantes e portas automáticas. A locomoção em automóveis, ônibus, aviões e motocicletas é segura; porém, o paciente não deve aproximar o tórax do local onde está instalado o motor do automóvel em funcionamento e não deve permanecer na cabine de comando de aviões, pelo risco de interferência com os dispositivos de radiocomunicação.

Os aceitáveis com risco são: uso de colchões magnéticos, o uso de telefones celulares ou sem fio, iPod MP3, *bluetooth, walkie-talkie, wireless* ou *wi-fi*, que devem ser utilizados no ouvido contralateral à localização do gerador e não devem ser portados no bolso superior da camisa ou casaco (implante torácico) ou na cintura (implante abdominal) e proximidade menor que 3 metros de antenas de telefonia celular.

O uso de bisturi elétrico deve ser evitado e, na impossibilidade, preferencialmente utilizar o eletrocautério bipolar (ao invés do unipolar). O local da colocação da placa deve ser o mais distante possível do sistema (gerador e cabos-eletrodos) e o mais próximo possível da lâmina, de tal forma que a alça elétrica (placa-bisturi) não passe sobre o sistema. A aplicação do bisturi deve ser intermitente, em pulsos de curta duração.

Outros riscos considerados aceitáveis são a realização de radiação terapêutica em local diferente do implante (desde que o gerador seja protegido com chumbo e se faça avaliações frequentes), ablação por radiofrequência, uso de aparelhos que produzam vibrações mecânicas, tais como furadeiras, escovas de dente elétricas, barbeadores, secador de cabelo e realização de esportes, desde que não utilize a musculatura peitoral com grande intensidade.

São considerados riscos inaceitáveis, e que não devem ser realizados, a realização de exame de ressonância magnética, uso de medidor de gordura corporal, realização de litotripsia em portadores de geradores abdominais, irradiação terapêutica sobre o local do implante e manuseio de dispositivos de soldas elétricas pelo portador do CDI.

Referências bibliográficas

1. Jouven X, Bougouin W, Karam N, Marijon E. Epidemiology of sudden cardiac death: data from the Paris Sudden Death Expertise Center Registry. Rev Prat 2015; 65(7):916-8.
2. Gillum RF. Sudden cardiac death in hispanic americans and african americans. Am J Public Health 1997; 87:1461-6.
3. Hein JJ, Wellens PJ, Schwartz FW, Lindemans AE, Buxton JJ, Goldberger SH. Risk stratification for sudden cardiac death: current status and challenges for the future. Eur Heart J 2014; 35(25):1642-51.
4. Josephson M, Wellens HJJ. Implantable defibrillators and sudden cardiac death. Circulation 2004; 109:2685-91.
5. Reis LM, Cordeiro JA, Cury PM. Análise da prevalência de morte súbita e os fatores de riscos associados: estudo em 2.056 pacientes submetidos a necropsia. J Bras Patol Med Lab 2006; 42(4):299-303.
6. Braggion-Santos MF, Volpe GJ, Pazin-Filho A, Maciel BC, Marin-Neto JA, Schmidt A. Sudden Cardiac Death in Brazil: A Community-Based Autopsy Series (2006-2010). Arq Bras Cardiol [Internet]. 2015 Feb [cited 2016 Apr 09]; 104(2):120-7. Disponível em: http://www.scielo.br/scielo.php?script=sci_arttext&pid= S0066-782X2015000200005&lng=en
7. Zheng ZJ, Croft JB, Giles WH, Mensah GA. Sudden cardiac death in the United States, 1989 to 1998. Circulation 2001; 104(18):2158-63.
8. Zipes DP, Wellens HJ. Sudden cardiac death. Circulation 1998; 98:2334-51.
9. Andrade JCS, Ávila Neto V, Braile DM, Brofman PRS, Costa ARB, Costa R. Diretrizes para o implante de cardioversor desfibrilador implantável. Arq Bras Cardiol 2000; 74(5):481-2.
10. Abhlash SP, Namboodiri N. Sudden cardiac death e historical perspectives. Indian Heart Journal 2014; 66(Suppl 1):S4-S9.
11. Leyva F, Plummer CJ. National Institute for Health and Care Excellence 2014 guidance on cardiac implantable electronic devices: health economics reloaded. Europace 2015; 17:339-42.
12. Moss AJ, Zareba W, Hall WJ, Klein H, Wilber DJ, Cannom DS et al. Prophylactic implantation of a defibrillator in patients with myocardial infarction and reduced ejection fraction. N Engl J Med 2002; 346:877-83.
13. Bardy GH, Lee KL, Mark DB, Poole JE, Packer DL, Boineau R et al. Amiodarone or an implantable cardioverter-defibrillator for congestive heart failure. N Engl J Med 2005; 352:225-37.
14. Rapsang AG, Bhattacharyya P. Pacemakers and implantable cardioverter defibrillators – general and anesthetic considerations. Brazilian Journal of Anesthesiology (English Edition) 2014; 64(3):205-14.
15. Sant'Anna JRM. Marcapasso cardíaco e cardioversor-desfibrilador implantável – orientações para realização de procedimentos diagnósticos e terapêuticos. Revista da Sociedade de Cardiologia do Rio Grande do Sul. 2007; 12:1-10.
16. Varma N, Epstein AE, Irimpen A, Schweikert R, Love C. Efficacy and safety of automatic remote monitoring for implantable cardioverter-defibrillator follow-up: the Lumos-T Safely Reduces Routine Office Device Follow-up (TRUST) trial. Circulation 2010; 122:325-32.
17. Nunes GF, Nôvo CAF, Valva FAD. Cardiodesfibrilador implantável subcutâneo: um novo dispositivo para o tratamento da morte súbita. Relampa 2014; 27(1):40-5.

18. Priori SG, Blomstrom-Lundqvist C, Mazzanti A, Blom N, Borggrefe M, Camm J et al. ESC Guidelines for the management of patients with ventricular arrhythmias and the prevention of sudden cardiac death. The Task Force for the Management of Patients with Ventricular Arrhythmias and the Prevention of Sudden Cardiac Death of the European Society of Cardiology (ESC). European Heart Journal 2015; 1-87.

19. Vasquez LD, Sears SF, Shea JB, Vasquez PM. Sexual Health for Patients With an Implantable Cardioverter Defibrillator. Circulation 2010; 122:e465-e467.

20. Melo CS, Silva Júnior LM, Vazquez BP, Vazquez TP, Oliveira JC, Salerno HD, Lage JS. Evidências atuais para indicação de cardiodesfibriladores implantáveis (CDI). Relampa 2014; 27(2):94-105.

21. Mendoza-González C. Indicaciones clínicas para el implante de desfibrilador automático implantable (DAI) en pacientes con insuficiência cardiaca congestiva y cardiopatía isquêmica. Archivos de Cardiologia de Mexico. 2006; 76(Supl 2):209-13.

22. Martinelli Filho M, Zimerman LI, Lorga AM, Vasconcelos JTM, Rassi A Jr. Guidelines for Implantable Electronic Cardiac Devices of the Brazilian Society of Cardiology. Arq Bras Cardiol 2007; 89(6):e210-e238.

23. Braunwald E. Tratado de medicina cardiovascular, 8 ed. São Paulo: Roca 1999; 2:2139.

24. Budzikowski AS, Gabriel JK, Lange RA. Cardioverter-Defibrillator Implantation, 2016. [cited 2016 Apr 01]. Disponível em: http://emedicine.medscape.com/article/1839525-overview#a5.

25. Goffi FS. Técnica cirúrgica: bases anatômicas, fisiopatológicas e técnicas da cirurgia, 4 ed. São Paulo: Atheneu 2001; 822 p.

26. Dochterman JM, Bulechek GM. Classificação das intervenções de enfermagem (NIC), 3 ed. Porto Alegre: Artmed 2004; 1089 p.

27. Fenelon G, Nishioka SAD, Lorga Filho A, Teno LAC, Pachon EI, Adura FE et al. Sociedade Brasileira de Cardiologia e Associação Brasileira de Medicina de Trafego. Recomendações Brasileiras para direção veicular em portadores de dispositivos cardíacos eletrônicos implantáveis (DCEI) e arritmias cardíacas. Arq Bras Cardiol 2012; 99(4 supl. 1):1-10.

Complicações: Estimulação Cardíaca Temporária e Definitiva

10

Roberto Della Rosa Mendez
Mariana Alvina dos Santos
Sebastião Junior Henrique Duarte

INTRODUÇÃO

Neste capítulo, serão apresentadas as complicações mais frequentes relacionadas à estimulação cardíaca artificial temporária e permanente que podem interferir na ação mecânica dos dispositivos utilizados, e também comprometer tanto a segurança do paciente como o sucesso esperado no procedimento.

A estimulação cardíaca artificial tem evoluído ao longo dos tempos, desde a sua descoberta na década de 1950 por Paul M. Zoll. Atualmente, faz parte do arsenal terapêutico para o tratamento de arritmias cardíacas, seja de forma temporária ou definitiva.

Com a evolução da estimulação cardíaca artificial houve grandes avanços tecnológicos tanto na fabricação como na implantação dos dispositivos cardíacos eletrônicos implantáveis (DCEI). Esses avanços estenderam-se também em relação ao planejamento pré-operatório, aos acessos anatômicos, ao emprego de profissionais habilitados e na utilização de acessórios que facilitam os implantes.[1-4] Essa evolução, associada a um maior conhecimento dos distúrbios de condução elétrica cardíaca, permitiu o desenvolvimento da estimulação cardíaca artificial cada vez mais fisiológica e segura.

Mesmo com toda evolução da estimulação cardíaca artificial, esse procedimento não está isento de riscos e requer manejo por pessoal qualificado, no sentido de ampliar a segurança do paciente contra eventuais intercorrências. A literatura evidencia complicações relacionadas ao marca-passo, que variam de 3,6 a 12,4% e, geralmente, ocorrem no período de internação hospitalar ou durante os primeiros seis meses após o implante do marca-passo.[5-6]

A estimulação cardíaca artificial pode ser realizada por meio de distintos dispositivos para diferentes finalidades terapêuticas. Assim, os DCEI são classificados em marca-passo, cardiodesfibrilador implantável e ressincronizador cardíaco. O marca-passo tem como principal função terapêutica o tratamento de bradiarritmias, podendo ser programado para estimulação/sensibilidade no átrio e/ou ventrículo. O cardiodesfibrilador implantável é um dispositivo utilizado com a principal indicação no tratamento de taquicardia ventricular e fibrilação ventricular por meio de choque ou estimulação rápida. O ressincronizador cardíaco tem sido empregado no tratamento da insuficiência cardíaca para ressincronizar os ventrículos por meio de estímulos multissítio (biventricular).[7]

Assim, a estimulação cardíaca artificial pode ser considerada um grande benefício à saúde humana, pelo seu potencial de reverter/tratar complicações cardíacas, prolongar e melhorar a qualidade de vida. No entanto, requer que os profissionais de saúde adotem medidas de educação continuada a fim de propiciar o cuidado seguro e baseado em evidências científicas, condutas essenciais também para o manejo da estimulação cardíaca.

ESTIMULAÇÃO CARDÍACA TEMPORÁRIA

A estimulação cardíaca temporária é feita pelo uso do marca-passo. Trata-se de um dispositivo eletrônico utilizado no tratamento de bradiarritmias sintomáticas e limitantes que tem como finalidade monitorar o ritmo cardíaco e estimular a contração cardíaca, para se obter uma atividade elétrica cardíaca mais próxima do fisiológico possível. Esses dispositivos podem ser classificados em temporários ou definitivos.

Existem diferentes tipos de estimulação cardíaca artificial temporária (transcutânea, transvenosa, esofágica e epicárdica). A modalidade de estimulação endocárdica transvenosa é a mais utilizada atualmente e consiste na colocação de um eletrodo na cavidade cardíaca direita via endovenosa.[8]

O acesso venoso utilizado como via para a estimulação cardíaca temporária transvenosa pode ser feito pelas veias jugular externa ou interna, subclávia, braquial ou femoral, sendo a opção de escolha definida a partir das condições do paciente, da rotina do serviço ou ainda pela habilidade do profissional.[3]

Embora a utilização da estimulação cardíaca por meio de um marca-passo temporário seja um procedimento rotineiro nas situações de emergência, as complicações relacionadas ao implante do marca-passo não são incomuns. Essas complicações apresentam uma relação inversa com a experiência do profissional que está realizando o procedimento e também com tempo de permanência da estimulação temporária, sendo associada maior frequência de complicação a uma estimulação temporária maior que 48 horas.[1,9]

Dentre as complicações relacionadas ao implante do marca-passo temporário podemos destacar as relacionadas ao acesso venoso, a excessiva manipulação do cateter durante seu posicionamento dentro do coração, ativação e possível irritabilidade da estimulação elétrica, risco de trombose venosa, além de acidentes embólicos e infecções. A incidência dessas complicações pode variar de 10 a 60%[10] do total dos procedimentos e tem relação direta com a escolha do acesso venoso, o tempo de permanência do dispositivo, inexperiência do profissional que realizou o implante e com os maus cuidados com o sistema durante seu período de permanência.[1,9]

A utilização da estimulação elétrica artificial temporária tem sua maior aplicação nas unidades de emergências e terapia intensiva no tratamento de bradiarritmias reversíveis ou como suporte terapêutico até a implantação de um dispositivo definitivo; lembrando que, em muitos casos, essa espera prolongada associada às complicações e aos custos elevados para o implante do marca-passo definitivo pode levar o paciente à morte.

Portanto, o sucesso da estimulação cardíaca temporária depende das condições clínicas do paciente, da escolha da melhor via de acesso e dos cuidados pós-procedimento, devendo assim serem adotados cuidados para além do estado geral do paciente, incluindo o manejo dos equipamentos.

Complicações relacionadas com o acesso venoso

A escolha da melhor via de acesso pode implicar maior risco de complicação, principalmente se o profissional apresentar pouca habilidade para realização do procedimento. A via jugular interna tem sido indicada como preferida devido a uma maior facilidade de punção e também pelo seu trajeto anatômico, sendo associada a um menor risco de complicações.

O procedimento de obtenção do acesso venoso para o implante do marca-passo pode gerar complicações como pneumotórax, hemotórax e punção arterial.[11] A literatura aponta que essas complicações são mais comuns na punção da veia subclávia.[3]

Na suspeita iminente de pneumotórax, é contraindicado tentar nova punção contralateral até ser afastado o diagnóstico definitivo da lesão ou providenciado seu tratamento, devido ao risco de novo acidente e agravamento do estado hemodinâmico do paciente. Em situações em que o pneumotórax leva a um quadro de insuficiência respiratória, este deve ser imediatamente drenado. A punção arterial acidental não apresenta graves problemas, sendo necessária a realização de compressão local para interromper o sangramento.

Complicações relacionadas com a presença do eletrodo

A perfuração da parede ventricular direita é outra complicação associada ao marca-passo temporário e isso ocorre devido ao calibre e relativa rigidez do cabo do eletrodo. Deve-se suspeitar de perfuração da parede do ventrículo direito quando houver necessidade de alto limiar de comando, presença de corrente de injúria e atrito pericárdico.[3,12] Na ocorrência de perfuração da parede ventricular direita, geralmente basta reposicionar o eletrodo, tracionando-o e buscando novo posicionamento. A presença de tamponamento cardíaco felizmente é um acometimento raro.[3]

Arritmias também podem ocorrer durante o procedimento devido ao contato do eletrodo com a parede endocárdica na passagem, inicialmente com o surgimento de ectopias atriais e ventriculares e podendo desencadear arritmias mais complexas.[3] Assim, é essencial o fácil acesso a material de emergência bem como habilidade da equipe multiprofissional no correto manejo dessas intercorrências.

Complicações relacionadas com a estimulação elétrica

Os marca-passos temporários não apresentam dispositivos para fixação do cateter no endocárdio e, por isso, a principal complicação relacionada à estimulação elétrica é a perda de captura por deslocamento na posição do cateter. Devido a isso, a verificação diária dos parâmetros eletrocardiográficos, dos limiares de sensibilidade e comando é necessária. Na identificação de alterações nos parâmetros é necessário fazer o reposicionamento do eletrodo para uma melhor posição.[3]

Infecções

O maior risco de infecção associada à estimulação cardíaca temporária transvenosa está relacionado com a contaminação pela via de inserção do cateter. Na presença de bacteremia em pacientes em uso de marca-passo temporário, é recomendável a realização de hemocultura e troca do sistema de estimulação.[13] A infecção relacionada ao marca-passo temporário pode variar de 20 a 60%, dependendo das condições em que foi realizado o implante, o tempo de permanência do cateter e da via venosa de acesso utilizada.[14]

Assim, a escolha de uma via de acesso com menor possibilidade de infecção, a correta fixação do cabo do eletrodo no paciente, bem como a adoção rotineira de medidas

ESTIMULAÇÃO CARDÍACA DEFINITIVA

de assepsia no momento da inserção e no cuidado diário com o cateter, são essenciais na minimização do risco de infecções.

A estimulação cardíaca artificial definitiva por meio dos DCEI (marca-passos, cardiodesfibriladores implantáveis e ressincronizadores) tem sido amplamente utilizada na terapêutica das arritmias cardíacas de diferentes etiologias. Os DCEI são dispositivos com capacidade para identificar, analisar, registrar e/ou tratar perturbações do ritmo e/ou da condução cardíacas.

A implantação dos DCEI tem aumentado nos últimos anos, assim como a sua complexidade e a incidência de complicações relacionadas a esse dispositivo.[15] As complicações relacionadas aos DCEI têm sido descritas com uma variação de 9,2 a 12,4%[6-7] e podem estar relacionadas ao procedimento cirúrgico (por exemplo, problemas na inserção/obtenção do acesso venoso) ou ainda aos componentes do dispositivo (cabos-eletrodos, a loja do gerador) e infecções.[7] Geralmente, a maioria dessas complicações ocorrem no período intra-hospitalar ou durante os primeiros seis meses após o implante.

A classificação das complicações está relacionada com o momento do procedimento cirúrgico, e são divididas em precoce e tardia. São consideradas complicações precoces aquelas que ocorrem nas primeiras seis a oito semanas após o implante, e tardias aquelas que ocorrem após esse período.[7]

Complicações relacionadas com o acesso venoso

As complicações venosas mais comuns são o pneumotórax, hemotórax e embolia gasosa, todas relacionadas à punção venosa. O pneumotórax secundário à punção da veia subclávia é uma das complicações mais frequentes associadas ao implante do DCEI, mesmo pelos profissionais mais experientes, devido ao posicionamento anatômico do vaso. A literatura tem relatado uma incidência de pneumotórax de 0,7 a 2,2%.[5-6]

Complicações relativas à punção venosa geralmente ocorrem durante o implante e podem ser detectadas durante o procedimento ou até 48 horas após; dependendo da gravidade, pode ser necessário drenagem pleural ou somente observação clínica.

Complicações relacionadas com o eletrodo

As complicações relacionadas ao eletrodo são as principais causas de reoperação após implante dos DCEI e são classificadas como: bradi/taquiarritmias, perfuração miocárdica, tamponamento cardíaco, dissecção/perfuração do seio coronário, deslocamento do eletrodo, estimulação diafragmática e trombose venosa.[7]

Arritmias supraventriculares e ventriculares podem ocorrer durante o procedimento do implante do DCEI, assim como extrassístoles no pós-implante; geralmente, essas arritmias são benignas e não requerem tratamento farmacológico.[16]

A perfuração miocárdica é uma complicação que ocorre durante a implantação do eletrodo e é caracterizada pela ausência de captura e sensibilidade do eletrodo. A incidência de perfuração miocárdica apresentada na literatura é baixa, variando de 0,1 a 0,4%.[6,17]

Complicações resultantes de danos às estruturas cardíacas como perfuração cardíaca, tamponamento cardíaco e dissecção/perfuração do seio coronário são muito raras e têm uma incidência inferior a 1%.[6]

O deslocamento do eletrodo é a complicação mais comum relacionada ao eletrodo, podendo decorrer de falha técnica no procedimento ou reação inflamatória, sendo geralmente relatada como uma complicação precoce, embora o deslocamento como complicação tardia não seja incomum.[5-6]

A estimulação diafragmática ocorre devido à passagem de energia decorrente de eletrodos posicionados em parede miocárdica próxima ao diafragma ou em estruturas próximas ao trajeto do nervo frênico (átrio ou seio coronário). A estimulação do diafragma pode causar sensações de soluços até contrações da musculatura intercostal, e esse tipo de complicação tem sido reportado com uma frequência de 0,7%.[6] Na maioria dos casos, esse distúrbio pode ser controlado com a reprogramação do modo de estimulação ou diminuindo a amplitude, e nos casos extremos, o reposicionamento dos eletrodos é necessário.

Trombose venosa pode ocorrer devido à presença dos eletrodos dentro dos vasos e geralmente se apresentam de forma subclínica. A trombose venosa pode desencadear uma embolia pulmonar, podendo em muitos casos ser fatal. Eletrodos de maior diâmetro, veias finas e múltiplos eletrodos em uma mesma veia são fatores predisponentes e apresentam relação direta com a incidência de trombose venosa.[2]

Complicações relacionadas com a loja do gerador

O hematoma de loja é uma complicação precoce comum após o implante dos DCEI e está associada a um aumento da dor local, risco de infecção e prolongamento da hospitalização. A presença do hematoma de loja geralmente recebe tratamento conservador, porém em alguns casos é necessária uma intervenção cirúrgica.[18]

A incidência de hematomas de loja tem sido descrita com uma frequência de 2,9 a 9,5%.[7,19] Muitos dos hematomas de loja podem ser evitados com um preparo pré-operatório adequado e manejo cuidadoso das drogas antitrombóticas e anticoagulantes.

Pacientes com hematomas têm aumento da dor no pós-operatório e significante diminuição da qualidade de vida.[2] A ocorrência de hematoma de loja pode ser um inconveniente quando associada à dor e prolongamento da internação, além de aumentar o risco de deiscência de ferida e infecção.[19]

Dor no local do implante do dispositivo é esperada após o procedimento e, geralmente, é bem controlada com analgesia simples. A dor pode ser causada por compressão nervosa ou injúria musculoesquelética no local do implante. Dores de maior intensidade não devem ser desprezadas e podem ser decorrentes da migração do gerador ou infecção.[20]

Infecções

Uma das mais temidas complicações dos DCEI são as infecções, culminando não só em hospitalização para a realização de antibioticoterapia endovenosa prolongada como, frequentemente, na substituição do sistema, procedimento associado à elevada morbimortalidade.[15,21]

Com o aumento do implante do DCEI nos últimos anos, a infecção associada a esses dispositivos também tem aumentado, sendo relatada com uma frequência de 1,4 a 2,4%.[15,22]

As infecções relacionadas aos DCEI são infecção de loja com ou sem presença de sepse e endocardite. Infecções locais podem apresentar eritema de pele ou erosão, abcesso, drenagem purulenta e/ou deiscência da sutura e também podem estar associadas à dor local sem presença de outras manifestações.[15,23]

Endocardite é caracterizada pela presença de vegetação no eletrodo com cultura positiva, independente do acometimento do tecido cardíaco[14] e representa 10% das infecções associadas aos DCEI.[24]

CONSIDERAÇÕES FINAIS

Neste capítulo foram ressaltadas prováveis complicações que podem surgir em decorrência dos procedimentos para a estimulação cardíaca, no sentido de contribuir com o cuidado seguro pela equipe multiprofissional envolvida na atenção cardiológica, a partir da prevenção e manejo adequado das complicações.

A habilidade e o preparo da equipe multiprofissional para o correto manejo e minimização de danos no uso dessa tecnologia são essenciais para garantia de uma qualidade de vida duradoura aos pacientes em uso de marca-passo. Além disso, é fundamental que o paciente seja instruído para a detecção precoce dos sintomas de instabilidades, de modo que possam ser avaliados por profissional qualificado.

Ressalta-se que o sucesso no implante do marca-passo temporário/definitivo se dá a partir da adoção de padrões de excelência que vão desde sua inserção até os cuidados pós-procedimento.

Referências bibliográficas

1. Bjornstad CCL, Gjersten E, Thorup F, Gundersen T, Tobiasson K, Otterstad JE. Temporary cardiac pacemaker treatment in Five Norwegian regional hospitals. Scand Cardiovasc J 2012; 46(3):137-43.
2. Birnie DH, Healey JS, Wells GA, Verma A, Tang AS, Krahn AD et al. Pacemaker or defibrillator surgery without interruption of anticoagulation. N Engl J Med 2013 May 30; 368(22):2084-93.
3. Poulidakis E, Manolis AS. Transvenous temporary cardiac pacing. Hospitals Chronicles 2014; 9(3):190-8.
4. Ferri LA, Farina AF, Lenatti L, Ruffa F, Tiberti G, Piatti L et al. Emergent transvenous cardiac pacing using ultrasound guidance: a prospective study versus the standard fluoroscopy-guided procedure. Eur Heart J Acute Cardiovasc Care 2016 Apr; 5(2):125-9.
5. Kirkfeldt RE, Johansen JB, Nohr EA, Moller M, Arnsbo P, Nielsen JC. Risk factors for lead complications in cardiac pacing: a population-based cohort study of 28,860 Danish patients. Heart Rhythm 2011; 8:1622-28.
6. Udo EO, Zuithoff NP, van Hemel NM, de Cock CC, Hendriks T, Doevendans PA et al. Incidence and predictions of short- and long-term complications in pacemaker therapy: the Followpace study. Heart Rhythm 2012; 9:728-35.
7. European Society of Cardiology (ESC), European Heart Rhythm Association (EHRA), Brignole M, Auricchio A, Baron-Esquivias G, Bordachar P et al. 2013 ESC guidelines on cardiac pacing and cardiac resynchronization therapy: the task force on cardiac pacing and resynchronization therapy of the European Society of Cardiology (ESC). Developed in collaboration with the European Heart Rhythm Association (EHRA). Eur Heart J 2013; 34(29):2281-329.
8. Mortera Olalde ME, Chávez González E, Rodríguez González F, Alonso Herrera A, Ramírez Gómez JI, Ramos González H. Use of temporary cardiac pacing, its complications and need for permanent cardiac pacing. Corsalud 2013; 5(3):261-8.
9. Gjesdal K, Johansen JB, Gadler F. Temporary emergency pacing: an orphan in district hospitals. Scand Cardiovasc J 2012; 46(3):128-30.
10. Muñoz Bono J, Prieto Palomino MA, Macías Guarasa I, Hernández Sierra B, Jiménez Pérez G, Curiel Balsera E et al. Eficacia y seguridad de la implantación de marcapasos transvenosos transitorios en una unidad de cuidados intensivos. Med Intensiva 2011; 35(7):410-6.
11. Kirkfeldt RE, Johansen JB, Nohr EA, Moller M, Arnsbo P, Nielsen JC. Pneumothorax in cardiac pacing: a population-based cohort study of 28,860 Danish patients. Europace 2012 Aug; 14(8):1132-8.
12. Bohora S, Unnikrishnan M, Ajit Kumar VK, Nayyar S, Tharakan J. Left hemothorax: a presentation of a late ventricular perforation caused by an active fixation pacing lead. Int J Cardiol 2010; 141(3):e43-6.
13. Gomes S, Cranney G, Bennett MLA, Giles R. Twenty-year experience of transvenous lead extraction at a single centre. Europace 2014; 16:1350-55.
14. Polyzos KA, Konstantelias AA, Falagas ME. Risk factors for cardiac implantable electronic device infection: a systematic review and meta-analysis. Europace 2015 May; 17(5):767-77.
15. Greenspon AJ, Patel JD, Lau E, Ochoa JA, Frisch DR, Ho RT et al. 16-year trends in the infection burden for pacemakers and implantable cardioverter-defibrillators in the United States 1993 to 2008. J Am Coll Cardiol 2011; 58(10):1001-6.

16. Hayes DL, Zipes DP. Marca-passos cardíacos e cardioversores-desfibriladores. In: Braunwald: tratado de doenças cardiovasculares, 8 ed. Rio de Janeiro: Elsevier 2010; 831-61.

17. Nowak B, Tasche K, Barnewold L, Heller G, Schmidt B, Bordignon S et al. Association between hospital procedure volume and early complication after pacemaker implantation: results from a large, unselected, comtemporary cohort of the German nationwide obligatory external quality assurance programme. Europace 2015 May; 17(5):787-93.

18. Sensi F, Miracapillo G, Cresti A, Pocket hematoma a call for definition. Pacing Clin Electrophysiol 2015 Aug; 38(8):909-13.

19. Kutinsky IB, Jarandilla R, Jewett M, Haines DE. Risk of Hematoma Complications After Device Implant in the Clopidogrel Era. Circ Arrhythm Electrophysiol 2010; 3(4):312-8.

20. Lewis KB, Stacey D, Carroll SL, Boland L, Sikora L, Birnie D. Estimating the risks and benefits of implantable cardioverter-defibrillator generator replacement: a systematic review. Pacing Clin Electrophysiol 2016 Mar 11; Epub ahead of print.

21. Margey R, McCann H, Blake G, Keelan E, Galvin J, Lynch M et al. Contemporary management of and outcomes from cardiac device related infections. Europace 2010; 12(1):64-70.

22. Al-Majed NS, McAlister FA, Bakal JA, Ezekowitz JA. Meta-analysis: cardiac resynchronization therapy for patients with less symptomatic heart failure. Ann Intern Med 2011; 154(6):401-12.

23. Baddour LM, Epstein AE, Erickson CC, Knight BP, Levison ME, Lockhart PB et al. Update on cardiovascular implantable electronic device infections and theirmanagement: a scientific statement from the American Heart Association. Circulation 2010; 121(3):458-77.

24. Ribeiro S, Leite L, Oliveira J, Pereira MJ, Pinheiro C, Ermida P et al. Extração transvenosa de eletrocateteres de dispositivos eletrónicos cardíacos implantáveis. Rev Port Cardiol 2015; 34(12):739-44.

Marca-passo Definitivo – Implante e Seguimento Clínico

11

João Pimenta
Jefferson Curimbaba

RESUMO

Neste capítulo, são apresentados os principais tipos de marca-passos implantáveis, elencando seus modos de estimulação, formas de programação (como intervalo, duração e amplitude do pulso elétrico, sensibilidade, histerese, período refratário, intervalo AV, polaridade do aparelho e dos cabos-eletrodos, frequência de repouso, limites de frequência), bem como as principais situações clínicas e suas respectivas formas de emprego da estimulação cardíaca definitiva. Também estão contemplados os principais aspectos de como cuidar de um paciente após o implante, imediato e tardio.

INTRODUÇÃO

Os dispositivos cardíacos implantáveis são pequenos aparelhos colocados sob a pele, geralmente na região torácica, e conectados ao coração por um ou mais cabos-eletrodos – ou simplesmente eletrodos – para corrigir distúrbios do ritmo cardíaco ou auxiliar na terapia da insuficiência cardíaca (Figura 11.1).

O marca-passo (MP) é composto de um circuito eletrônico e alimentado por uma bateria, liberando estímulos elétricos a cada intervalo de tempo, de forma a manter o ritmo cardíaco. São dispositivos compactados, com pequenas dimensões, podendo pesar até 12 gramas, e múltiplas funções programáveis externamente por meio de aparelhos chamados *programadores*. Podem estimular o(s) átrio(s) e o(s) ventrículo(s) de forma isolada ou sequencial. Outra forma de estimulação cardíaca é obtida por meio dos *ressincronizadores*, MPs especialmente desenvolvidos para estimular os dois ventrículos, de forma síncrona em casos de insuficiência cardíaca por assincronia mecânica entre eles (Figura 11.2).

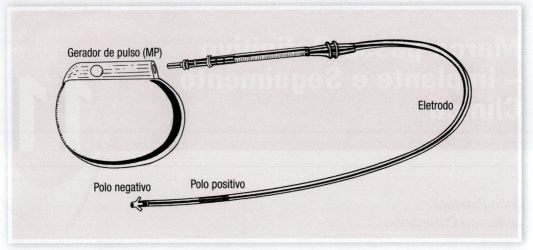

FIGURA 11.1. Sistema de estimulação cardíaca artificial – marca-passo. Desenho de um gerador de pulso (marca-passo) com o respectivo eletrodo. Esse sistema é do tipo de estimulação unicameral, atrial ou ventricular e eletrodo bipolar. (Fonte: João Pimenta.)

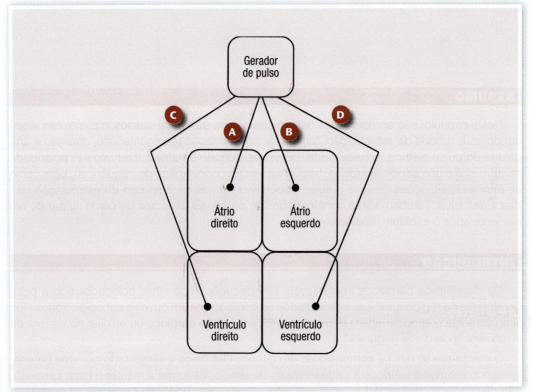

FIGURA 11.2. Desenho esquemático das formas de estimulação das câmaras cardíacas. Os canais A e C isoladamente indicam estimulação unicameral atrial ou ventricular, e são conhecidos genericamente como SSI. Os mesmos canais A e C sequencialmente indicam estimulação AV sequencial, comumente modo DDD. O uso dos canais A e B indicam estimulação biatrial, para prevenção de fibrilação atrial. Os canais C e D indicam formas de estimulação biventricular para tratamento de suporte da insuficiência cardíaca. (Fonte: João Pimenta.)

TIPOS DE ESTIMULAÇÃO

Para se entender as propriedades de um MP, deve-se estar familiarizado com alguns tópicos, principalmente com as várias formas de operação. A estimulação cardíaca artificial produzida pelo MP pode ser englobada em 5 tipos, descritos a seguir:

Quanto ao tempo de estimulação

■ *Estimulação cardíaca temporária:* também chamada MP provisório ou externo, é usada nas unidades de cuidados intensivos para tratamento emergencial por curto espaço de tempo. Pode ser utilizada de forma profilática, como nos pacientes acometidos de infarto agudo do miocárdio (IAM) com possibilidades de desenvolver bloqueio atrioventricular (AV) paroxístico, ou de forma terapêutica, nos pacientes com bradicardias sintomáticas.

■ *Estimulação cardíaca definitiva:* é a técnica de implante mais difundida, realizada por meio da colocação do gerador na região infraclavicular direita ou esquerda, após dissecção da veia cefálica ou punção da subclávia e passagem do eletrodo, de modo que sua extremidade distal esteja em contato direto com a câmara a ser estimulada. Podem estimular uma ou até as quatro câmaras de forma isolada, dupla ou sequencial, quando deverão ser colocados um ou mais eletrodos.

Quanto ao modo de estimulação

Um gerador de estímulos pode operar de duas formas distintas, quando está corretamente implantado (Figura 11.3): assíncrona ou em demanda, sendo que na forma em demanda poderá ser na forma inibida ou deflagrada. A forma *assíncrona* está em desuso, pois seu funcionamento libera estímulos com frequências fixas, aleatória e assincronicamente no ciclo cardíaco, independente da atividade cardíaca espontânea, e não reconhece atividades espontâneas do coração, levando à competição do ritmo artificialmente induzido com o ritmo próprio do paciente (Figura 11.3A), podendo causar outras arritmias. A forma *síncrona* – ou em demanda – permite ao gerador reconhecer a atividade espontânea do paciente e se inibir ou liberar um estímulo simultaneamente ao evento percebido (Figura 11.3B-C). Desse modo, um MP operando em demanda tem a capacidade de perceber eventos cardíacos espontâneos, reconhecê-los e responder de duas formas: inibindo-se, bloqueando a liberação de um estímulo oriundo do MP, se o mesmo for do tipo inibido (Figura 11.3B), ou deflagrando um estímulo sobre um batimento espontâneo, se o MP for do tipo deflagrado, deformando o registro eletrocardiográfico do evento cardíaco que o originou, uma onda P ou um complexo QRS (Figura 11.3C). A partir desse evento, o gerador passa a aguardar um tempo pré-programado (daí a origem do termo *on demand*), após o qual libera um estímulo. Então, em pacientes portadores de bloqueio AV intermitentes que portem MP de demanda do tipo inibido que na maior parte do tempo se mantém em ritmo sinusal com condução AV 1:1, o sistema permanece inibido, sem qualquer manifestação elétrica. Para observar seu funcionamento, pode-se utilizar um programador ou colocar um ímã sobre o gerador, que o reverterá para a forma assíncrona, tornando-se, destarte, manifesta sua atividade elétrica, semelhante ao que se representa na Figura 11.3A. Esse mecanismo ocorre tanto nos geradores que operam na forma inibida quanto deflagrada.

Quanto à polaridade dos geradores e/ou eletrodos

Como todos os aparelhos elétricos e eletrônicos possuem dois polos, o negativo e o positivo, os MP também possuem o polo positivo (ânodo) e o polo negativo (cátodo). Assim, existem formas de estimulação em que se utilizam os dois polos colocados em contato com o

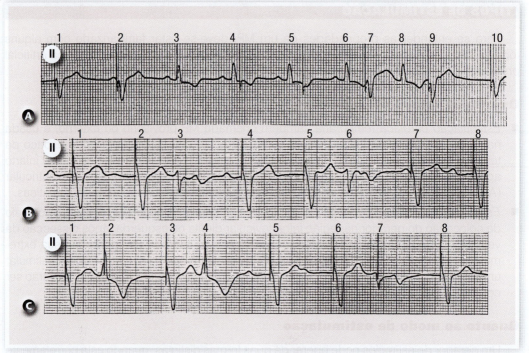

FIGURA 11.3. Traçados eletrocardiográficos dos principais modos de estimulação em relação ao ritmo do paciente. B e C pertencem ao mesmo paciente. **(A)** Observa-se gerador de pulso estimulando o ventrículo direito, operando no modo assíncrono (VOO), havendo competição entre o ritmo próprio do paciente (da esquerda para a direita, batimentos ventriculares nos 3, 4, 5, 6 e 8) com os batimentos comandados pelo marca-passo (nos 1, 2, 7, 9 e 10). **(B)** Operando no modo inibido (VVI), observa-se que os batimentos ventriculares de números 3 e 6 são percebidos pelo gerador, inibindo-o. Nota-se que o intervalo entre o batimento sentido e o próximo pulso do MP é igual aos intervalos de pulsos programados. **(C)** Operando no modo deflagrado (VVT), o gerador de pulso libera estímulos sobre os batimentos que percebe, gerados pelo próprio doente (nos 2, 4 e 7), deformando o registro eletrocardiográfico mas sem resposta cardíaca por estar em período refratário absoluto. (Fonte: João Pimenta.)

coração (estimulação bipolar, sendo o polo negativo a ponta do eletrodo) ou, então, com um polo numa câmara cardíaca (polo negativo), sendo polo positivo o próprio revestimento metálico externo do gerador (estimulação unipolar). Existem vantagens e desvantagens nessas formas de estimulação (Figura 11.1).

Quanto ao número de câmaras cardíacas a serem estimuladas

Na dependência da doença e das alterações eletrocardiográficas apresentadas, as câmaras cardíacas poderão ser estimuladas de forma isolada ou sequencial. Segundo recomendações de várias entidades representativas e científicas, o átrio sempre que possível deve ser utilizado, estimulado ou sentido, do mesmo modo que o ventrículo deve ser estimulado sempre que haja presença ou expectativa de um bloqueio AV (Figura 11.2). Para prevenir episódios repetidos e frequentes de fibrilação atrial, a estimulação dos átrios direito e esquerdo de forma simultânea é uma possibilidade a ser cogitada. Nos pacientes com insuficiência cardíaca e que se confirma a presença de assincronia contrátil entre os ventrículos direito e esquerdo, mormente nos portadores de bloqueio do ramo esquerdo, existe a estimulação biventricular, com o intuito de ressincronizá-los.

Quanto ao local a ser estimulado para se obter ativação cardíaca

Pode proceder-se à estimulação do coração com eletrodos colocados externamente no tórax, liberando estímulos com energia suficiente para determinar resposta cardíaca. Esse tipo de estimulação, empregado em algumas situações de extrema emergência, exige pulsos de alta energia para que possam provocar resposta cardíaca. Isso leva a desconforto, contrações dolorosas da musculatura torácica e resposta cardíaca inconstante, reservando-se sua aplicabilidade a casos restritos. A forma epimiocárdica é usada de rotina no pós-operatório de cirurgia cardíaca, por meio de eletrodos colocados no miocárdio, ou mesmo em condições excepcionais durante um implante definitivo via cirurgia torácica. O coração também se contrai quando se aplicam estímulos em veias do seio coronário, técnica atualmente empregada de rotina nos casos de ressincronização. Contudo, a forma mais utilizada ainda é a estimulação endocárdica das câmaras cardíacas direitas, temporária ou definitiva, por ser menos traumática, mais eficiente e segura.

Finalmente, outro modo de estimular o coração é através do esôfago, utilizando-se um estimulador que tenha versatilidade de regular a energia liberada, com a possibilidade de variação da miliamperagem e da largura do pulso, e um eletrodo bipolar de fácil obtenção. Essa forma só poderá ser temporária.

TIPOS DE MARCA-PASSOS

Baseando-se nas câmaras a serem estimuladas, dispõem-se de geradores *uni* ou *bicamerais*.

Geradores unicamerais ou SSI

São utilizados para estimular o ventrículo direito nos portadores de fibrilação atrial, situação impossível de estimulação atrial. Excepcionalmente, utiliza-se a estimulação atrial única, reservando-se aos casos de doença exclusiva do nódulo sinusal com função normal da condução AV e ausência de fenômenos vasovagais.[1,2] Recentemente, foi introduzido o gerador implantado diretamente dentro do ventrículo direito, por via transvenosa, desprovido de eletrodos, cuja estimulação ventricular é feita diretamente pelo contato do dispositivo com o endocárdio, conhecido até o momento como *leadless cardiac pacemaker*. Está evidente que esse tipo de gerador é unicameral, com estimulação apenas do ventrículo direito, reservado aos pacientes portadores de fibrilação atrial permanente, podendo operar no modo VVIR.[3]

Geradores bicamerais ou DDD

Na atualidade, empregam-se geradores bicamerais em mais de 80% dos implantes, já que estes podem ser empregados para estimulação atrial e/ou ventricular. Podem ser uni ou bipolares, assíncronos ou de demanda, operar no modo inibido ou deflagrado, dotados ou não de sensores para resposta de frequência. Com a finalidade de se aproveitar a contribuição da contração atrial durante o ciclo cardíaco, os geradores bicamerais têm a capacidade de estimular ou sentir o átrio e o ventrículo, de forma isolada ou sequencial. Para ressincronização ventricular, os dois ventrículos são estimulados de forma simultânea.

Os dispositivos modulados pelos assim chamados biossensores possibilitam a variação da frequência de estimulação de acordo com parâmetros perceptíveis pelo gerador, como movimentação do corpo, impedância da parede ventricular e movimentos respiratórios. A Figura 11.4 mostra variações da frequência de estimulação apenas com a movimentação do corpo durante um exercício físico, tentando fazer o que um coração com nódulo sinusal normal faria espontaneamente, aumentando a frequência para suprir as necessidades do organismo: quando o paciente faz um esforço físico e necessita de uma frequência maior, esta é fornecida pelo gerador.

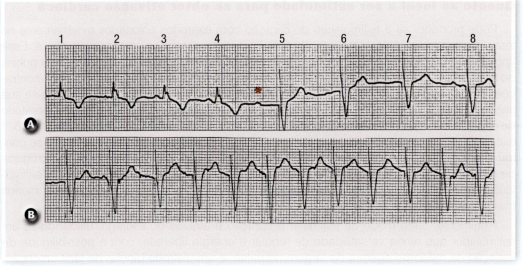

FIGURA 11.4. Marca-passo unicameral dotado de biossensor com resposta de frequência (VVIR). Traçados do mesmo paciente na derivação MC5, durante gravação de *Holter*. Observa-se, no início do traçado **A**, batimentos de n°s 1 a 4 que o marca-passo estava inibido, já que a frequência sinusal com condução AV normal era maior que a frequência mínima programada do gerador. Após o batimento de n° 4 ocorre um bloqueio na condução AV da onda P sinusal (asterisco), provocando uma pausa, o gerador espera o tempo correspondente ao intervalo de pulso programado e libera um estímulo com o mesmo intervalo (programação sem histerese). Em **B**, com exercício físico, há aumento da frequência de estimulação, passando a comandar o ritmo cardíaco de forma constante devido à ativação do modo responsivo, evidenciando gerador no modo VVIR. (Fonte: João Pimenta.)

IDENTIFICAÇÃO DO MODO DE ESTIMULAÇÃO

Para identificar o modo de operar de um gerador, criou-se um código composto de três a cinco letras, formando-se um símbolo universalmente aceito (Tabela 11.1).[4] Assim, a primeira letra indica a câmara que o gerador *estimula*; a segunda, a câmara que *percebe*; e a terceira, o seu *modo* de operar ao perceber um evento. *A* e *V* indicam átrio e ventrículo, respectivamente. *S* (de *single*) indica que o MP estimula e percebe apenas uma câmara (átrio ou ventrículo), letras essas colocadas apenas na primeira e segunda posições. *D* (de *dual* ou *double*) indica que o MP estimula e sente o átrio e o ventrículo e pode operar de modo inibido ou deflagrado, podendo ocupar qualquer das três posições. A letra *O* indica que o MP não possui nenhuma

TABELA 11.1. Letras que compõem o código NASPE/BPEG de identificação dos tipos de estimulação cardíaca para tratamento de bradicardias

1ª LETRA	2ª LETRA	3ª LETRA	4ª LETRA	5ª LETRA
Câmara(s) a serem estimuladas	Câmara(s) a serem sentidas	Modo de responder à percepção	Programabilidade resposta de frequência	Função de estimulação multissítio
A = átrio	A = átrio	I = inibido	O = sem programação	O = nenhuma
V = ventrículo	V = ventrículo	T = deflagrado	R = responsivo	A = átrio
D = ambas	D = ambas	D = átrio-deflagrado		V = ventrículo
O = nenhuma	O = nenhuma	O = nenhuma forma		D = átrio e ventrículo

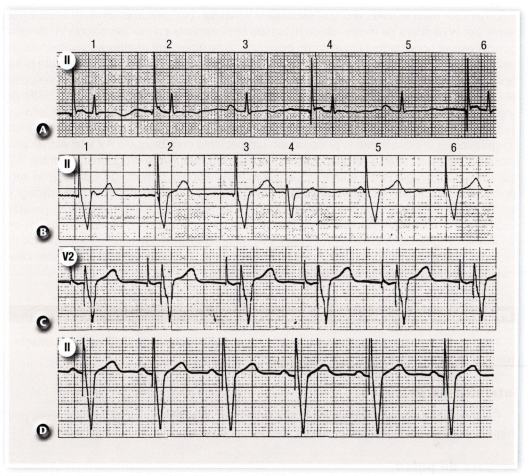

FIGURA 11.5. Registros eletrocardiográficos das principais formas de estimulação cardíaca quanto ao local de liberação do pulso. Traçados de diferentes pacientes, obtidos durante avaliação de rotina. **(A)** Gerador estimulando átrio direito e operando na forma inibida (AAI), caracterizada pela inibição (ausência de espícula) do MP, provocada pelas ondas P de origem sinusal de nos 3 e 5. **(B)** Estimulação ventricular, programada no modo inibido (VVI), observando-se também inibição do gerador pelo complexo QRS nº 4. Observar que, em ambos os traçados, o intervalo de tempo entre o evento sentido e o próximo estímulo do gerador é igual aos intervalos fixos programados. **(C)** Gerador programado no modo DDD, estimulando átrio e ventrículo, de forma sequencial. O traçado permite identificar modo de estimulação DOO, já que não temos atividade espontânea para comprovar a forma de programação DDD. **(D)** Gerador programado em DDD, percebe o evento atrial, espera um intervalo programado (150 ms) e deflagra um estímulo no ventrículo, caracterizando, no ECG, modo de operação VAT. (Fonte: João Pimenta.)

função em qualquer das posições em que esteja colocado. A letra *I* indica o modo de operar dito inibido, e a letra *T* (de *triggered*), o modo deflagrado. Essas letras, quando agrupadas nas três posições referidas, designam praticamente todas as formas de estimulação atualmente existentes. Com o advento de geradores mais sofisticados, utilizam-se mais uma ou duas letras à direita. Na quarta posição, utilizam-se outras letras que traduzem a programabilidade ou resposta de frequência. Porém, a mais usada é a letra *R* (de *rate*) se modulado por biossensor com resposta de frequência. A Figura 11.5 ilustra os modos de estimulação cardíaca mais utilizados.

O gerador mais simples é o que estimula o ventrículo (V), percebe somente a atividade ventricular (V) e opera de modo inibido (I), sendo familiarmente conhecido como VVI. Se esse gerador estiver conectado a um eletrodo posicionado no átrio, será identificado como AAI. De forma mais simples, algumas vezes costuma ser identificado como SSI, principalmente pelos fabricantes, indicando que pode operar uma única câmara. Se for modulado com resposta de frequência, será identificado como AAIR ou VVIR, ou então, universalmente como SSIR. Se operar de modo deflagrado, será VVT ou AAT. Se um gerador for estimular e sentir o átrio e o ventrículo, e puder operar de forma inibida e deflagrada, será conhecido como DDD. Quando um gerador de dupla-câmara implantado em um paciente com bloqueio AV total estiver programado para perceber a atividade atrial, esperar um tempo pré-programado (atraso AV, que simula o intervalo PR) e liberar um estímulo no ventrículo, o modo de estimulação será identificado pela sigla VAT (estimula o ventrículo, percebe o átrio e opera de modo deflagrado). Por isso, numa interpretação eletrocardiográfica deve-se usar a forma como o gerador está operando, pois nem sempre se consegue identificar como está programado. Assim, os geradores programados para operar como VVI, na ausência de batimentos espontâneos do paciente, manifestam-se como VOO; dessa forma deverão ser eletrocardiograficamente interpretados, embora estejam programados em VVI.

PROGRAMABILIDADE DOS MARCA-PASSOS

Todos os geradores disponíveis são multiprogramáveis, podendo receber programações externas de forma não invasiva, dos seguintes parâmetros:

Intervalo de pulso

É o intervalo de tempo entre cada estímulo liberado pelo MP, traduzido clinicamente pela frequência de estimulação, na realidade, frequência cardíaca.

Largura do pulso

É o tempo que dura um estímulo elétrico para provocar resposta miocárdica. Habitualmente, costuma-se utilizar a estimulação definitiva com duração entre 0,4 e 0,8 ms.

Amplitude do pulso

É a voltagem do pulso elétrico. Alterando-se a amplitude e/ou duração do pulso, obtém-se, para cada paciente, um estímulo elétrico suficiente para provocar resposta miocárdica com gasto mínimo de energia, constituindo-se esse elemento no limiar de excitabilidade (mínima energia necessária para provocar uma resposta contrátil). Já existem MPs que procuram automaticamente o limiar de estimulação e empregam uma energia baixa, fazendo economia e aumentando a vida útil do dispositivo.

Sensibilidade

É a capacidade de percepção do gerador aos batimentos espontâneos do paciente. Quanto mais sensível o gerador, maior será a capacidade para perceber os batimentos próprios do coração e responder na forma em que está programado (inibido ou deflagrado). Deve-se notar que quanto menor o número indicado na escala de sensibilidade do programador, mais sensível o MP se tornará, e vice-versa. Não é raro perceber estímulos externos como contração da musculatura peitoral, ruídos elétricos (telefone celular, micro-ondas etc.), interpretar como uma atividade intrínseca cardíaca e temporariamente deixar de estimular.

Histerese

Quando um gerador de demanda percebe uma atividade espontânea do coração, ele a reconhece como um evento, passando a contar um tempo após o qual libera um estímulo de acordo com a frequência programada. Esse gerador poderá ser programado com um tempo de espera maior com o intuito de aguardar por um batimento próprio do paciente. Esse tempo a mais é a histerese (Figura 11.6).

Período refratário

É o intervalo de tempo que decorre após a liberação de um estímulo ou percepção de um evento durante o qual o MP não reconhece eventos elétricos que, normalmente, deveria perceber.

Modo de operação

É a capacidade de alterar o modo de operar de um gerador, pela transformação de VVI para VVT, DDD para DVI etc., aplicando-se, por exemplo, na programação de pacientes com geradores DDD que desenvolvem fibrilação atrial de difícil controle.

Intervalo AV

É o tempo decorrido entre um evento atrial percebido ou estimulado e a liberação de um estímulo ventricular, nos geradores de dupla-câmara. É passível de ser programado em todos os geradores do tipo AV sequencial, e desse intervalo pode depender o enchimento ventricular e o controle de algumas taquiarritmias. A histerese do intervalo AV também pode ser programada.

Polaridade

Como há formas de estimulação uni e bipolares, há geradores que incorporam a possibilidade de programação externa para operá-los de forma uni ou bipolar. Usualmente, prefere-se

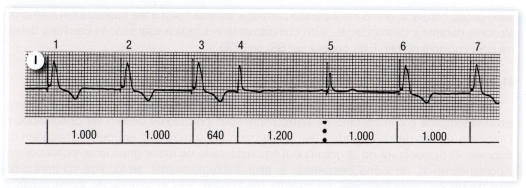

FIGURA 11.6. Gerador programado com histerese. Observar que os batimentos nºs 1, 2 e 3 mantêm uma frequência de estimulação com intervalo de pulso fixo de 1.000 ms que corresponde a 60 ppm. A seguir, o batimento de nº 4 é precoce, provavelmente uma captura sinusal, o gerador se inibe e após uma pausa de 1.200 ms surge um pulso liberado pelo gerador, em fusão com um batimento sinusal; a seguir, o MP comanda o ritmo com intervalo de 1.000 ms. Se não houvesse programação de histerese, o batimento de nº 5 deveria ser liberado após 1.000 ms, à semelhança da Figura 11.3-B. Como apareceu com 1.200 ms, indica que a histerese foi de 200 ms, ou seja, numa frequência de 50 ppm. (Fonte: João Pimenta.)

estimular sob a forma unipolar e percepção bipolar, diminuindo a possibilidade de reconhecer interferências externas anômalas e alterar o ritmo de estimulação.

Frequência cardíaca de repouso (*rest rate*)

Esse avanço tecnológico permite ao seu portador conviver com uma frequência cardíaca mais confortável durante os momentos de repouso, principalmente à noite, quando o tono simpático está baixo, havendo aumento da estimulação cardíaca assim que o horário programado for alcançado ou o paciente se movimentar. Habitualmente, programa-se a frequência cardíaca de repouso entre 22:00 e 6:00 horas, período em que o paciente provavelmente está repousando. Essa programação deve ser realizada com concordância do paciente, segundo o seu período de repouso habitual.

Limites de frequência

Nos geradores com resposta de frequência e nos de dupla-câmara podem ser programados os limites de frequência mínima e máxima, com a finalidade de evitar bradicardias e taquicardias mal toleradas.

ESTIMULAÇÃO CARDÍACA DEFINITIVA

Habitualmente denominada implante de MP definitivo, é realizada sempre que uma bradicardia sintomática se instala, de forma intermitente ou definitiva.[5] Em torno de 65% de todos os implantes a indicação ocorre nos quadros de bloqueios AV, em 15% nos portadores de disfunção sintomática do nódulo sinusal, 15% em portadores de fibrilação atrial com baixa resposta ventricular e o restante em outras indicações.[6]

Bradiarritmias sinusais

Essas disfunções englobam a síndrome do seio carotídeo hipersensível, as disfunções próprias do automatismo do nódulo sinusal, os bloqueios sinoatriais e a síndrome de taquibradicardia. Seja qual for o mecanismo dessas bradicardias sinusais, desde que determinem sintomas de claudicação cerebral, como tonturas, síncopes ou quadros caracterizados por baixo débito cardíaco, como insuficiência cardíaca, astenia física e até fraqueza em membros inferiores durante a deambulação, está corretamente indicada a estimulação cardíaca definitiva com implante de MP. Este poderá ser SSI ou DDD.[2]

Bloqueios atrioventriculares

O *bloqueio AV do 2º grau tipo I*, também conhecido como tipo Wenckebach, costuma ser assintomático e considerado de baixo risco; seus portadores devem ser observados e o implante de MP definitivo poderá ser postergado até o momento em que começarem os sintomas. O *bloqueio AV do 2º grau tipo II* é considerado de maior gravidade, pois aparece espontaneamente, de forma inesperada e, eletrofisiologicamente, se localiza no tronco do feixe de His ou perifericamente, no sistema His-Purkinje. Por instalar-se de forma súbita e inesperada, frequentemente determina sintomas de claudicação cerebral, devendo ser tratado com estimulação cardíaca definitiva. Finalmente, maior indicação de implante de MP é feita para os pacientes portadores de *bloqueio AV de 3º grau* ou *bloqueio AV total*, que em sua maioria apresentam sintomas de claudicação cerebral, insuficiência cardíaca e/ou astenia. Para os portadores de *bloqueio AV congênito*, principalmente naqueles de baixa idade, há consenso de só indicar implante de MP quando houver sintomatologia de claudicação cerebral, aumento da área cardíaca ou quadros compatíveis com baixo débito cardíaco como astenia, limitação física e intolerância ao esforço.

Bloqueios de ramo

Não há indicação específica para implante de MP definitivo em pacientes portadores de bloqueio do ramo direito isolado ou associado a bloqueios divisionais do ramo esquerdo, ou bloqueio completo do ramo esquerdo, mesmo com intervalo PR aumentado, de qualquer etiologia.

Cardiomiopatia hipertrófica

Recentemente, alguns estudos têm revelado que a estimulação cardíaca de dupla-câmara com intervalo AV otimizado sob controle ecodopplercardiográfico é uma opção animadora, chegando inclusive a reduzir o grau de obstrução intraventricular após um período de observação. Tem uso nos pacientes muito sintomáticos, que não melhoram com medicação otimizada e que não têm indicação de cirurgia (miectomia). Dados recentes indicam melhora nos sintomas e, consequentemente, na qualidade de vida.[7]

Taquiarritmias

Com o advento da ablação por cateter, o emprego de sistemas de estimulação cardíaca isolados para tratamento das taquiarritmias está praticamente fora de uso. Porém, para as arritmias ventriculares malignas, esse tipo de estimulação cardíaca acoplado ao CDI é um sistema atualmente usado.

MODOS DE ESTIMULAÇÃO EM RELAÇÃO AO TIPO DE DISTÚRBIO

Para escolher o tipo mais apropriado de estimulação, deve-se sempre considerar a possibilidade de aproveitamento da contração atrial, a fim de preservar a função cardíaca e as complicações que um determinado modo poderá provocar.

Disfunções do nódulo sinusal

Sem quadros de fibrilação atrial (átrio direito estável à estimulação atrial), presença de condução AV normal e ausência de distúrbios vasovagais, o modo de estimulação poderá ser do tipo demanda atrial, AAI ou AAT. Quando se defrontar com um paciente jovem, com capacidade de ainda desenvolver atividade física, obrigatoriamente deverá implantar estimulação atrial com resposta de frequência (AAIR). O uso do modo DDD poderá ser usado, programando-se com um intervalo PR (na realidade programação do "AV *delay*") maior que o intervalo PR espontâneo, de forma a deixar que a despolarização ventricular seja espontânea. Quando houver depressão da condução AV ou a disfunção do nódulo sinusal for devida a hipersensibilidade do seio carotídeo, que também leva a quadros de bloqueio AV, a estimulação AAI ou AAT deverá ser contraindicada.

Bloqueios AV

Os modos VVI, VVIR, VVT ou até mesmo VOO resolveriam satisfatoriamente quase todos os casos. Contudo, pela evolução tecnológica e facilidade em se obter geradores mais modernos, principalmente pelos melhores resultados clínicos observados, deve-se optar por sistemas mais versáteis, dotados de programações múltiplas como liberação de energia, adaptação automática dos limiares de estimulação, estimulação durante o repouso, procura ativa do intervalo AV etc.

Insuficiência cardíaca – ressincronização cardíaca

Sempre que possível, utilizar a estimulação AV sequencial atrioventricular. Quando a função sinusal está normal, a estimulação deverá ser do tipo DDD, sempre aproveitando a contração atrial, operando como VAT, VDD ou mesmo DDD. Porém, quando há fibrilação atrial, a estimulação biventricular deverá ser do tipo VVI. Não se esquecer de incorporar a função R (VVIR) quando o caso requerer.

SEGUIMENTO DE PACIENTES PORTADORES DE MP

O controle de pacientes portadores de MP deve ser realizado com o intuito de se avaliar:

- Clinicamente o paciente como um todo, para observar a evolução da cardiopatia de base e de doenças associadas;
- A compreensão do paciente com relação ao MP e aumentar sua confiança na prótese e no médico;
- A integridade e o funcionamento do sistema gerador/eletrodo, de acordo com a sua última programação;
- A integridade da bolsa e detectar eventuais alterações desta e de todas as estruturas próximas ao local em que se situa o gerador;
- A necessidade de reprogramar parâmetros quando for preciso;
- Testar o estado da bateria quanto à carga para prever a longevidade, principalmente quando a garantia expirar.

Esse controle deve ser realizado semestralmente; por vezes, quadrimestralmente, quando o gerador implantado é o único problema clínico. Contudo, se houver outros problemas concomitantes, como diabetes *mellitus*, hipertensão arterial, insuficiência cardíaca etc., o intervalo entre as avaliações poderá ser encurtado, de acordo com a evolução de cada caso em particular. Os resumos de cada consulta devem ser anotados, e deve-se compará-los com os já registrados e utilizá-los em futuras avaliações.

O primeiro controle é realizado ainda durante o período de internação hospitalar, logo após o implante, para se observar a estabilidade do eletrodo pelo eletrocardiograma e exame radiológico, bem como a programação adequada ao gerador. Aproximadamente 15 a 30 dias após a alta hospitalar, realiza-se nova avaliação para verificar a estabilidade da estimulação por meio do teste do limiar, se ainda permanece com as características do momento do implante, as condições da bolsa onde foi implantado o gerador e a programação definitiva. A seguir, o controle de funcionamento do aparelho pode ser realizado pelo próprio paciente, apenas observando a frequência do pulso, embora uma visita ao cardiologista seja obrigatória, pelo menos semestralmente.

A avaliação médica consta de uma consulta cardiológica de rotina. Deve-se obter um registro eletrocardiográfico longo das derivações II e V1, com ritmo de base e sob ação de ímã, para que se verifiquem alterações de ritmo ou frequência, alterações morfológicas de padrões eletrocardiográficos em relação a traçados anteriores ou, então, possíveis falhas de estimulação e/ou percepção. Não é raro em serviços de emergência tacharem os pacientes como "MP não está funcionando" e o dispositivo está inibido porque a frequência cardíaca intrínseca do paciente é maior que a frequência mínima programada do MP. Assim, a simples aposição de um ímã reverterá o dispositivo para o modo assíncrono e o seu funcionamento será revelado.

Quando o paciente referir tonturas ou quadros sincopais, e houver suspeita clínica de falha do sistema, costuma-se realizar movimentos manuais na bolsa, para avaliar o contato do gerador com o eletrodo ou manobras para provocar contrações da musculatura adjacente. A gravação do eletrocardiograma contínuo por 24 horas (*Holter*) é importante para se observar as condições do sistema durante a realização das atividades rotineiras.

As reprogramações dos geradores nem sempre são obrigatórias. Mas se isso for preciso, faz-se por meio dos programadores, intervenção indolor e de fácil realização. Atualmente, já estão sendo comercializados aparelhos com telemetria de longa distância, o que facilita ainda mais esse controle.

Fato de ocorrência mais frequente é a avaliação pré-operatória de portadores de MP. Se não for utilizar bisturi elétrico, nada de maior importância deverá ser observado. Contudo, se esse dispositivo for necessário, solicitar ao cirurgião usá-lo de forma intermitente, em pulsos, e colocar imã nos momentos principais da cirurgia, ou programar o gerador para o modo assíncrono (VOO) para se evitar a possibilidade de inibição do MP durante a emissão de ondas de radiofrequência, com consequente parada de atuação do gerador e eventual assistolia. Logo após o ato cirúrgico, voltar aos parâmetros iniciais.

Referências bibliográficas

1. Gillis AM, Russo AM, Ellenbogen KA, Swerdlow CD, Olshansky B, Al-Khatib SM, Beshai JF, McComb JM, Nielsen JC, Philpott JM, Shen WK. HRS/ACCF Expert Consensus Statement on Pacemaker Device and Mode Selection. J Am Coll Cardiol 2012; 60(7):682-703.
2. Nilsen JC, Thomsen PEB, Hojberg S, Moller M, Vesterlund T, Dalsgaard D, Mortensen LS, Nielsen T, Asklund M, Friis EV, Simonsen EH, Jensen GVH, Svendsen JH, Toff WD, Healey JS, Andersen HT. A comparison of single-lead atrial pacing with dual-chamber pacing in sick sinus syndrome. Eur Heart J 2011; 32(6):686-96.
3. Reddy VY, Knops RE, Sperzel J, Miller MA, Petru J, Simon J, Sediva J, de Groot JR, Tjong FVY, Jacobson P, Ostrosff A, Dukkipati SR, Koruth JS, Wilde AAM, Kautzner J, Neuzil P. Permanent leadless cardiac pacing. Results of the LEADLESS Trial. Circulation 2014; 129:1466-71.
4. Bernstein AD, Daubert JC, Fletcher RD, Hayes DL, Lüderitz B, Reynolds DW, Schoenfeld MH, Sutton R. The revised NASPE/BPEG generic code for antibradycardia, adaptive-rate, and multisite pacing. North American Society of Pacing and Electrophysiology/British Pacing and Electrophysiology Group. Pacing Clin Electrophysiol 2002; 25(2):260-4.
5. Pimenta J, Curimbaba J, Moreira JM. Bradiarritmias. In: Serrano JCV, Magalhães CC, Consolim-Colombo FM, Nobre F, Ferreira JFM, Fonseca FAH (eds). Tratado de Cardiologia Socesp. 3 ed. Barueri: Manole 2015; 901-18.
6. Mosquéra JAP, Pachón-Matheos JC, Vargas RNA, Pachón-Mateos JC, Piegas LS, Jatene AD. Aspectos epidemiológicos da estimulação cardíaca no Brasil 10 anos do Registro Brasileiro de Marcapassos (RBM). Reblampa 2006; 19(1):3-7.
7. Galve E, Sambola A, Saldaña G, Quispe I, Nieto E, Diaz A, Evangelista A, Candell-Riera J. Late benefits of dual-chamber pacing in obstructive hypertrophic cardiomyopathy: a 10-year follow-up study. Heart 2010; 96:352-6.

Pré-implante de Marca-passo

12

Harriet Bárbara Maruxo
Marcos Antonio da Eira Frias
Kelly Cristina Torres Lemes

INTRODUÇÃO

Nas últimas décadas, o número de pacientes que receberam dispositivos eletrônicos implantáveis aumentou consideravelmente, fazendo com que o marca-passo se tornasse uma importante terapêutica em portadores de arritmia cardíaca,[1] caracterizando-se como um procedimento rotineiro em hospitais especializados.[2]

Como terapêutica, o marca-passo tem a função de gerar e liberar estímulo que despolarize a câmara cardíaca estimulada pela liberação de impulsos elétricos ao miocárdio e reconhecer e responder ao estímulo fisiológico do coração.[3]

Entende-se que o marca-passo interfere positivamente na qualidade de vida (QV) do paciente,[4] no entanto, são necessárias mudanças no cotidiano desses pacientes, sendo as orientações na fase pré-implante imprescindíveis e precisam ser retomadas posteriormente, garantindo que estes compreenderam as informações.

A avaliação da QV expressa a maneira como o paciente percebe sua saúde em relação a diversos aspectos que englobam condições funcionais, psicológicas, cognitivas e sociais. Essa percepção faz emergir dúvidas que podem comprometer a aderência ao autocuidado no período pré ou mesmo pós-implante do marca-passo.[5]

De maneira geral, o conhecimento que o paciente tem sobre sua doença está pautado na sua vivência diária de evolução dos sinais e sintomas e pouco ou nada pautado em informações científicas, o que suscita a necessidade de validar junto ao paciente ou cuidador o quanto esses se apropriaram das orientações para a promoção da saúde.[6]

Dentre os pacientes candidatos ao implante de MP, existe um predomínio de idosos com baixa escolaridade e baixa renda familiar mensal.[4,5] Esse perfil depreende a necessidade de maior atenção por parte do enfermeiro no que diz respeito a avaliação e orientação.

Dessa maneira, a validação da compreensão em relação às orientações no pré-operatório é um momento importante na assistência de enfermagem, pois garante uma melhor aderência e condução das atividades de autocuidado tanto no pré como no pós-operatório e consequente retomada das suas atividades rotineiras.

As doenças cardiovasculares são limitantes e na medida em que evoluem impõem mudanças, principalmente no que se relaciona às atividades básicas e instrumentais de vida diária.

A capacidade para realizar atividades básicas de vida diária (ABVD), como cuidar da própria higiene, trocar as roupas, preparar a refeição ou mesmo se alimentar apresentam-se como dificuldades e podem ser seriamente comprometidas, quando exigem uso de força, esforço físico mais vigoroso e movimentos mais intensos.[4]

As atividades instrumentais de vida diária (AIVD) como fazer exercício físico, correr, praticar esportes e cuidar da limpeza da residência são atividades que exigem grande esforço e demandam uma sobrecarga cardíaca não compatível com a capacidade funcional do coração, inviabilizando a execução de tais atividades.[4]

A perda progressiva da capacidade para o desenvolvimento das atividades rotineiras interfere na QV e desencadeia no paciente, além das alterações de ordem física, alterações psicoemocionais, espirituais e socioeconômicas que comprometem a saúde mental.

A capacidade física para execução de atividades básicas e instrumentais de vida na fase pré-implante de marca-passo é o domínio que se apresenta mais comprometido ao se avaliar a QV[5] e pode gerar situações de ansiedade, insegurança, medo, angústia.

Nessa perspectiva, o enfermeiro, ao avaliar o paciente na fase pré-operatória, precisa voltar sua atenção não somente para as manifestações físicas e resultados diagnósticos, mas também estar aberto e sensível às manifestações de ansiedade, insegurança, medo e angústia que podem comprometer o período perioperatório.

A avaliação atenta e criteriosa no pré-operatório fornece subsídios para a elaboração de um plano assistencial que contemple orientação e educação que ajuda o paciente a compreender o momento vivido, melhora sua condição psicoemocional, reduz o tempo de permanência no hospital e diminui o risco de infecção e complicações cirúrgicas.[7]

Este capítulo objetiva nortear os enfermeiros para as necessidades assistenciais do paciente no período pré-operatório de implante de marca-passo cardíaco. Para tanto, serão abordadas as intervenções de enfermagem nos exames pré-operatórios e a sistematização da assistência de enfermagem no pré-implante de marca-passo com os diagnósticos de enfermagem mais prevalentes, as metas esperadas e a proposta de intervenção.

OS CUIDADOS DE ENFERMAGEM NO PRÉ-IMPLANTE DE MARCA-PASSO

As grandes evoluções ocorridas na área da saúde, nos últimos anos, tornaram o implante de marca-passo um procedimento considerado relativamente simples e de curta duração. Destaca-se, porém, que o sucesso para tal procedimento, assim como para a recuperação pós-operatória, dependerá de um bom planejamento da assistência pré-operatória que deverá ser realizado respeitando-se as características e quadro clínico inerentes a cada paciente.[8,9]

O momento para o implante de marca-passo está baseado na evolução do quadro clínico do paciente, de forma que situações como instabilidade hemodinâmica, arritmia ou em uso de marca-passo provisório são consideradas situações que requerem a realização imediata do procedimento, enquanto pacientes com prognóstico reservado, como aqueles que apresentam infecções e sepse, por exemplo, deverão ter o momento cirúrgico retardado até a estabilização do quadro.[10]

Dessa forma, o pré-operatório, que se inicia com a decisão pela realização do procedimento cirúrgico e encerra-se com o deslocamento do paciente para a mesa cirúrgica,[7] deverá ter atuação significativa da equipe de enfermagem, englobando desde a preparação física do paciente até orientações e retirada de dúvidas do paciente e família.

Um dos objetivos da assistência de enfermagem nesse período, assim como em cirurgias cardíacas no geral, refere-se à manutenção da estabilidade hemodinâmica do paciente já que, devido às suas condições clínicas, torna-se comum a presença de alterações em seu quadro clínico que levam a instabilidade, caracterizando a assistência de enfermagem no pré-operatório como complexa e com necessidade de pessoal preparado e especializado.[7]

No implante de marca-passo, a assistência de enfermagem no pré-operatório se inicia com a fase da coleta de dados por meio da elaboração do histórico de enfermagem. Essa fase inclui dados referentes à história clínica do paciente, como internações e cirurgias anteriores, sinais e sintomas apresentados atualmente, doença de base, alergias, medicações em uso e realização de exame físico. A presença desses dados fornece subsídios para uma adequada realização da sistematização da assistência de enfermagem (SAE), contribuindo para a realização de cuidados pautados na segurança e respeito ao paciente.[11-13]

Além das atividades acima relatadas, a assistência de enfermagem no pré-operatório deve assegurar a realização dos exames laboratoriais e complementares necessários para o implante de marca-passo; a não realização de tais exames poderá levar ao cancelamento do ato cirúrgico, prejudicando o restabelecimento do paciente e contribuindo para o agravamento de seu quadro.

O enfermeiro deverá ainda atentar-se aos resultados dos exames pré-operatórios, comunicando significativas alterações à equipe médica, visto que, dependendo dos resultados, o procedimento de implante de marca-passo poderá ser adiado, com consequente necessidade de replanejar a assistência de enfermagem. A Tabela 12.1 destaca os exames que são imprescindíveis ao implante de marca-passo.

Mais do que a atenção quanto aos exames, o enfermeiro deverá atentar-se quanto às orientações a serem fornecidas ao paciente e família a fim de sanar possíveis dúvidas e diminuir a ansiedade, medo e estresse comuns ao paciente no período de pré-operatório.[7] A literatura[7] destaca que uma das formas de amenizar tais sentimentos ao paciente e família consiste na visita pré-operatória, que tem por objetivo esclarecer e orientar o paciente a respeito do ato cirúrgico, terapia medicamentosa e possíveis mudanças em sua vida no pós-operatório. Tal atitude permite que o paciente enxergue o procedimento com maior segurança, livre de possíveis "preconceitos".[7]

Outras situações que merecem atenção do enfermeiro durante esse período de pré-operatório referem-se a verificação do preparo pré-operatório incluindo tricotomia do tórax, jejum, administração de medicamentos via oral, que não podem ser suspensos, com pequenas quantidades de água, realização de banho cirúrgico, entre outros, resumidos na Tabela 12.2.

TABELA 12.1. Exames laboratoriais e complementares para o pré-operatório de implante de marca-passo[10,14]

EXAMES LABORATORIAIS	EXAMES COMPLEMENTARES
Hemograma	Ecocardiograma
Coagulograma com INR	*Holter* 24 horas
Urina tipo I Bioquímica	Estudo eletrofisiológico (se indicado)

TABELA 12.2. Resumo dos cuidados de enfermagem no pré-implante de marca-passo[12,13]

Orientar e providenciar jejum de 8 horas antes do implante
Certificar-se da suspensão da heparina ou anticoagulantes orais
Orientar o paciente quanto ao procedimento e oferecer apoio emocional
Confirmar que o paciente, membro da família ou responsável assinou o termo de autorização do procedimento
Verificar se o paciente tem alergia a anestésico ou iodo
Realizar ECG e aferir os sinais vitais
Garantir acesso venoso de bom calibre
Fornecer sedação e qualquer medicação pré-operatória, conforme prescrição
Realizar tricotomia na região do tórax 2 horas antes do procedimento, quando necessário
Avaliar a integridade cutaneomucosa nos prováveis locais de inserção do eletrodo
Encaminhar para o banho de aspersão com solução antisséptica, clorexidine degermante a 2%
Garantir a antibioticoprofilaxia conforme protocolos
Encorajar eliminações vesicointestinais do paciente antes do procedimento
Garantir a retirada de acessórios como brincos, pulseiras, colares etc.
Assegurar o encaminhamento do paciente para a sala de procedimento com o prontuário e os exames laboratoriais e complementares

Além desses, o enfermeiro deverá estar atento a pacientes que fazem uso de anticoagulantes orais, heparinas de baixo peso molecular ou hipoglicemiantes orais visto que, apesar da ausência de consenso na literatura científica quanto ao uso de anticoagulantes e o procedimento cirúrgico,[15] as Diretrizes de Avaliação Perioperatória[8] recomendam a interrupção da anticoagulação oral, heparina não fracionada intravenosa ou heparina de baixo de peso molecular subcutânea,[8] considerando-se o risco de tromboembolismo de cada paciente.

Nessa perspectiva, afirma-se que o manejo pré-operatório deverá primeiramente respeitar os protocolos institucionais por meio de avaliação rigorosa e sistemática das individualidades de cada paciente, norteando e desenvolvendo uma assistência pautada na qualidade e segurança ao paciente.

SISTEMATIZAÇÃO DA ASSISTÊNCIA DE ENFERMAGEM NO PRÉ-IMPLANTE DE MARCA-PASSO

A Sistematização da Assistência de Enfermagem tem como objetivo central o direcionamento dos cuidados em conformidade com as necessidades dos pacientes. O enfermeiro, por meio do seu julgamento e raciocínio clínico, deverá elencar os principais diagnósticos de enfermagem a serem trabalhados, assegurando o desenvolvimento de uma assistência individualizada e pautada nas manifestações evidenciadas em cada paciente.

Em se tratando do pré-operatório de procedimentos cardíacos, o coração, visto por muitos como o órgão central do corpo e do qual a vida depende, acarreta nos pacientes que se submeterão a tais procedimentos, sentimentos de angústia, medo, ansiedade, insegurança e estresse, devendo nessas situações o enfermeiro estar apto para identificá-los e intervir ainda no pré-operatório.[16-18]

No caso específico do pré-implante de marca-passo, a literatura destaca que a baixa escolaridade apresentada por muitos pacientes é um dos fatores que exacerbam os sentimentos anteriormente destacados, já que cerca de 71% dos pacientes em uso de dispositivos de estimulação artificial desconhecem sua funcionalidade.[16-19]

Além disso, a mecanização das ações do enfermeiro, que muitas vezes se centra apenas em orientações técnicas do pré-operatório, constitui outro fator que limita o entendimento dos pacientes a respeito do pré-implante de marca-passo.[17]

Nesse ponto, o enfermeiro deverá conhecer e estar ciente de tais condições, sensibilizando-se no planejamento de uma assistência que considere os aspectos biopsicossociais dos pacientes a serem submetidos a tal procedimento.[17]

Levando-se em conta o exposto acima e os achados na literatura, identificamos os principais diagnósticos de enfermagem, em consonância com a NANDA International (NANDA-I)[20] dos pacientes no pré-implante de marca-passo. Para uma melhor visualização destes, optamos por apresentá-los separadamente, conforme ordem de relevância, seguido das metas e intervenções, visualizadas nas Tabelas 12.3 a 12.7 disponibilizados a seguir, desenvolvidas conforme a Classificação dos Resultados de Enfermagem (NOC)[21] e Classificação das Intervenções de Enfermagem (NIC),[22] respectivamente.

1. **Conhecimento deficiente:** *caracterizado* por comportamentos inapropriados (agitação, hostilidade, apatia etc.) e conhecimento insuficiente; *relacionado* a informação insuficiente.
   Domínio 5: percepção/cognição.
   Classe 4: cognição.

2. **Medo:** *caracterizado* por inquietação, apreensão, sensação de medo, procedimento cirúrgico (identificação do objeto do medo); *relacionado* a pré-operatório de implante de marca-passo (resposta inata a estímulos).
   Domínio 5: enfrentamento/tolerância ao estresse.
   Classe 2: respostas de enfrentamento.

TABELA 12.3. Metas e intervenções para o diagnóstico "conhecimento deficiente"[21,22]

METAS	INTERVENÇÕES
Paciente é capaz de explicar o propósito do procedimento (implante de marca-passo), descrevendo as etapas de implantação e cuidados necessários no pré e pós-implante de marca-passo	• Oferecer ao paciente e família orientações acerca do procedimento no período pré, trans e pós-operatório • Orientar o paciente a respeito das funções do marca-passo e cuidados necessários pós-implante • Explicar ao paciente e família mudanças nas atividades de vida diária e cuidados necessários após o implante de marca-passo • Oferecer informações concretas e objetivas a respeito da terapia com marca-passo • Orientar o paciente e familiares quanto às indicações do marca-passo e necessidade de uso conforme cada caso • Oferecer informações ao paciente quanto a interferências eletromagnéticas de fontes externas após o implante • Orientar o paciente e familiares quanto à procura de serviço médico em caso de desconfortos • Orientar o paciente quanto à necessidade de frequentar rotineiramente as consultas com cardiologista relatando possíveis dúvidas e dificuldades • Explicar ao paciente a respeito de sinais e sintomas indicativos de disfunção do marca-passo como bradicardia, tontura, fraqueza, cansaço, desconforto no peito, falta de ar, ortopneia, edema, dispneia, síncope, entre outros

TABELA 12.4. Metas e intervenções para o diagnóstico "medo"[21,22]

METAS	INTERVENÇÕES
Paciente busca informações sobre o pré-implante de marca-passo, visando à redução e controle de reações advindas do medo	• Identificar o motivo do medo no paciente e familiares • Oferecer ao paciente e família informações a respeito da terapia com marca-passo, bem como possíveis mudanças e cuidados necessários pós-implante • Retirar dúvidas do paciente e familiares a respeito do implante do marca-passo tanto no período de pré, como pós-implante de marca-passo • Orientar paciente quanto ao procedimento de implantação do marca-passo descrevendo passo a passo sua realização

TABELA 12.5. Metas e intervenções para o diagnóstico "ansiedade"[21,22]

METAS	INTERVENÇÕES
Paciente busca informações a respeito do procedimento, reduzindo a ansiedade pré-implante de marca-passo	• Identificar principais causas da ansiedade do paciente no pré-implante de marca-passo • Orientar paciente quanto aos procedimentos pré, trans e pós-operatórios • Explicar a respeito de medicações que possam ser administradas no pré-operatório • Orientar o paciente e família quanto aos procedimentos pré-operatórios necessários • Orientar o paciente e família sobre alterações nas atividades de vida diária após implante de marca-passo • Estimular presença de familiares com paciente no período de pré-operatório • Eliminar elementos considerados estressores ambientais que possam gerar ansiedade

TABELA 12.6. Metas e intervenções para o diagnóstico "risco de débito cardíaco diminuído"[21,22]

METAS	INTERVENÇÕES
Manutenção da eficácia da bomba cardíaca	• Monitorar sinais vitais, atentando-se a alterações na pressão arterial, ritmo e frequência cardíaca • Monitorar e registrar presença de arritmias cardíacas • Realizar ausculta cardíaca e pulmonar, atentando-se aos sons cardíacos e presença de ruídos adventícios • Realizar eletrocardiograma pelo menos uma vez ao dia • Observar sinais e sintomas indicativos de baixo débito cardíaco • Atentar-se a exames laboratoriais (eletrólitos, função renal) • Monitorar a ocorrência de dispneia, fadiga, taquipneia e ortopneia • Orientar o paciente e família quanto à necessidade de comunicar desconfortos • Monitorar pulsos periféricos, perfusão capilar, temperatura e cor das extremidades • Verificar presença de edemas periféricos

3. **Ansiedade:** *caracterizada* por inquietação, angústia, incerteza, irritabilidade, medo, nervosismo, preocupação; *relacionada* a ameaça de morte, estressores (implante de marca-passo) e mudança importante.
Domínio 5: enfrentamento/tolerância ao estresse.
Classe 2: respostas de enfrentamento.

TABELA 12.7. Metas e intervenções para o diagnóstico "risco de sentimento de impotência"[21,22]

METAS	INTERVENÇÕES
Paciente demonstra segurança e controle no pré e pós-procedimento de implante de marca-passo, percebendo os benefícios e a possibilidade de melhora em sua qualidade de vida mediante a realização do procedimento	• Identificar presença de alterações emocionais no paciente, atentando-se aos motivos de tais alterações • Esclarecer potenciais dúvidas dos pacientes e familiares • Orientar a respeito da melhora do quadro clínico do paciente após o implante do marca-passo bem como o impacto em sua qualidade de vida • Fornecer explicações quanto a terapia com marca-passo, de forma detalhada, a fim de eliminar crenças que contribuam para sua sensação de impotência

4. **Risco de débito cardíaco diminuído:** *relacionado* a contratilidade alterada, frequência cardíaca alterada e ritmo cardíaco alterado.
   Domínio 4: atividade/repouso.
   Classe 4: respostas cardiovasculares/pulmonares.

5. **Risco de sentimento de impotência:** *relacionado* a ansiedade, conhecimento insuficiente para controlar a situação, enfermidade, imprevisibilidade do curso da enfermidade.
   Domínio 5: enfrentamento/tolerância ao estresse.
   Classe 2: respostas de enfrentamento.

CONSIDERAÇÕES FINAIS

Considerando todas as alterações, sejam de ordem física, psicoemocionais e espirituais que interferem diretamente na capacidade do paciente de realizar atividades básicas e instrumentais de vida diária e na sua qualidade de vida, assim como a necessidade de orientação que auxilie o paciente e familiar a diminuir o grau de ansiedade, medo e estresse, ressalta-se que a presença e atuação do enfermeiro na fase pré-operatória a partir de uma Sistematização da Assistência de Enfermagem adequada e individualizada é fundamental para a condução segura do cuidado ao paciente em todo o período pré-operatório.

Referências bibliográficas

1. Holubec T, Ursprung G, Schonrath F, Caliskan E, Steffel J, Falk V et al. Does implantation technique influence lead failure. Acta Cardiol 2015; 70(5):581-6. DOI: 10.2143/AC.70.5.3110519.
2. Gambetta MV, da Costa FR. Implante de marcapasso cardíaco definitivo em paciente com síndrome bradicardia-taquicardia, transplantado renal e com persistência de veia cava superior esquerda. Relampa 2014; 27(2):111-4. Disponível em: http://www.relampa.org.br/detalhe_artigo.asp?id=938 Acessado em: 06/04/2016.
3. Jacobson C, Gerity D. Marca-passos e desfibriladores implantáveis. In: Woods SL, Froelicher ES, Sivarajan Motzer SA (Underhill). Tradução Shizuka Ishii. Revisão científica Angela Maria Geraldo Pierin. Barueri, SP: Manole 2005; 26:771-815.
4. Antônio IHF, Barroso TL, Cavalcante AMRZL, Lima LR. Qualidade de vida dos cardiopatas elegíveis à implantação de marca-passo cardíaco. Rev enferm UFPE on line. 2010 abr./jun.;4(2):647-57. DOI: 10.5205/reuol.827-7116-1-LE.0402201025. Disponível em: http://www.revista.ufpe.br/revistaenfermagem/index.php/revista/article/view/827/pdf_51 Acessado em: 13/03/2016.
5. Gomes TB, Gomes LS, Antônio IHF, Barroso TL, Cavalcante AMRZ, Stival MM, Lima LR. Avaliação da qualidade de vida pós-implante de marcapasso cardíaco artificial. Rev Eletr Enf. [online]. 2011; 13(4):735-42. Disponível em: http://www.revenf.bvs.br/pdf/ree/v13n4/19.pdf. Acessado em: 01/04/2016.

6. Freitas MTS, Püschel VAA. Insuficiencia cardíaca: expressões do conhecimento das pessoas sobre a doença. Rev Esc Enferm USP 2013; 47(4):922-9. DOI: 10.1590/S0080-623420130000400021. Disponível em: http://www.scielo.br/pdf/reeusp/v47n4/0080-6234-reeusp-47-4-0922.pdf. Acessado em: 09/04/2016.

7. Costa KAU, Dias RS, Azevedo PR, Silva LD. A importância das orientações de enfermagem no cuidado ao paciente submetido à cirurgia cardíaca: revisão integrativa. Revista *Vita et Sanitas* da Faculdade União Goyazes, Trindade (GO) 2015; 9(2):3-9. Disponível em: http://www.fugedu.com.br/novarevista/index.php/vitaetsanitas/article/view/126. Acessado em: 07/04/2016.

8. II Diretriz de Avaliação Perioperatória da Sociedade Brasileira de Cardiologia. Arq Bras Cardiol 2011; 96(3 supl.1):1-68.

9. Medtronic. Cirurgia: o que esperar-implante de marcapasso. Disponível em: http://www.medtronicbrasil.com.br/yourhealth/bradycardia/gettingadevice/surgery/index.htm. Acessado em: 04/04/2016.

10. Bronchtein S. Implante de marcapasso cardíaco definitivo. Aspectos cirúrgicos. Rev SOCERJ 2002; 15(2):102-12.

11. Quilici AP, Bento AM, Ferreira FG, Cardoso LF, Bagnatori RS, Moreira RS, Silva SC. Enfermagem em cardiologia. São Paulo: Atheneu 2009; 461-486.

12. Palomo JSH. Enfermagem em cardiologia: cuidados avançados – INCOR. São Paulo: Manole 2007; 11-150.

13. Rembold SM, Domingos ELL, Delatorre PG, Lima DVM, Texeira ER. Protocolos de enfermagem: cuidados aos pacientes submetidos ao implante de marcapasso cardíaco definitivo. Periódicos Científicos dos Profissionais de Enfermagem 2008; 7(1):17-25.

14. Diretrizes Brasileiras de Dispositivos Cardíacos Eletrônicos Implantáveis (DCEI). Arq Bras Cardiol 2007; 89(6):210-37.

15. David H, Birnie JS, Healey GA, Wells et al. Pacemaker or defibrillator surgery without interruption of anticoagulation. N Engl J Med, 2013. DOI: 10.1056/NEJMoa 1302946.

16. Aredes AF, Lucianeli JG, Dias MF, Bragada VCA, Dumbra APP, Pompeo DA. Conhecimento dos pacientes a serem submetidos ao implante de marcapasso cardíaco definitivo sobre os principais cuidados domiciliares. Relampa 2010; 23(1):28-35. Disponível em: http://www.relampa.org.br/detalhe_artigo.asp?id=709. Acessado em: 02/04/2016.

17. Camponogara S, Soares SGA, Silveira M, Viero CM, de Barros CS, Cielo C. Percepção de pacientes sobre o período pré-operatório de cirurgia cardíaca. Rev Min Enferm 2012; 16(3): 382-90. Disponível em: http://www.reme.org.br/artigo/detalhes/541. Acessado em: 05/04/2016.

18. da Silva LF, Guedes MVC, de Freitas MC. Déficit de conhecimento diagnóstico de enfermagem do paciente com marcapasso cardíaco artificial definitivo. Revista Brasileira em Promoção da Saúde 2012; 13(1):47-52. Disponível em http://ojs.unifor.br/index.php/RBPS/article/viewFile/1990/1990. Acessado em: 05/04/2016.

19. Oliveira DVR, Silva MF. Cardioversor-desfibrilador implantável: principais dúvidas dos pacientes no que se refere ao autocuidado após o implante. Relampa 2010;23(1):18-23. Disponível em: http://www.relampa.org.br/detalhe_artigo.asp?id=707. Acessado em: 07/04/2016.

20. NANDA International. Diagnósticos de enfermagem da NANDA: definições e classificação 2015-2017/ NANDA International; tradução Regina Machado Garcez. Porto Alegre: Artmed, 2015.

21. Moorhead S, Johnson M, Maas M. Classificação dos resultados de enfermagem – NOC, 4 ed. Rio de Janeiro: Elsevier 2010; 936 p.

22. Bulechek GM, Butcher HK, Dochterman JM. Classificação das intervenções de enfermagem – NIC. 5 ed. Rio de Janeiro: Elsevier 2010; 944 p.

Transoperatório de Implante de Marca-passo: O Papel do Enfermeiro

13

Elaine Aparecida Silva Nascimento
Débora Duarte Iasbech
Anyelle Alves Vieira

INTRODUÇÃO

A enfermagem tem avançado como ciência, por meio de estudos e pesquisas, preparando os profissionais para atuarem em várias áreas. Nas últimas décadas, diversos campos de atuação têm sido oferecidos para o enfermeiro, possibilitando novas perspectivas de conhecimento em diversas direções e espaços. A diversificação de campo e o consequente aumento do mercado de trabalho tornam a enfermagem muito mais abrangente, podendo o enfermeiro aproveitar as chances que surgem em diferentes áreas.[1]

No procedimento de implante de marca-passo, é imprescindível a atuação do profissional enfermeiro que atue em duas vertentes: a assistência de enfermagem prestada ao paciente durante o ato anestésico cirúrgico e do enfermeiro representante de empresas fornecedoras do marca-passo. Nessa atividade em especial, o enfermeiro está voltado para o controle do material e não para o paciente, distanciando-se da tradicional atuação da enfermagem que compreende a prática do processo de cuidar no inter-relacionamento do enfermeiro com o paciente. Porém, existem aspectos hoje em dia que reconhecem a assistência como atos que representam o conforto, a segurança física e material criando, assim, uma enfermagem inovadora.

Embora não haja legislação específica exigindo a contratação de enfermeiros nas empresas que comercializam produtos hospitalares, cada vez mais essas indústrias contratam o profissional enfermeiro,[2] devido à sua competência clínica em relação ao ato cirúrgico, aos cuidados com os materiais utilizados e a gama de funções desenvolvidas dentro do centro cirúrgico (CC), permitindo que esse profissional dê suporte técnico para melhor atendimento durante o procedimento. Já no centro cirúrgico, a assistência deverá ser prestada por técnicos ou auxiliares de enfermagem sob a supervisão direta de um enfermeiro.[3]

No ingresso na área de representação, o enfermeiro realiza cursos de capacitação, com objetivo de desempenhar seu papel em todas as fases cirúrgicas, tanto no pré, trans e no pós-procedimento operatório. Sendo que, para cada fase compreende seu papel específico, dependendo do procedimento. Ressaltamos que não existe uma agenda pré-fixada para a utilização do dispositivo cardíaco eletrônico implantável (DCEI), dessa maneira torna-se necessário que a equipe hospitalar entre em contato com o representante, elemento fundamental para o ato cirúrgico, assim, sua função envolverá desde a logística do material, responsabilizando-se pelo seu fornecimento, assistência técnica, programação, bem como resolução de problemas que o dispositivo possa apresentar durante o procedimento.

A dinâmica de trabalho, seja do enfermeiro do centro cirúrgico ou do enfermeiro representante, não deixa de seguir os passos de segurança do paciente, tendo em vista que ambos deverão identificar o paciente de acordo com o nome completo, registro e data de nascimento, verificar o prontuário (indicação clínica, eletrocardiograma e motivo principal para a cirurgia), realizar a conferência do material e sua validade (tipo de dispositivo, introdutor, eletrodo, acessórios, entre outros) e interatuar com a equipe médica.

O circulante de sala verifica o procedimento programado antes da chegada do paciente, consulta as informações contidas no aviso de cirurgia, conforme o protocolo da instituição, providencia materiais permanentes e descartáveis, *kits* cirúrgicos, pacotes de campos e aventais, e demais materiais. Na sala cirúrgica, verifica-se os equipamentos básicos e os específicos para a realização da cirurgia, faz-se um teste prévio e avalia-se o funcionamento adequado dos mesmos.[4]

Os objetivos da efetiva montagem de uma sala operatória são proporcionar a realização do ato anestésico-cirúrgico com técnica asséptica, planejar e disponibilizar materiais e equipamentos necessários e adequados para a realização da anestesia e da cirurgia, bem como adequar os recursos humanos aos protocolos assistenciais com eficiência e eficácia.[4]

O paciente deve ser assistido e receber todas as orientações desde o momento que recebe a notícia que será submetido a um implante de marca-passo, recebendo uma assistência baseada não apenas em cuidados mas, principalmente, em orientações que o ajude a minimizar seu medo e ansiedade.

Para isso, muitas instituições preconizam a realização da visita pré-operatória de enfermagem, com o objetivo de fornecer informações sobre o preparo pré-operatório, o procedimento anestésico-cirúrgico e o período pós-operatório, dando também a oportunidade para que o paciente e seus familiares esclareçam possíveis dúvidas.

No Instituto Dante Pazzanese de Cardiologia, foi elaborado um manual de orientações pré e pós-implante de marca-passo que é entregue na chegada do paciente (Anexo 1), explicando sobre o preparo (jejum, banho, tricotomia, retirada de adornos etc.), orientações aos familiares e cuidados pós-operatórios. Esse manual é utilizado apenas como um complemento das informações, pois não substitui as orientações dadas pelo enfermeiro da unidade de internação e do centro cirúrgico.

PRÉ-OPERATÓRIO – MONTAGEM DA SALA CIRÚRGICA

A assistência de enfermagem consiste não apenas no cuidado direto ao paciente, mas também nos aspectos que envolvem a organização e o preparo da sala cirúrgica, de modo a garantir a segurança e a eficácia do procedimento cirúrgico.

É realizado o *check-list* de cirurgia segura na entrada do paciente na sala de cirurgia; este envolve paciente correto, procedimento correto e toda a estrutura de montagem da sala de forma segura.

A iniciativa "Cirurgias Seguras Salvam Vidas" foi estabelecida pela Aliança Mundial para a Segurança do Paciente como parte dos esforços da Organização Mundial da Saúde para reduzir a mortalidade por cirurgias em todo o mundo. O objetivo do programa é aproveitar o comprometimento político e a vontade médica para resolver importantes temas sobre segurança, incluindo práticas de segurança inadequadas em anestesiologia, infecções cirúrgicas preveníveis e comunicação deficiente entre membros de equipes. Provou-se que esses problemas são comuns, letais e evitáveis em todos os países e cenários.[5]

O objetivo dos grupos de trabalho na busca da cirurgia segura foi identificar potenciais padrões para aperfeiçoamento em quatro áreas: equipes cirúrgicas eficientes, pela promoção da comunicação entre os membros da equipe para assegurar que cada etapa preparatória seja cumprida de uma maneira oportuna e adequada, com ênfase no trabalho de equipe; anestesiologia segura, pela monitorização adequada do paciente e preparação antecipada para identificar problemas anestésicos ou de ressuscitação potencialmente letais, antes que causem danos irreversíveis; prevenção de infecção do sítio cirúrgico, por meio de antissepsia e controle da contaminação em todos os níveis da assistência ao paciente; e mensuração da assistência cirúrgica, pela criação de medidas em saúde pública para mensurar o abastecimento e os resultados básicos na assistência cirúrgica.[5]

O recebimento do paciente no CC e seu encaminhamento para a sala operatória, dependendo da instituição, são realizados pelo enfermeiro, pelo circulante de sala ou pelo auxiliar de anestesia. A Sociedade Brasileira de Enfermeiros de Centro Cirúrgico (SOBECC) recomenda que o enfermeiro dê atenção especial aos pacientes nesse momento e, na impossibilidade de receber e encaminhá-los, dê prioridade aos casos de extremos de idade, maior risco cirúrgico, tipo de cirurgia e condições clínicas e físicas especiais.[4]

Ressalta-se que todos os procedimentos a serem realizados devem ser autorizados previamente pelo paciente, que deverá assinar o Termo de Consentimento cirúrgico e anestésico e, na impossibilidade, um familiar responsável deverá assiná-lo. O paciente e a família devem também receber todas as informações do procedimento e suas dúvidas esclarecidas, segundo sua necessidade e conforme seu nível de consciência e cognição.

O material de estimulação cardíaca artificial é composto por gerador de câmara única e dupla-câmara conforme solicitação médica, com diâmetros variados de conexões, cabos-eletrodos atriais e ventriculares, programador com cabos estéreis (cabo jacaré), cola de silicone, conectores de 3,2 e 5,0 mm (principalmente nas trocas de geradores mais antigos, que utilizavam cabos-eletrodos de diâmetros maiores do que os atuais), chaves, parafusos e outros acessórios que possam ser úteis.[6]

Antes de qualquer material ser retirado de sua caixa estéril deve-se certificar se o modelo é específico para o implante, verificar a integridade da embalagem e data de validade. Após conferência, o procedimento é iniciado com o emprego das técnicas assépticas, fundamentais para diminuir o tempo cirúrgico e, consequentemente, para um bom resultado da cirurgia. A conferência é realizada pelo enfermeiro do centro cirúrgico, seguindo o fluxo de entrada estabelecido por cada instituição, por via almoxarifado ou setor de compras.

A seguir, os equipamentos básicos necessários para compor uma sala operatória seguindo as normas estabelecidas pela Agência Nacional de Vigilância Sanitária (Figura 11.1).[7]

Fluoroscopia

O equipamento mais importante para o implante do marca-passo é a fluoroscopia. Uma das principais características é permitir a visibilização de imagem de raios X em tempo real com alta resolução, facilitando a abordagem para o acesso venoso e o posicionamento dos eletrodos.

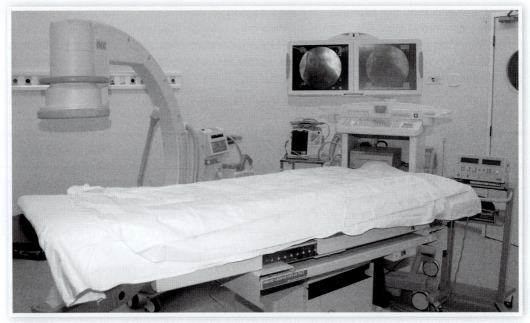

FIGURA 13.1. Sala cirúrgica. (Fonte: Instituto Dante Pazzanese de Cardiologia.)

Mesa cirúrgica radiotransparente

Mesa que possibilita a passagem dos raios X, permitindo a visualização das imagens.

Monitor cardíaco

- Monitor cardíaco ou osciloscópio, para visualização do ritmo cardíaco;
- Medição não invasiva da pressão arterial;
- Oximetria de pulso.

Desfibrilador

Equipamento eletrônico cuja função é a reversão das arritmias cardíacas pela aplicação de um pulso de corrente elétrica de grande amplitude num curto período de tempo. Ao atravessar o coração, essa corrente força uma contração simultânea das fibras cardíacas, possibilitando o restabelecimento de um ritmo normal. O desfibrilador é constituído de duas pás, ligadas por meio de cabos, a um equipamento que transforma a energia elétrica em choques elétricos. A intensidade dos choques é regulável e pode chegar até 360 joules. As duas pás descarregam os choques na parede anterior do tórax.[8]

Bisturi elétrico

Equipamento utilizado em procedimentos cirúrgicos para corte e coagulação de tecidos. É necessária, além do aparelho, a caneta estéril com o comando na mão ou no pedal e 1 cabo de placa isolante (descartável).

Programador

No momento da cirurgia é indispensável que o representante da empresa do marca-passo disponha de um programador, basicamente um computador especializado para realização de testes e programação do DCEI, que deve ser colocado dentro da sala cirúrgica; cada empresa tem seu próprio programador, mas estes não são compatíveis, pois o programador de uma empresa não reconhece o dispositivo do outro, sendo assim, cada empresa deverá possuir o seu programador e no momento da cirurgia o representante será responsável pelo seu manejo.

ASSISTÊNCIA DE ENFERMAGEM NO CENTRO CIRÚRGICO

- Receber o paciente na porta do centro cirúrgico e conferir nome completo, data de nascimento e registro de acordo com pulseira e papéis encaminhados, inclusive exames pré-operatórios (prontuário);
- Paramentá-lo de forma adequada (gorro e sapatilhas/propé);
- Verificar se todos os termos de compromisso (cirúrgico e anestesia) estão devidamente preenchidos e assinados;
- Explicar procedimentos, tratamento e cuidados ao paciente, familiares e responsáveis, bem como horários de informações ao término do procedimento;
- Encaminhá-lo para sala de cirurgia e apresentar a equipe multiprofissional envolvida;
- Transferir o paciente da maca para mesa de cirurgia de forma segura (um profissional de cada lado da mesa), explicando os procedimentos que serão realizados posteriormente para o paciente;
- Checar a eficiência do preparo pré-operatório (jejum de no mínimo 8 horas, banho, tricotomia quando necessária, retirada de prótese e adornos);
- Realizar monitorização cardíaca e oximetria de pulso;
- Iniciar o preenchimento e a averiguação dos itens do *check-list* de cirurgia segura como alergias, doenças pregressas, possível dificuldade de intubação e qualquer outro item que possa comprometer a segurança cirúrgica;
- Explicar para os familiares sobre os horários de informação;
- Verificar sinais vitais (temperatura, pulso, respiração, pressão arterial, queixas álgicas);
- Realizar exame físico sumário do paciente e fazer a anotação de enfermagem na folha da SAEP;
- Atentar para a suspensão de anticoagulantes e antiagregantes plaquetários antes do procedimento (exceto casos especiais e emergência);
- Realizar punção de acesso venoso periférico em membro superior de lado contrário ao implante de marca-passo cardíaco, caso o paciente já não esteja puncionado;
- Observar a presença de sinais flogísticos (dor, calor, rubor, edema) no caso de punção prévia do acesso venoso, e a existência de etiqueta com a data de punção e assinatura de quem a realizou. Trocar a punção de acesso venoso caso tenha mais de 72 horas de puncionado;
- Permanecer dentro da sala de cirurgia acompanhando de perto todo o procedimento e tranquilizando o paciente quando apenas anestesia local;
- Realizar preenchimento de ficha de controle de material utilizado durante o procedimento (folha de gasto);
- Administrar dose de antibioticoterapia conforme preconizado pelo serviço de controle de infecção hospitalar de cada instituição;
- Os profissionais que estiverem na sala, durante o procedimento, devem estar com os equipamentos de proteção adequado (gorro, avental, sapatilhas, capote de chumbo e protetor de chumbo da região cervical);

- Auxiliar e supervisionar na antissepsia do local de implante do MP definitivo com clorexidine degermante e tópico;
- Após certificar-se da posição e da trava correta da mesa, posicionar de forma adequada o paciente na mesa de operação; assim o procedimento poderá ocorrer de forma segura.

Após o médico realizar sua técnica de posicionamento dos cabos-eletrodos no interior do átrio e ventrículo, o enfermeiro representante inicia suas atividades fazendo aferições com o programador, aparelho utilizado para a realização dos testes, pois simula situações que serão vivenciadas pelo gerador de pulsos.

O bom funcionamento dos cabos-eletrodos, em curto e longo prazos, é fator extremamente importante para a utilização e a manutenção de um sistema de marca-passo cardíaco. As funções do cabo-eletrodo são duas: estimular, isto é, intermediar a entrega do estímulo originado no gerador de pulso ao músculo cardíaco, e sentir, conduzindo ao gerador de pulso os potenciais elétricos intracardíacos, gerados por despolarização espontânea da cavidade cardíaca onde ele estiver inserido. Qualquer variação dessas duas funções do cabo-eletrodo induz ao mau funcionamento do sistema de marca-passo.

O cabo-eletrodo conduz a corrente elétrica produzida no gerador de pulso até o músculo cardíaco. Para que isso ocorra deve existir um polo positivo (ânodo) e um negativo (cátodo), por onde passa a corrente elétrica.

No sistema unipolar, o polo negativo é a extremidade distal do cabo-eletrodo, em contato direto com o coração. O polo positivo corresponde à carcaça, que apresenta uma área de contato considerável com o tecido adjacente. Dessa forma, a corrente gerada se dissipa mais facilmente em decorrência da baixa resistência nesse polo, que passa a não ter significância no circuito unipolar. Assim, esse modo de estimulação funciona como se houvesse apenas uma resistência à passagem da corrente elétrica, o polo negativo. No modo bipolar, a ponta continua sendo negativa e o anel é o polo positivo, que geralmente se situa a 2 cm de distância do polo negativo. Os dois polos permanecem em contato com o coração, gerando duas resistências significativas à passagem da corrente elétrica.[9]

Para o enfermeiro representante realizar os testes, deverá conectar o cabo de seu programador a um dispositivo com duas garras e estéril oferecido pelo médico, conhecido como cabo "jacaré" ou cabo "vermelho-preto"; nesse momento o cabo de coloração preta (negativo) é conectado ao cabo-eletrodo implantado e o vermelho (positivo) é ligado a uma pinça colocada na loja do gerador pelo médico e, dessa forma, aferem-se as medidas unipolares. Para verificar as medidas bipolares, tanto o cabo de coloração preta (negativo) quanto o cabo de coloração vermelha (positivo) são conectados no eletrodo implantado com pequena distância entre os polos.

Baseado na conexão do cabo do programador com o cabo "jacaré", o enfermeiro representante realiza então os testes que são essenciais para o bom funcionamento do dispositivo envolvendo: sensibilidade, resistência (ou impedância) e limiar de estimulação.

Para o teste de sensibilidade é necessário que o paciente apresente ritmo próprio de escape adequado. Não é indicado testar sensibilidade quando o escape do paciente é muito lento e inadequado para manter condições hemodinâmicas apropriadas.

Para verificar a resistência é necessário estimular o coração; o valor mensurado servirá como indicador da integridade dos cabos-eletrodos.

Para testar o limiar, deve-se deixar uma energia alta que gere captura da câmara cardíaca estimulada e, a partir disso, a energia de estimulação é reduzida lenta e progressivamente até que ocorra perda de captura. A última energia que gerar captura elétrica é considerada o limiar de estimulação.

Para a obtenção de bons resultados é fundamental que todas as medidas estejam dentro de valores aceitáveis. Se um posicionamento do eletrodo resultar em bom limiar de estimulação, porém valores inaceitáveis de sensibilidade, ou vice-versa, o representante deverá sinalizar ao médico e esse deverá mudar a posição do cabo-eletrodo.

Durante o procedimento é necessário que o monitor cardíaco fique próximo do campo visual do representante. Este é necessário, visto que, ao realizar o posicionamento do cabo-eletrodo é comum o aparecimento de arritmias condicionadas à estimulação do endocárdio pela ponta do eletrodo.

É importante ressaltar que se o paciente estiver em uso de estimulação cardíaca externa, o representante deve diminuir a frequência da mesma para que o médico realize o implante com o paciente em ritmo próprio. Caso isso não seja possível, está contraindicado o uso de bisturi elétrico durante a cirurgia pois, além de poder interferir no funcionamento dos geradores de pulso de demanda causando assistolia ao paciente, poderá também, por condução elétrica pelo próprio cabo-eletrodo, lançar no coração descargas de grande intensidade e causar zonas de necrose endocárdica ou arritmias até letais, como a fibrilação ventricular.[10]

Após o implante do cabo-eletrodo e a realização das medidas transoperatórias, atestando e comprovando a correta situação do mesmo, o médico poderá solicitar o gerador que deve ser interrogado conferindo os parâmetros de sua voltagem, largura de pulso, frequência, sensibilidade e modo de estimulação. Para os geradores de dupla-câmara é possível conferir, além desses parâmetros, os valores nominais de funções próprias desse tipo de estimulação, tais como o intervalo atrioventricular e períodos refratários atriais e ventriculares.[10]

Estando todos esses valores concordantes com a programação nominal fornecida pelo fabricante, o gerador estará apto a ser implantado. Esse passo requer atenção do representante e também do médico, para não inverter as posições dos cabos-eletrodos e suas respectivas conexões ao gerador.

Todos os dados dos materiais (gerador e cabo-eletrodo) utilizados devem ser etiquetados e documentados numa ficha própria, o Registro Brasileiro de Marca-passos (RBM), para posteriormente serem catalogados no Departamento de Estimulação Cardíaca Artificial (DECA), que é uma base de dados nacional que compila e divulga informações relacionadas aos procedimentos de estimulação cardíaca no Brasil, conforme Anexo 2. Seu objetivo principal é cadastrar todos os procedimentos cirúrgicos relacionados ao uso de sistemas de estimulação cardíaca artificial permanente, gerando um conjunto de informações que permita o conhecimento de números reais das indicações de implante de marca-passo e dos tipos de sistemas utilizados nesse meio.[11] Ele continua sendo utilizado pelo Ministério da Saúde, principalmente, para gerar dados necessários para o melhor aproveitamento dos recursos investidos na saúde cardíaca dos brasileiros.

É imprescindível que o formulário seja preenchido com letra de forma, de forma legível, não deixando margem a dúvidas. Uma vez preenchido e assinado pelo médico, o documento deverá ser encaminhado da seguinte forma: primeira via (branca) para o DECA; segunda via (verde) ao fornecedor; terceira via (rosa) à Secretaria Estadual da Saúde do Estado; quarta via (amarela) para a Secretaria Executiva de Procedimentos de Alta Complexidade em Cardiologia; e a quinta via (azul) deve ser anexada ao prontuário do paciente,[11] documentando assim as informações clínicas e cirúrgicas do portador de DCEI.

No pós-operatório imediato, após fechamento da incisão cirúrgica, é colocado o cabeçote do programador sobre o local onde o marca-passo foi implantado, e por meio da telemetria são visualizadas e coletadas informações sobre o coração e o marca-passo, tais como energia da bateria, desempenho dos circuitos e cabos-eletrodos. Assim, o representante com a supervisão do médico poderá adaptar e escolher o melhor modo de programação para o paciente.

A programação é a forma como o marca-passo irá se comportar diante de determinadas situações como, por exemplo: aumento nas atividades físicas, uma queda brusca de frequência cardíaca, estresse, entre outros. Essa programação é padronizada de fábrica (nominal) e, posteriormente, pode ser modificada no consultório médico ou serviço ambulatorial.

O enfermeiro representante tem a competência em realizar o preenchimento do cartão de identificação ("carteirinha") do portador de marca-passo, que descreve as características do aparelho utilizado e as condições do implante, o que possibilita identificar o cirurgião, o clínico e a empresa responsável pelo produto. Esses dados são de suma importância para a vida do paciente com DCEI.

Em situações fora do CC, o enfermeiro representante também poderá ser convocado a prestar assistência técnica para avaliar possíveis problemas no gerador ou sistema que possa surgir; esse acompanhamento é indispensável para a obtenção de bons resultados a curto e longo prazos. Esse profissional, além de fornecer aos membros da equipe o material, técnica e instruções relacionadas à tecnologia do dispositivo, promove em primeiro lugar a segurança do paciente, sem a perda da valorização do conhecimento holístico, criando assim uma enfermagem inovadora.

NO TÉRMINO DO PROCEDIMENTO

- Auxiliar na realização de curativo sobre a incisão cirúrgica com SF 0,9%, gazes e esparadrapo hipoalergênico;
- Realizar o preenchimento da SAEP (Sistematização da Assistência de Enfermagem Perioperatória);
- Seguir com o *check-list* de cirurgia segura durante e ao término do procedimento, seguindo todas as etapas (*time in, time out*);
- Posicionar confortavelmente o paciente na maca e, dependendo da anestesia, encaminhá-lo à recuperação pós-anestésica ou retornar para o setor de origem (enfermarias) para que de lá aguarde a alta hospitalar.

Você estará com um curativo no local da cirurgia que não deverá ser molhado. A enfermagem fará uma proteção para o banho.

Segue alguns cuidados a ser seguidos após sua alta hospitalar:

- Manter o local da incisão cirúrgica limpa e seca. Tomar banho diariamente.
- Não tocar, nem fazer pressão no local do implante do gerador.
- Não fazer movimentos bruscos com o braço próximo do gerador, a medida que for melhorando, você poderá movimentar mais o braço, conforme orientação do seu médico.
- Você poderá escovar os dentes, pegar coisas leves, usar talheres nas refeições e realizar outras atividades correspondentes.
- Carregar sempre a carteirinha do portador de marca-passo, em caso de atendimento médico de emergência ela será muito importante.
- Apresentar sua carteirinha de identificação do marca-passo em bancos e aeroportos.
- Evitar esportes que exijam contatos bruscos com outras pessoas como, por exemplo, futebol.
- Evitar exercícios repetitivos como levantamento de peso.
- Antes de voltar as atividades normais é necessário que a ferida esteja completamente cicatrizada e o médico libere para voltar ao trabalho, dirigir, viajar ou fazer exercícios físicos.
- O médico informará a data correta para a retirada dos pontos, que será no setor de curativos.
- Retornar ao hospital se apresentar alguns sintomas como: tontura, cansaço, desmaio, falta de ar e se a ferida ficar avermelhada ou sair secreção.

Instituto DANTE PAZZANESE
de Cardiologia

Elaboração:
Equipe Médica e de Enfermagem do Centro Cirúrgico
Revisão:
Prof. Dr. José Carlos Pachon Mateos
Diretor do Serviço de Marca-Passo do IDPC
Apoio:
Departamento de Tecnologia da Informação e Marketing

Instituto DANTE PAZZANESE de Cardiologia
Av. Dr. Dante Pazzanese, 500 - Ibirapuera
CEP: 04012-909 - São Paulo - SP
www.dantepazzanese.org.br

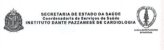

SECRETARIA DE ESTADO DA SAÚDE
Coordenadoria de Serviços de Saúde
INSTITUTO DANTE PAZZANESE DE CARDIOLOGIA

MANUAL DE ORIENTAÇÃO PRÉ E PÓS IMPLANTE DE MARCA-PASSO

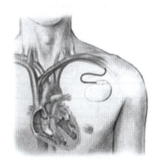

MARCA-PASSO

Você será submetido a um procedimento de implante de marca-passo, por isso queremos ajudá-lo a entender como será este processo.

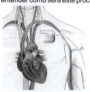

O implante de marca-passo é um procedimento cirúrgico, onde um aparelho que controla os batimentos cardíacos é colocado debaixo da pele e conectado ao seu coração, através de um ou mais fios (chamados eletrodos).

SEGUE O PREPARO PARA O BOM ANDAMENTO DA SUA CIRURGIA

■ JEJUM
À partir das 22 horas NÃO poderá comer mais nenhum tipo de alimento, tanto sólido como líquido (inclusive água).

■ BANHO
Na noite da véspera da cirurgia você deverá tomar banho de chuveiro da seguinte forma:
- Lavar o corpo e o cabelo com água e sabonete.
- Em seguida, esfregar o corpo com sabão líquido especial que ajudará a prevenir infecções, lavar bem todo o corpo e em especial o tórax.
- Secar o corpo com toalha limpa e seca.

Na manhã seguinte será realizada a tricotomia (retirada de pêlos de pequena parte do tórax), este procedimento deverá ser realizado pelo profissional de enfermagem. Após a tricotomia você deverá tomar banho da mesma forma que o da noite anterior, só que neste momento os cabelos NÃO deverão ser lavados.

Após o banho, permaneça no leito até a chamada pela Enfermagem.

■ HORÁRIO DA CIRURGIA
Sua cirurgia não tem horário determinado, podendo ser no período da manhã ou da tarde. Aguarde no quarto que a enfermeira virá lhe chamar no momento exato. Caso sua cirurgia fique para o período da tarde, será necessário que tome outro banho por volta das 12:00 horas.

■ ORIENTAÇÃO AOS FAMILIARES
Poderá ficar com você 1 ou 2 pessoas à partir das 7:00 horas da manhã do dia da cirurgia até o momento que for para o Centro Cirúrgico.

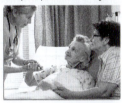

No momento que a enfermagem chamá-lo, lembre-se de retirar a prótese dentária (se tiver), relógio, anel, aliança, pulseiras e qualquer objeto no cabelo. Estes objetos devem ser entregues a seus familiares.

Você será encaminhado para o Centro Cirúrgico em uma maca, e seus familiares só poderão acompanhá-lo até a porta, juntamente com a equipe de enfermagem.

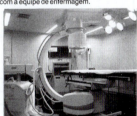

Anestesia: Após puncionar uma veia iniciará o processo de anestesia, na maioria dos casos a anestesia é local, podendo também ser feita um leve sedação para que você possa relaxar.

Tempo de cirurgia:
Sua cirurgia durará em média 2 horas, dependendo de cada caso.

■ CUIDADOS PÓS-OPERATÓRIO
Assim que terminar sua cirurgia você retornará para o quarto ou UTI, dependendo da necessidade.

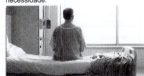

ANEXO 1. Manual de orientação pré e pós-implante de marca-passo. (Fonte: Instituto Dante Pazzanese de Cardiologia.)

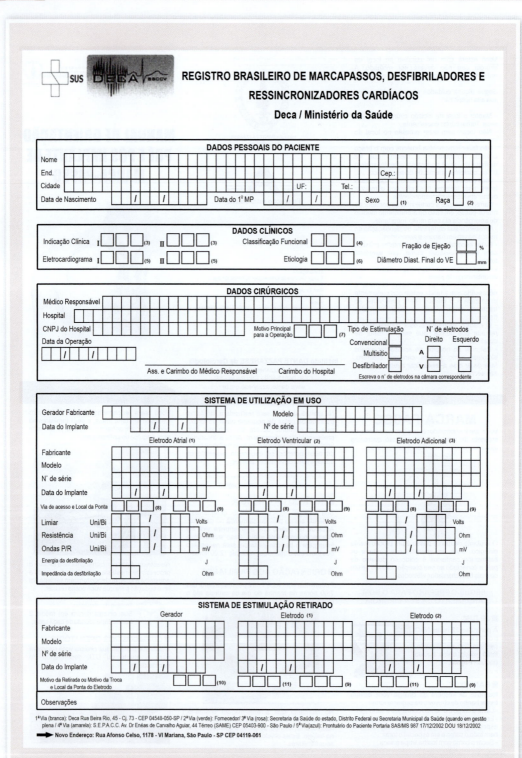

ANEXO 2. Formulário para registro de marca-passos, desfibriladores e ressincronizadores cardíacos. (Fonte: Departamento de Estimulação Cardíaca Artificial.)

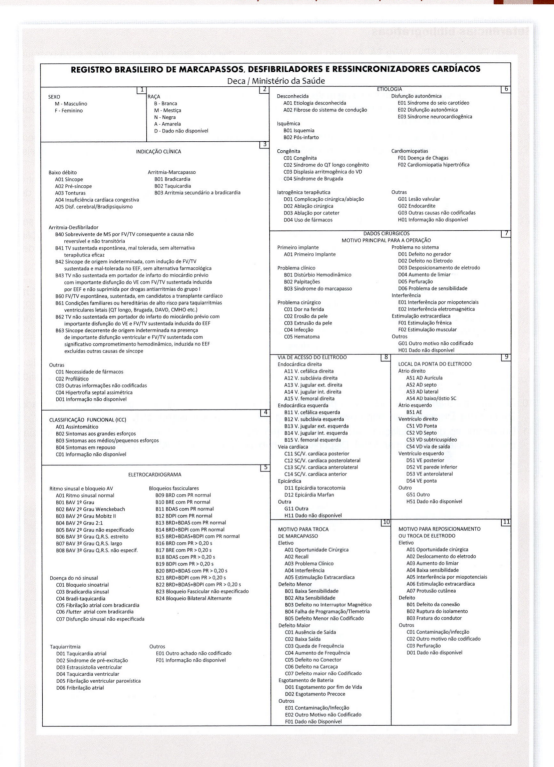

ANEXO 2 (CONT.). Formulário para registro de marca-passos, desfibriladores e ressincronizadores cardíacos. (Fonte: Departamento de Estimulação Cardíaca Artificial.)

Referências bibliográficas

1. Lago FWN, Silva EPV, Vieira TA. Atuação do enfermeiro nas diversas áreas no âmbito intra e extra-hospitalar: influência da globalização [Apresentação no 61º Congresso Brasileiro de Enfermagem, 2009. Fortaleza, Brasil].

2. Foppa L, Caregnato RCA. Empresa de material cirúrgico: atuação do enfermeiro. São Paulo: Rev. SOBECC, out./dez 2012; 17(4):57-64. Disponível em: http://itarget.com.br/newclients/sobecc.org.br/2012/pdf/3.pdf. Acessado em 29/03/2016.

3. Brasil. Lei nº 7.498, de 25 de junho de 1986. Dispõe sobre a regulamentação do exercício da Enfermagem e dá outras providências. DOU de 26.6.1986. Disponível em: < http://www.planalto.gov.br/ccivil_03/Leis/L7498.htm>. Acessado em: 04 Abr. 2016.

4. SOBECC. Sociedade Brasileira de Enfermeiros de Centro Cirúrgico. Recuperação Anestésica e Centro de Material e Esterilização. Práticas recomendadas: centro cirúrgico, recuperação anestésica e centro de materiais e esterilização, 6 ed. São Paulo: SOBECC, 2013.

5. OMS. Organização Mundial da Saúde. Segundo desafio global para a segurança do paciente: Cirurgias seguras salvam vidas (orientações para cirurgia segura da OMS) / Organização Mundial da Saúde; tradução de Marcela Sánchez Nilo e Irma Angélica Durán – Rio de Janeiro: Organização Pan-Americana da Saúde; Ministério da Saúde; Agência Nacional de Vigilância Sanitária 2009; 211 p.: il. ISBN 978-85-87943-97-2.

6. Melo CS. Tratado de estimulação cardíaca artificial, 5 ed. ampliada e atualizada. Barueri: Manole, 2015.

7. Brasil. Ministério da Saúde (MS). Agência Nacional de Vigilância Sanitária (ANVISA). Resolução RDC nº 307, de 14 de novembro de 2002. Altera a Resolução a Resolução RDC nº 50, de 21 de fevereiro de 2002 que dispõe sobre o Regulamento Técnico para o planejamento, programação, elaboração e avaliação de projetos físicos de estabelecimentos assistenciais de saúde. Brasília, 2002.

8. BIT. Boletim Informativo de Tecnovigilância. Brasília, Número 01, jan/fev/mar 2011. ISSN 2178-440X.

9. Gontijo HT, Souza FS, Neto VA, Gonçalves GA, Fazanaro GF, Sepulveda VM, Oliveira JR, Santos VP. Análise comparativa do limiar agudo em unipolar e bipolar dos cabos-eletrodo de ventrículos esquerdo e direito. Relampa 2014; 27(4):239-42.

10. Revista Latino-americana de Marca-passo e Arritmia. Técnica de implante endocárdico [acessado 29/03/2016]. Disponível em: http://www.relampa.org.br/detalhe_artigo.asp?id=581.

11. Departamento de Estimulação Cardíaca Artificial [homepage na internet]. Registro Brasileiro de Marca-passo [acessado em 29 mar 2016]. Disponível em: http://www.deca.org.br/Medica/RBM.aspx

Infecções na Estimulação Cardíaca Artificial – Cuidados de Enfermagem

14

Aline Santos Ibanês
Eliana de Cássia Zandonadi Vasconcelos
Ercília Evangelista de Souza
Cely Saad Abboud Medeiros

INTRODUÇÃO

Os dispositivos eletrônicos cardíacos implantáveis foram introduzidos na prática clínica nos anos 1960. Atualmente, considerando os avanços tecnológicos, temos disponíveis desfibriladores cardíacos implantáveis, ressincronizadores e marca-passos permanentes.[1]

O objetivo deste capítulo é abordar as complicações infecciosas originadas da implantação cirúrgica desses dispositivos; dessa forma, as infecções que podem ocorrer são as do local onde é implantado o gerador, nos eletrodos, podendo também envolver estruturas do endocárdio.[1]

A estimativa no âmbito internacional, de acordo com a literatura, varia de 1 a 5%.[2,3] No Brasil, de acordo com o Registro Brasileiro de Marca-passos, no período de 2000 a 2010 foram registradas 42.041 reoperações em cirurgia de implantação de marca-passo sendo que a causa infecciosa correspondeu a 1,04% (438).[4]

Em nossa instituição, no período de 2010 a 2015, a taxa de infecção relacionada a esses procedimentos foi de 0,56%, sendo que a taxa relativa a endocardite foi de 0,18% e a infecção de sítio cirúrgico (superficial e profundo) de 0,38%.

Por sua vez, a mortalidade relacionada a infecção em dispositivos implantáveis ocorre mais frequentemente no primeiro ano após a infecção e está relacionada à comorbidade do paciente, por exemplo a insuficiência renal, mas outros fatores como a falha na retirada do dispositivo e a presença de endocardite também são importantes para o aumento deste índice.[1,2]

Os fatores de risco mais importantes para esse tipo de infecção identificados na literatura são: gênero, principalmente o sexo masculino; idade, principalmente jovens; uso de anticoagulação, doença pulmonar obstrutiva crônica, insuficiência renal, diabetes, insuficiência cardíaca, uso de corticosteroides, afecções crônicas de pele, acessos venosos de longa permanência, ausência de profilaxia pré-procedimento, tipo de dispositivo, reabordagem cirúrgica, tempo de procedimento e hematoma pós-operatório.[1,2,5]

Os agentes mais comumente associados a esse tipo de infecção são os Gram-positivos, principalmente os *Staphylococcus aureus* (68 a 93%) oxacilina sensíveis (MSSA) e oxacilina resistentes (MRSA); as bactérias Gram-negativas são responsáveis por 18% e não há definição de agente em 15% das infecções.[1]

Entre os Gram-positivos, os *Staphylococcus* coagulase negativos são os mais comumente identificados, seguidos do *S. aureus*, *Enterococcus* spp. e *Streptococcus* spp. A identificação de fungos foi observada em até 2% dos casos. Não há diferenças na identificação dos agentes em relação ao tempo após a realização da cirurgia.[1]

PATOGENIA

A patogenia da doença está relacionada, principalmente, à contaminação do material com bactérias na manufatura ou no momento da implantação com a formação de biofilme no dispositivo.[5]

O biofilme é uma estrutura formada por microrganismos em uma superfície que produz uma matriz extracelular composta de polissacarídeos, proteínas e DNA que se traduz em uma substância aderente.[6] Essa estrutura protege os microrganismos dos agentes antibacterianos e dificulta o tratamento.[1]

A contaminação hematogênica e a disseminação por contiguidade à infecção do sítio de inserção também são observadas.[1]

Com relação à infecção de origem hematogênica, 30 a 45% de pacientes com bacteremia sustentada por *Staphylococcus* spp. que apresentam um dispositivo implantável podem desenvolver infecção associada a esse agente. O risco de infecção do dispositivo quando houver bacteremia relacionada ao *S. aureus* é de 35 a 45%, sendo para outros cocos Gram-positivos 30% e para Gram-negativos 6%.[1]

QUADRO CLÍNICO

As infecções em dispositivos implantáveis têm grande espectro de apresentações clínicas que podem variar desde um incômodo inespecífico ou dor, não necessariamente associada a outros sintomas, até a observação do deslocamento de dispositivo, erosão local, sinais flogísticos e choque séptico.[1]

Infecção de sítio de inserção de gerador geralmente se caracteriza por eritema localizado, edema e dor sobre o local de inserção. A lesão pode evoluir para deiscência de sutura, drenagem purulenta, erosão da pele e formação de fístula. A identificação precoce desse tipo de infecção pode ser prejudicada por quadros alérgicos locais e exames laboratoriais sem alterações significativas.[5] É importante frisar que em qualquer caso de erosão da pele, o dispositivo deve ser considerado infectado.[1] As infecções de corrente sanguínea (comum em pacientes em hemodiálise) ou endocardite podem estar ou não associadas ao quadro clínico de infecção local.[5] O diagnóstico dessas infecções é mais difícil de ser realizado, podendo ser demorado devido à falta de sintomas ou presença de sintomas leves a moderados que incluem febre, tremores, sudorese noturna, adinamia, anorexia, fenômenos embólicos, osteomielite e choque séptico.[5]

DIAGNÓSTICO

O diagnóstico de infecção de sítio de gerador é clínico-laboratorial. Toda alteração no local de implantação deve ser considerada como infecção local e exames laboratoriais devem

Infecções na Estimulação Cardíaca Artificial – Cuidados de Enfermagem

ser realizados para descartar o quadro. Com relação a essa infecção, não é recomendada a punção para coleta de material para cultura, pelo risco de contaminação local.[1]

Na presença de sinais sistêmicos, é recomendada a realização de ecocardiograma transesofágico para descartar quadro de endocardite. Esse exame é mais adequado para a visualização das porções intra e extracardíacas dos eletrodos, tem alta sensibilidade para visualização das valvas mitral e aórtica, bem como na avaliação de vegetações, de massas aderidas e sua mobilidade.[1]

O ecocardiograma transtorácico tem menor sensibilidade para detectar infecções relacionadas a eletrodos e endocardite; portanto, esse exame é indicado para triagem e não para diagnóstico definitivo. Em alguns casos pode haver comprometimento pulmonar (10 a 45%) por embolização e pode ser observado em exames de imagem (radiológico simples ou tomografia).[1]

A realização de tomografia computadorizada por emissão de pósitrons (PET-CT) não é recomendada para triagem de rotina; sua melhor utilidade é observada no esclarecimento de infecções de sítio de inserção de gerador na presença de endocardite e sinais sistêmicos. Esse exame não é sensível para o diagnóstico de endocardite ou infecção de eletrodos.[1]

Para identificação do microrganismo, o ideal para o diagnóstico é a coleta de amostras de sangue, fragmentos de material do dispositivo ou do tecido envolvido e secreção para cultura. Na suspeita de infecção, deve-se coletar 3 amostras de hemocultura com intervalo de 6 horas entre elas, e em caso de choque séptico coletar 2 amostras de hemocultura com intervalo de 1 hora entre elas.[1] Importante frisar que a coleta desse material é indispensável, pois além da identificação do microrganismo fornece também o perfil de sensibilidade do agente para otimizar o tratamento antimicrobiano. Hemoculturas negativas são mais comuns em infecção local do que em endocardite e não excluem o diagnóstico de infecção.[1] As hemoculturas positivas são observadas somente em 20 a 67% dos casos. É importante atentar para a técnica de coleta asséptica, evitando-se assim a contaminação de amostras. Os *Staphylococcus* coagulase negativos são os mais comuns causadores de infecções relacionadas a dispositivos implantáveis e também os contaminantes de amostras mais comuns, merecendo especial atenção da equipe quando esse agente é isolado, para que se defina se é contaminante ou infectante.[1]

Se a remoção do dispositivo estiver indicada, coletar hemoculturas de controle de 48 a 72 horas após o procedimento de retirada do dispositivo. Esse exame objetiva identificar infecção persistente não controlada, contraindicando novo procedimento de inserção de dispositivo se as hemoculturas forem persistentemente positivas. Em caso de cultura negativa, deve-se interpretar o resultado em conjunto com o quadro clínico para avaliar se houve o controle da infecção.[1]

MANEJO DE INFECÇÕES RELACIONADAS COM DISPOSITIVOS INVASIVOS

O manejo adequado desse tipo de infecção visa diminuir os riscos ao paciente relacionados à troca de dispositivos, controle dos efeitos adversos aos antimicrobianos, avaliação das complicações de acessos vasculares de longa permanência, prevenção de outras infecções hospitalares, bem como a prevenção de infecção e colonização por microrganismos multirresistentes.[1]

Assim que diagnosticada a infecção, independente de que seja local ou sistêmica, são indicados o manejo cirúrgico, a antibioticoterapia e posterior avaliação de reimplante.[5] Considerando as opções de manejo cirúrgico, temos como possibilidade a retirada completa do dispositivo ou a retirada parcial com a manutenção dos eletrodos no tecido cardíaco.[1] A abordagem cirúrgica deve incluir o desbridamento de tecidos necróticos e a drenagem de abscessos, se existentes. Nos casos graves de infecção associados a choque séptico, a recomendação é que devem ser manejados com a retirada imediata do dispositivo.[5]

Em caso de impossibilidade de remoção do dispositivo, é recomendado o tratamento antimicrobiano sistêmico e a remoção do gerador, se necessário, mantendo os eletrodos no tecido endocárdico.[1]

Foi observada também a cura e salvamento do dispositivo utilizando-se terapia antimicrobiana exclusiva ou associada à remoção parcial, ainda assim, essa abordagem está altamente associada à recidiva de infecção e falha terapêutica.[1] Essa prática também está associada ao aumento da morbimortalidade.[5]

Para os pacientes com evidências de infecção valvar é recomendada a remoção total de todo o sistema implantado, com a sua substituição completa após o término de tratamento. Durante esse período é necessária a inserção de marca-passo temporário em local distinto ao sítio de infecção.[7]

Com relação à reimplantação dos dispositivos, a indicação inicial deve ser sempre reavaliada, levando-se em consideração a atualização dos critérios indicativos e que alguns tipos de arritmia podem ter resolução natural.[5] O procedimento só deve ser realizado após a resolução da infecção sistêmica e local. Não se deve utilizar o mesmo acesso da retirada do dispositivo e não deve ser reimplantada qualquer parte do sistema que esteja relacionada à infecção.[1]

Antibioticoterapia

O tratamento das infecções relacionadas com os dispositivos cardíacos implantáveis deve ser avaliado levando em consideração vários aspectos, entre eles a severidade da apresentação clínica, o envolvimento de estruturas cardíacas e a presença de foco extracardíaco.[1]

Em caso de infecção do sítio de gerador é recomendado o uso de antimicrobianos que tenham ação na microbiota de pele. A ampliação do espectro para outros agentes pode se basear na cultura e teste de susceptibilidade. Os agentes Gram-positivos, especialmente os *Staphylococcus* spp. são responsáveis por 80% das infecções, enquanto os Gram-negativos correspondem a menos de 20%.[1]

O tempo de tratamento deve ser avaliado conforme o tipo de infecção, a presença de endocardite e a resposta ao tratamento antimicrobiano proposto. Usualmente, o tratamento leva em torno de 14 dias para bacteremia e 4 a 6 semanas para os casos de endocardite.[5] Para os casos em que não há condições para a remoção dos dispositivos e infecção não controlada, pode-se optar pela antibioticoterapia de supressão de longa duração.[1]

PREVENÇÃO DE INFECÇÕES RELACIONADAS COM OS DISPOSITIVOS CARDÍACOS IMPLANTÁVEIS

A cirurgia de implantação de dispositivos invasivos cardíacos é considerada um procedimento limpo[8] e as infecções relacionadas ao procedimento são consideradas preveníveis. Algumas medidas devem ser consideradas para a diminuição das chances de contaminação e consequente infecção cirúrgica.

Modificação de fatores de risco

- *Tabagismo:* maior relação com complicações pós-operatórias como pneumonia, infecção de sítio cirúrgico e maior mortalidade;[2,9]
- *Diabetes:* recomendado manter os níveis de glicemia de jejum abaixo de 180 mg/dL e manter a hemoglobina glicada abaixo de 7%;[2]

- *Quadro infeccioso preexistente:* ainda que a presença de um foco infeccioso não tratado possa aumentar o risco de infecção relacionada à implantação dos dispositivos intracardíacos, não há evidência suficiente para a recomendação do tratamento de bacteriúria assintomática antes do procedimento;[2]

- *Anemia e quadro nutricional:* a correção desses fatores não só reduz a probabilidade de uma infecção como diminui as taxas de readmissão hospitalar e tempo de internação.[2]

Preparo da pele

- *Banho com água e sabão previamente à cirurgia:* considerando que a microbiota da pele tem um grande potencial de contaminação do sítio cirúrgico, é ideal o uso de agente antisséptico que elimine bactérias, fungos, vírus, protozoários e esporos. Em estudo comparativo entre iodopovidona e formulações de álcool e gluconato de clorexidine, foi observada a superioridade desses últimos em relação ao primeiro para a prevenção de infecções dentro de 30 dias do procedimento, tanto superficiais quanto profundas. Foi observado também que a aplicação repetida é mais efetiva do que a aplicação única com escovação;[1,2]

- *Tricotomia:* não realizar raspagem de pelos no local da cirurgia; se necessária a remoção de pelos, utilizar tricotomizadores elétricos;[1,2,10]

- Evitar a colocação dos eletrodos de monitorização sobre o local potencialmente utilizado para a implantação do dispositivo, devido ao risco de alergias e lesões na pele.[5]

Vigilância e descolonização para *S. aureus* MSSA e MRSA

Os benefícios desse procedimento permanecem controversos. O uso isolado de mupirocina, um antimicrobiano tópico, em cavidade nasal antes do procedimento, pode trazer algum benefício em paciente sabidamente colonizado por MSSA ou MRSA.[2,10,11]

Antibioticoprofilaxia cirúrgica

Esse tipo de profilaxia é realizado com antibióticos endovenosos imediatamente antes do início da cirurgia, objetivando a redução da carga bacteriana de agentes como *Staphylococcus aureus*, *Staphylococcus* coagulase negativos e *Streptococcus* spp. O tempo entre a administração e o início da cirurgia, assim como os intervalos de administração adequados para que seja garantida a concentração tecidual durante a cirurgia, devem ser respeitados.[2,10]

Precauções de barreira estéril

É recomendada a colocação de campos estéreis ampliados antes da realização do procedimento, além da utilização, pelos profissionais, de gorro, máscara, avental estéril e luvas estéreis.[2,10]

Cuidados pós-implantação

O cuidado apropriado após a implantação do dispositivo intracardíaco é fundamental para prevenir a contaminação da ferida operatória. Não é recomendado o uso de antibióticos tópicos, pois esses medicamentos não são efetivos para promover a cicatrização e podem promover dermatite em indivíduos susceptíveis. Os curativos devem ser trocados regularmente e monitorados visualmente em relação à dor, vermelhidão, calor local e saída de secreção purulenta.[2] Não há evidências de alteração na evolução da cicatrização da ferida operatória relacionada a tipo de curativo[1] e também não existem evidências de uso de substâncias que previnem sangramentos visando à diminuição de taxa de infecções.[5]

No pós-operatório de implantação de dispositivos cardíacos, cabe à enfermagem avaliar diariamente a ferida operatória, tendo especial atenção à presença de sinais flogísticos. O paciente e seu cuidador devem ser orientados quanto ao cuidado com a ferida, preparando o primeiro para alta hospitalar.

Higiene das mãos

A higienização das mãos utilizando a técnica adequada, seja com água e sabão, seja com a utilização de álcool gel, é a maneira mais barata da prevenção de infecção do sítio cirúrgico. Esta deve ser realizada utilizando-se sabão antisséptico previamente ao procedimento cirúrgico e sempre antes da manipulação local para a realização do curativo.[2]

PREVENÇÃO, CONTROLE E VIGILÂNCIA DAS DE INFECÇÕES EM DISPOSITIVOS IMPLANTÁVEIS

Todo esforço da equipe multiprofissional para a prevenção de infecção em inserção de dispositivos implantáveis deve ser realizado. Programas educativos para os profissionais de saúde envolvidos, visando à redução de infecção de sítio cirúrgico e higienização das mãos devem ser implementados. O sistema de vigilância ativa de infecções em dispositivos implantáveis deve ser realizado pelo Serviço de Controle de Infecção Hospitalar (SCIH), e as notificações de infecção devem ser realizadas até 90 dias após o procedimento, segundo ANVISA e National Health Safety Network (NHSN). Os critérios de notificação de infecção são os realizados de acordo com a ANVISA, e são os mesmos utilizados em todo território nacional, visando o alinhamento dos critérios utilizados, possibilitando o *benchmark* entre as instituições.

Critérios de notificação de infecção[12,13]

Definição de endocardite relacionada com marca-passo (MP)[12]

Infecção que ocorre até 90 dias após implante do marca-passo definitivo[13] que segue os critérios a seguir:

Definição anatomopatológica[12]

Microrganismo demonstrado por cultura ou histologia na vegetação, êmbolo séptico, abscesso intracardíaco ou cabo do marca-passo.

Critérios clínicos[12]

Dois maiores *ou* 1 maior e 3 menores.

Critérios maiores de endocardite[12]

- Hemocultura (HMC) positiva para os seguintes agentes frequentes em endocardite:[13]
  - Microrganismo típico: *Streptococcus viridans, S. bovis*, HACEK, *Staphylococcus aureus* ou enterococo;
  - HMC persistentemente positiva (2 HMC com intervalo de coleta de 12 horas ou 3 HMC com intervalo de 1 hora).

- Evidência de envolvimento do endocárdio[12]
  - Ecocardiograma positivo para endocardite (vegetação, abscesso);
  - Massa oscilante no cabo do MP ou em estrutura do endocárdio em contato com o cabo do MP;
  - Abscesso em contato com cabo do MP.

Critérios menores de endocardite[12]

- Temperatura > 38 °C;
- Fenômenos vasculares: embolizações arteriais, infarto pulmonar séptico, aneurisma micótico;
- Hemorragia intracraniana e lesões de Janeway;
- Fenômenos imunológicos: glomerulonefrite, nódulos de Osler ou manchas de Roth;
- Ecocardiograma sugestivo de endocardite, mas não preenche critério maior;
- Hemocultura positiva, mas não preenche critério maior.

Definição de infecção da loja do marca-passo definitivo[12]

Infecção que ocorre até 90 dias após implante do marca-passo definitivo,[13] com pelo menos 1 dos seguintes critérios:

- Drenagem purulenta pela incisão cirúrgica;
- Isolamento de microrganismo de tecido ou fluido colhido assepticamente de uma ferida superficial ou de uma coleção;
- Pelo menos 2 (dois) dos seguintes sinais e sintomas: dor, calor, hiperemia em toda a loja ou flutuação local;
- Deiscência da ferida operatória associada a pelo menos 1 dos seguintes sinais e sintomas: febre (T > 38 °C), dor, hiperemia de toda a loja ou flutuação localizada;
- Diagnóstico de infecção feito pelo cirurgião ou médico clínico.

Referências bibliográficas

1. Sandoe JA, Barlow G, Chambers JB, Gammage M, Guleri A, Howard P, Olson E, Perry JD, Prendergast BD, Spry MJ, Steeds RP, Tayebjee MH, Watkin R; British Society for Antimicrobial Chemotherapy; British Heart Rhythm Society; British Cardiovascular Society; British Heart Valve Society; British Society for Echocardiography. Guidelines for the diagnosis, prevention and management of implantable cardiac electronic device infection. J Antimicrob Chemother. 2015 Feb;70(2):325-59. doi: 10.1093/jac/dku383. Epub 2014 Oct 29.
2. Sastry S, Rahman R, Yassin MH. Cardiac Implantable Electronic Device Infection: From an Infection Prevention Perspective, Adv Prev Med., vol. 2015, [internet] Article ID 357087, 8 pages, 2015. [acesso em 2016 abr 11] doi:10.1155/2015/357087, disponível em: http://www.ncbi.nlm.nih.gov/pmc/articles/PMC4621323/
3. Valente AS, Pochini MC, Pinto AMR, Campagnucci VP, Marinelli I, Gandra SMA, Rivetti LA. Técnica de implante subpeitoral para tratamento de infecção de loja de marcapasso: estudo inicial. Rev Bras Cir Cardiovasc 2001; 16(1): 49-52.
4. Pachón-Mateos JC, Pereira WL, Batista Junior WD, JCP Mateos, Mateo EIP, RNA Vargas, Pachón CTC, Gomes WJ. RBM - Registro Brasileiro de Marcapassos, Ressincronizadores e Desfibriladores. Relampa 2013;26(1):39-49
5. Nielsen JC, Gerdes JC, Varma N. Infected cardiac-implantable electronic devices: prevention, diagnosis, and treatment. Eur Heart J. 2015 Oct 1;36(37):2484-90. doi: 10.1093/eurheartj/ehv060.
6. Franklin MJ, Chang C, Akiyama T, Bothner B. New Technologies for Studying Biofilms. Microbiology spectrum. 2015; [internet] 3(4):10.1128/microbiolspec.MB-0016-2014. [acessado em 2016 abr 11] doi:10.1128/microbiolspec.MB-0016-2014. Disponível em: http://www.ncbi.nlm.nih.gov/pmc/articles/PMC4821632/

7. Kawata H, Pretorius V, Phan H, Mulpuru S, Gadiyaram V, Patel J, Steltzner D, Krummen D, Feld G, Birgersdotter-Green U. Utility and safety of temporary pacing using active fixation leads and externalized re-usable permanent pacemakers after lead extraction. Europace.2013 Sep;15(9):1287-91. doi: 10.1093/europace/eut045.

8. Secretaria de Estado da Saúde, Coordenação de Controle de Doenças (CCD), Centro de Vigilância Epidemiológica "Prof. Alexandre Vranjac", Divisão de Infecção Hospitalar Projeto Estadual de Prevenção de Infecção Cirúrgica (PROVITAE). Infecção em Sítio Cirúrgico disponível em: http://www.cve.saude.sp.gov.br/htm/ih/provitae_infeccao.htm, acessado em 15 de fevereiro de 2016

9. Hawn MT, Houston TK, Campagna EJ, Graham LA, Singh J, Bishop M, Henderson WG. The attributable risk of smoking on surgical complications. Ann Surg. 2011 Dec;254(6):914-20. doi: 10.1097/SLA.0b013e31822d7f81.

10. Anderson DJ, Podgorny K, Berríos-Torres SI, Bratzler DW, Dellinger EP, Greene L, Nyquist AC, Saiman L, Yokoe DS, Maragakis LL, Kaye KS. Strategies to prevent surgical site infections in acute care hospitals: 2014 update. Infect Control Hosp Epidemiol. 2014 Sep;35 Suppl 2:S66-88.

11. Ammerlaan HSM, Kluytmans JAJW, Wertheim HFL, Nouwen JL, Bonten MJM, Eradication of Methicillin-Resistant Staphylococcus aureus Carriage: A Systematic Review, CID 2009; 48:922–30 DOI: 10.1086/597291

12. Agência Nacional de Vigilância Sanitária (Brasil), Unidade de Investigação e Prevenção das Infecções e dos Eventos Adversos (UIPEA), Gerência Geral de Tecnologia em Serviços de Saúde (GGTES) Cirurgias com implantes/próteses: Critérios Nacionais de Infecções relacionadas à Assistência à Saúde. 2011 Mar [internet] 27p. [acessado em 2016 abr 11] Disponível em: http://portal.anvisa.gov.br/wps/wcm/connect/74cea28047458b949565d53fbc4c6735/criterios_nacionais_de_inf_implantes_e_proteses_mar_2011.pdf?MOD=AJPERES

13. Center of Diseases Control (USA) /National Health Surveillance Network. Surveillance Definitions for Specific Types of Infections 2016 [internet] 27p. [acessado em 2016 abr 11] Disponível em: http://www.cdc.gov/nhsn/PDFs/pscManual/17pscNosInfDef_current.pdf

Assistência de Enfermagem aos Portadores de Dispositivos Cardíacos Eletrônicos Implantáveis: Orientações Quanto às Interferências

15

Andrea Cotait Ayoub
Denise Viana Rodrigues de Oliveira
Carine Cristiane Fusco Meirelles

INTRODUÇÃO

Nas últimas décadas, as doenças crônicas vêm apresentando alta morbimortalidade. As doenças cardiovasculares se encontram entre as doenças crônicas que lideram as causas de mortes no mundo e no Brasil, sendo responsáveis por 32% dos óbitos.[1]

Dentre as doenças cardiovasculares, encontram-se as relacionadas com distúrbio de condução, em que se faz necessário o tratamento com os dispositivos eletrônicos cardíacos implantáveis (DECI). São considerados DECI os marca-passos (MP), que têm como principal função a terapêutica das bradicardias; os cardiodesfibriladores implantáveis (CDI), que suas funções são para o tratamento das taquiarritmias; e os ressincronizadores cardíacos que são destinados ao tratamento da insuficiência cardíaca (IC).[2]

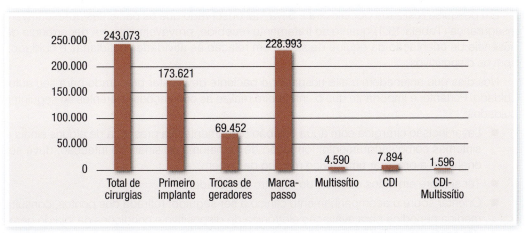

FIGURA 15.1. Dados globais do Registro Brasileiro de Marca-passos, Ressincronizadores e Desfibriladores até 03/04/2012. CDI: cardiodesfibrilador implantável.[2] (Fonte: Adaptado de Pachón-Mateos et al., 2013.)

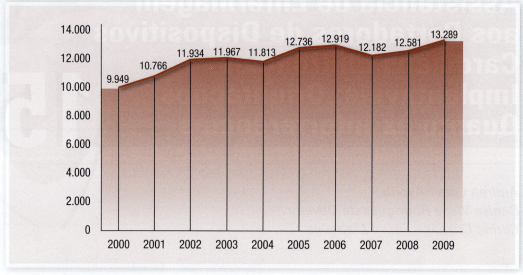

FIGURA 15.2. Distribuição anual dos implantes de dispositivos eletrônicos implantáveis na primeira década dos anos 2000.[2] (Fonte: Adaptado de Pachón-Mateos et al., 2013.)

A Figura 15.2 mostra a distribuição anual dos implantes de dispositivo eletrônico implantável cardíaco (DECI) na primeira década dos anos 2000 e o aumento progressivo do número de implantes que permaneceu nos anos de 2010 (19.937), 2011 (20.857) e 2012 (21.953).[2]

O marca-passo é uma prótese que, geralmente, não traz ao paciente nenhum tipo de limitação mais importante. Porém, por ser constituído de dispositivos mecânicos e eletrônicos, pode eventualmente estar vulnerável a interferências.[1]

Grande quantidade de utensílios domésticos, dispositivos de segurança e ambiente de trabalho ou lazer podem interferir no funcionamento dos DECI. Dessa forma, é fundamental que o profissional que trabalha com esses dispositivos entenda o mecanismo de funcionamento das fontes de interferência, como são geradas e como se propagam seus sinais, a fim de poder orientar o paciente e seus familiares em relação aos cuidados a essa nova condição de vida, dando a oportunidade para que entendam melhor a terapêutica, evitando angústias e complicações indesejáveis.[1,3]

Em pesquisa realizada por Oliveira e Silva,[4] foi observado que os pacientes apresentavam insegurança (Tabela 15.1) quanto ao tratamento recebido, provavelmente em decorrência da ausência de orientação da equipe de saúde em relação às atividades cotidianas e cuidados com os dispositivos.

Nos dias que antecedem a alta hospitalar o paciente deve estar preparado para seu autocuidado. Portanto, é importante que o enfermeiro realize as orientações referentes ao seguintes cuidados:[3,5-9]

- Lavar incisão cirúrgica com água e sabão diariamente. Na presença de alguns sinais e sintomas como sangramento, formação de hematoma ou sinais de infecção, deve ser orientado a procurar um serviço médico de origem;
- Ter sempre em mãos o cartão do registro do gerador;
- Orientar sobre o acompanhamento clínico a ser seguido: retirada dos pontos, consulta médica periódica para avaliação eletrônica do dispositivo e condições da loja do gerador conforme protocolo institucional;
- Seguir terapêutica medicamentosa prescrita pelo médico;

TABELA 15.1. Dúvidas frequentes com relação ao uso de equipamentos após o implante de cardiodesfibrilador implantável

DÚVIDAS	%	Nº
Telefone fixo e telefone celular	100	45
Televisão	100	45
Porta de banco	100	45
Micro-ondas	42	19
Duração da bateria	66	30
Viagem de avião	2,2	1
Furadeira elétrica	6,6	3
Choque elétrico	27	12
Transporte coletivo	73	33
Colchão magnético	11	5
Elevadores	27	12
Aparelhos de som	42	19

Fonte: Adaptada de Oliveira e Silva, 2010.[4]

- No primeiro mês pós-implante o paciente deve ter cuidados com a movimentação e uso do braço do lado em que foi realizada a cirurgia, evitando movimentos bruscos;
- Caminhadas nesse primeiro mês são permitidas em qualquer distância, porém em ritmo lento para não forçar os braços. Não são aconselhados movimentos bruscos como: dirigir automóveis, bicicletas, outros veículos (moto, cavalos, charretes, dentre outros), tendo em vista o risco de trepidamento. Inclusive deve se evitar ruas de terras pelo mesmo motivo. Outra orientação que deve ser oferecida é evitar ou carregar pesos excessivos;
- Atividades sexuais devem ser mantidas, desde que não haja grande esforço da musculatura próxima ao gerador;
- Evitar movimentos repetitivos com o mesmo braço do lado onde se realizou o implante do gerador, a fim de não estimular a musculatura próxima à loja do aparelho;
- Nas atividades domésticas recomenda-se não levantar peso excessivo no lado em que foi realizado o implante;
- Normalmente, o retorno ao trabalho pode ser em, aproximadamente, 30 dias quando suas atividades laborais ou domésticas não exigem muita força do membro onde foi realizado o implante do gerador.

INTERFERÊNCIAS NOS DISPOSITIVOS CARDÍACOS ELETRÔNICOS IMPLANTÁVEIS (DECI)

O tema sobre as interferências em DECI é assunto de extrema importância e abrangência. Na alta hospitalar é fundamental que o paciente seja orientado a respeito das diversas interferências (elétricas ou mecânicas provenientes do corpo do paciente ou do ambiente) que seu dispositivo pode estar exposto, as quais muitas vezes não são sentidas e passam despercebidas pelo paciente, porém, dependendo da intensidade, podem ocasionar alterações funcionais nos dispositivos, interferindo até mesmo na programação preestabelecida.[5,10,11]

Os aparelhos atuais dispõem de tecnologia sofisticada, necessária para a proteção contra as fontes de interferências eletromagnéticas, quando comparados aos dispositivos fabricados há mais de dez anos.

As possíveis alterações funcionais dos dispositivos, quando presentes, são: inibição temporária ou completa do gerador, assistolia, reversão assincrônica ou sincrônica, parada definitiva do gerador, fibrilação ventricular, alteração no limiar de estimulação, choque inapropriado, reprogramação acidental temporária ou definitiva do gerador, lesão dos circuitos do gerador, perda de captura e falência da estimulação.[10]

Assim, existem cuidados fundamentais que podem ser respeitados e esclarecimentos sobre as fontes de interferências evitando que um indivíduo se exponha a riscos desnecessários.[10]

Os tipos de fontes de interferências podem ser divididos em eletromagnética ou mecânica. As interferências eletromagnéticas podem ter como origem o próprio corpo (endógena/miopotencial – Figura 15.3) ou externa (exógena – Figura 15.4). Já as interferências mecânicas podem ser decorrentes de vibrações ou por variações de temperatura.

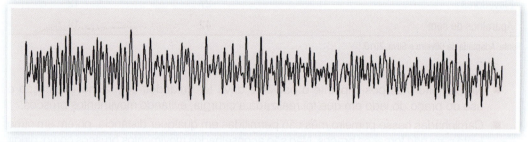

FIGURA 15.3. Potências da musculatura esquelética: no eletrocardiograma os registros ocorrem na derivação D1 por consequência da contração isométrica da musculatura peitoral.[9] (Fonte: Adaptado de Pachón Mateos, 2014.)

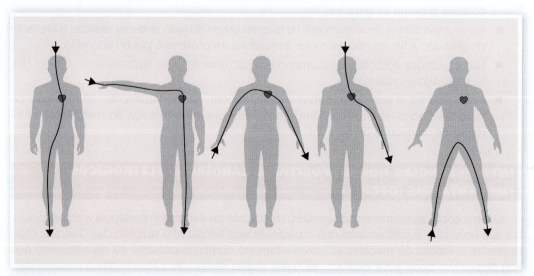

FIGURA 15.4. O possível percurso da corrente elétrica pelo corpo humano.[13] (Fonte: Adaptado de Pinheiro, 2013.)

A classificação das IEM, segundo as Diretrizes Brasileiras de DCEI,[8,13] é realizada conforme seu grau de risco, sendo:

- *Aceitável (A):* segura e inofensiva, não havendo riscos de provocar danos ao dispositivo;
- *Aceitável com riscos (AR):* pode provocar danos ao dispositivo e não há consenso sobre os riscos e segurança, mesmo sob cuidados específicos de proteção;
- *Inaceitável (I):* há consenso de que provocam danos ao dispositivo, e somente em casos especiais são proibitivas.

Os diferentes possíveis meios de interferências podem ser encontrados nos ambientes doméstico, social, hospitalar e profissional, como descrito nas Tabelas 15.2, 15.3 e 15.4.

TABELA 15.2. Classificação das interferências domésticas e sociais no funcionamento dos DCEI (Figuras 15.5 a 15.9)[4,9,11,12,14-17]

TIPO	RECOMENDAÇÃO	CLASSIFICAÇÃO
Eletrodomésticos: • Micro-ondas • Computador e televisão	Não causam interferências ao dispositivo. Evitar contato direto em más condições de aterramento ou funcionamento do aparelho. • Manter uma distância mínima de 1,5 m quando em funcionamento, podendo acioná-lo e desligá-lo • O contato do corpo com esses é capaz de desenvolver uma descarga súbita de alta voltagem, mas de corrente baixa. Para evitar a descarga elétrica, devem estar devidamente aterrados	A
Choque elétrico: • Chuveiro elétrico	Deve ser evitado; caso ocorra, revisar o sistema de estimulação. • Na falta de aterramento do chuveiro, há risco de choque por possível fuga de corrente, que poderá circular pela pessoa ao abrir a torneira, fechando o circuito para a terra	AR
Escadas rolantes e portas automáticas	Não causam interferência ao dispositivo	A
Automóveis, trens, ônibus, aviões, motocicletas	Não é recomendado aproximar o tórax ao local onde está o motor, quando o mesmo estiver em funcionamento. Quanto aos aviões, o portador de DCEI não deve permanecer na cabine, devido ao risco de interferência pela radiocomunicação	A
Direção veicular	*Marca-passo:* o portador deve permanecer afastado da direção veicular pelo período de duas semanas em caso de direção particular, e de seis semanas em caso de direção profissional *CDI e ressincronizador cardíaco:* todo paciente estará desqualificado de forma permanente para a direção profissional. Para o motorista particular recomenda-se, para prevenção primária, habilitação somente quatro semanas após o implante, e seis meses após o último evento arrítmico nos casos de prevenção secundária	A
Sauna	Os marca-passos atuais ainda não possuem sensores com sensibilidade para identificar mudanças hemodinâmicas. Durante a sauna pode haver vasodilatação significativa e gerar sintomas de baixo débito devido à má adequação cronotrópica	A
Colchões magnéticos	Oferece risco ao portador de marca-passo, podendo causar reversão para o modo assincrônico de estimulação. Pode haver competição entre o ritmo próprio do indivíduo e o ritmo do marca-passo, possibilitando o aparecimento de arritmias. O CDI pode ter seu funcionamento interferido, podendo ocasionar o desligamento da função antitaquicardia	AR

Continua

TABELA 15.2. Classificação das interferências domésticas e sociais no funcionamento dos DCEI (Figuras 15.5 a 15.9)[4,9,11,12,14-17]

TIPO	RECOMENDAÇÃO	CLASSIFICAÇÃO
Mini-ímãs	Encontrados em ambientes domésticos, como brinquedos, joias, roupas e artigos para medicina alternativa (sandálias e palmilhas). Devem ser contraindicados, pela possibilidade de contato muito próximo com o corpo e consequentemente com o gerador do DECI. Faz-se exceção nos casos de dispositivos que possibilitam programar o modo magnético desligado	AR
Telefones celulares, sem fio, *bluetooth*, *walkie-talkie*, *wireless* ou *wi-fi*	Podem provocar reversão do marca-passo e choques inapropriados pelo CDI. Por isso devem ser usados em lado oposto ao implante do gerador, numa distância mínima de 15 cm e não devem ser transportados no bolso da camisa. O sistema atual de telefonia celular utilizado na maioria do território brasileiro é o digital. Este não causa interferências. Mas indivíduos que possuem marca-passos antigos podem apresentar inibições transitórias com pequenas repercussões	AR
Antenas de telefonia celular	Podem reverter o marca-passo e provocar choques inapropriados pelo CDI. Recomenda-se manter distância de 3 metros se a potência da antena for de até 200 watts	AR
iPod MP3, fones de ouvido	Utilizar o aparelho em uma distância superior a 45 cm do gerador	AR
Aparelhos com vibração (furadeiras, barbeadores, cortador de grama)	Devem ser evitados por causarem aceleração indevida da frequência de estimulação	AR
Sistemas de detecção de metais e antifurto	Podem causar interferência, devendo o paciente permanecer o mínimo possível exposto a esses equipamentos. Apresentar a carteira de DCEI. Os principais sistemas de segurança disponíveis no Brasil trabalham por emissão de radiofrequência ou ultrassom, podendo interferir no funcionamento. Inibição e assincronia em marca-passos e choques de CDI já foram observados. No entanto, com os circuitos de proteção dos DECI modernos essas interferências se tornaram bastante raras	AR
Torres de transmissão de energia elétrica	Podem causar interferência, devendo o paciente permanecer a uma distância mínima de 4 metros	AR
Atividades físicas	Podem ser realizadas, desde que evite o uso da musculatura peitoral com grande intensidade, já que pode vir a desenvolver interferência por miopotenciais, causando inibição assincrônica, reversão sincrônica ou terapia inapropriada no caso dos CDI. Outra questão relevante é em relação ao aumento da frequência cardíaca sinusal induzida pelo esforço: orienta-se que durante as atividades físicas a frequência sinusal não ultrapasse a frequência de detecção da primeira taquicardia dos desfibriladores, para evitar terapias inapropriadas	AR
Secador de cabelo	Pode causar interferência no gerador e choque inapropriado pelo CDI, por isso deve-se respeitar a distância mínima de 15 cm entre o secador e o DCEI	AR

Fonte: Elaborado pelas autoras.

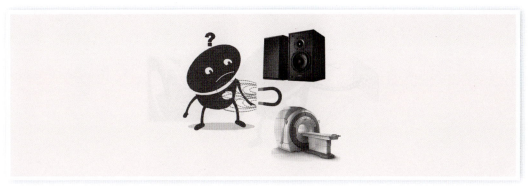

FIGURA 15.5. Interferência magnética no dispositivo eletrônico cardíaco implantável. Ocorre quando portador de DECI se aproxima de uma fonte magnética. Quanto maior a potência e a proximidade, maior a probabilidade de interferência. Exemplos dessa condição são caixas de som de grande potência e ressonância nuclear magnética.[9] (Fonte: Adaptado de Pachón Mateos, 2014.)

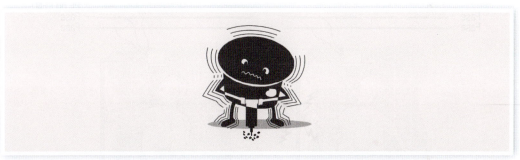

FIGURA 15.6. Interferência mecânica no dispositivo eletrônico cardíaco implantável. Exemplos comuns dessa condição são brocas de baixa rotação utilizadas por dentistas, furadeiras de impactos, litotripsia e meios de transporte.[9] (Fonte: Adaptado de Pachón Mateos, 2014.)

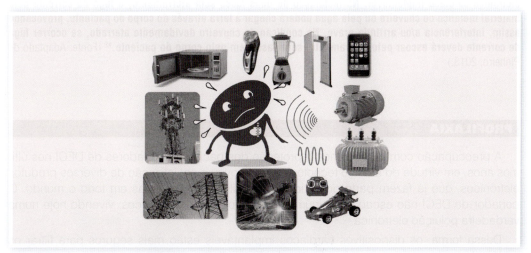

FIGURA 15.7. Exemplos de fontes de interferência eletromagnética: linhas de transmissão de energia de alta voltagem, antena de rádio-base de celular, forno de micro-ondas, eletrodomésticos, detectores de metais, telefones celulares, transformadores elétricos, motores de grande potência, controles remotos por radiofrequência e solda elétrica.[9] (Fonte: Adaptado de Pachón Mateos, 2014.)

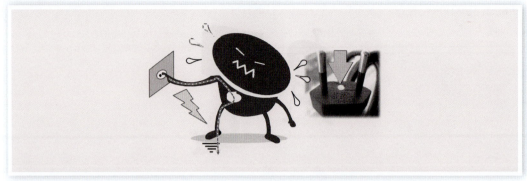

FIGURA 15.8. Exemplo de condição do plugue e tomada cuja utilização envolve risco para os portadores de dispositivo eletrônico cardíaco implantável. (Fonte: Adaptado de Pachón Mateus, 2014.)

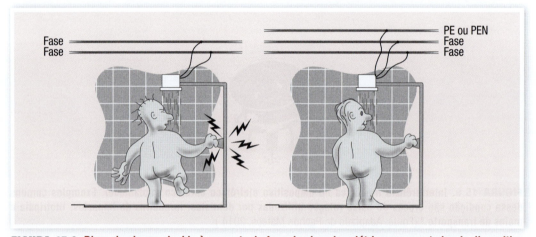

FIGURA 15.9. Risco de choque devido à corrente de fuga do chuveiro elétrico para portador de dispositivo eletrônico cardíaco implantável. Na instalação de duas fases sem aterramento, a fuga de corrente pelo material metálico do chuveiro ou pela água poderá chegar à terra através do corpo do paciente, provocando assim, interferência e/ou arritmia grave. Na condição do chuveiro devidamente aterrado, se ocorrer fuga de corrente deverá escoar pelo aterramento, sem passagem pelo corpo do paciente.[12] (Fonte: Adaptado de Pinheiro, 2013.)

PROFILAXIA

A preocupação com a segurança e proteção dos pacientes portadores de DECI nos últimos anos, em virtude do avanço tecnológico, promoveu a socialização de diversos produtos eletrônicos, que já fazem parte do cotidiano de milhões de pessoas em todo o mundo. O portador de DECI não escapa dos inúmeros campos eletromagnéticos, vivendo hoje numa verdadeira poluição eletrônica.[20]

Dessa forma, os dispositivos cardíacos implantáveis estão mais seguros para filtrar os ruídos, de modo a proporcionar uma estimulação cardíaca segura, apesar de ainda não existirem dispositivos livres de quaisquer fontes de interferência. Diante dessa problemática, foi desenvolvido um circuito de proteção (Figura 15.10) do marca-passo que evita a passagem de correntes contínuas do DECI.[10]

TABELA 15.3. Classificação das interferências no ambiente profissional no funcionamento dos DCEI[8,9]

TIPO	RECOMENDAÇÃO	CLASSIFICAÇÃO
Área de montagem de televisores e eletricista	Devem ser obedecidas rigorosamente as regras de segurança elétrica. Apesar de manipularem redes de baixa voltagem, os equipamentos de proteção individual são eficazes em evitar interferências	AR
Mecânico de automóveis	Manter distância mínima de 50 cm do sistema de ignição, devido o mesmo poder inibir a estimulação do marca-passo unipolar. Orientar distância mínima de 1 m durante o manuseio de motores com ignição ligada. Por operarem com baixas voltagens e corrente contínua, as demais operações envolvendo instalações elétricas não interferem no dispositivo	AR
Empresa de fornecimento de energia	Orienta-se não ter portador desses dispositivos nesse ambiente, pois o fato de existirem geradores, subestações de transformação e linhas de transmissão, faz com que existam no local campos eletromagnéticos, os quais podem interferir no funcionamento dos DECI. Existe a possibilidade da proteção desses profissionais por meio de roupas isolantes que permitem trabalho em estações de até 400 KV. As empresas possuem áreas delimitadas com baixo nível de interferência magnética e que não possuem risco para os portadores dos dispositivos	AR
Indústrias mecânicas e siderúrgicas, serralheria e funilaria: • Dispositivo de solda elétrica (arco voltaico) • Motores elétricos de grande porte	Os dispositivos de solda elétrica que utilizam 225 A podem não interferir significativamente nos DECI, porém os dispositivos maiores que 300 A podem gerar interferência funcional temporária. Devido à geração de campos eletromagnéticos, podem ocasionar inibição, deflagração e reversão assincrônica, por isso orienta-se o portador de DECI a manter uma distância mínima de 2 m desses equipamentos	AR
Dentista/auxiliares	Por originar campo magnético ou elétrico e vibrações mecânicas, as quais podem gerar inibição, deflagração e reversão assincrônica dos aparelhos de diatermia dental, sempre que ligados, manter distância mínima de 35 cm	AR
Digitador e técnico de informática	Não parece haver interferências ao dispositivo, quando aterramento adequado dos equipamentos	A

Fonte: Elaborado pelas autoras.

As interferências de baixa intensidade não são capazes de danificar as estruturas internas dos dispositivos, porém podem promover o mau funcionamento, provocando inibição, deflagração do marca-passo ou até mesmo choques inapropriados pelo cardiodesfibrilador implantável. Para tanto, os mecanismos de proteção são essenciais e encontram-se:[10]

- ■ Blindagem do gerador/circuito eletrônico com estojo de aço inoxidável ou titânio;
- ■ Uso de eletrodos bipolares (o dipolo de detecção é reduzido a alguns milímetros, o que reduz a chance de detecção de estímulos equivocados);
- ■ Aperfeiçoamento dos filtros (filtragem eletrônica é capaz de abolir ruídos indesejáveis, preservando a detecção das ondas P e R).

TABELA 15.4. Classificação das interferências hospitalares no funcionamento dos DCEI[8,16,18,19]

TIPO	RECOMENDAÇÃO	CLASSIFICAÇÃO
Eletrocautério	Causa interferências no DECI. É o equipamento de maior risco no período perioperatório, podendo ocasionar inibição, reversão assincrônica ou sincrônica, parada definitiva do gerador, fibrilação ventricular, aumento dos limiares de comando e de sensibilidade e reprogramação acidental do gerador temporário ou definitivo. Utilizar alternativas como o uso de bisturi ultrassônico. Não sendo possível, o eletrocautério bipolar deverá ter preferência. Após o procedimento, recomenda-se avaliar os parâmetros dos dispositivos, assim como condições da bateria e reavaliação do gerador	AR
Radiação terapêutica	Podem ocorrer riscos como depleção da bateria do gerador ou disfunção permanente. A loja do dispositivo deve ser protegida por chumbo, durante a sessão. Após a sessão de radioterapia devem-se aferir as condições da bateria. Caso o gerador de pulso esteja próximo ao local a ser irradiado, é necessário reimplantá-lo em região contralateral	AR
Desfibrilação externa	As pás do desfibrilador devem ser colocadas perpendicularmente ao eixo gerador-eletrodo, respeitando uma distância mínima de 15 cm da unidade geradora. Após o término do procedimento, o sistema deve ser reprogramado e o seu funcionamento avaliado. Podem ocasionar lesão na junção do cabo-eletrodo/coração com aumento dos parâmetros do dispositivo	AR
Ablação por radiofrequência (RF)	A aplicação de RF não deve ser realizada a uma distância inferior a 2 cm da ponta do eletrodo. O gerador deve ser programado paro o modo assíncrono. O circuito pode sofrer alterações ao receber altos níveis desse tipo de energia, gerando reversão assincrônica, inibição temporária do gerador ou deflagração. Por segurança recomenda-se manter marca-passo provisório de reserva e o programador	AR
Litotripsia	Pela ação mecânica ou pela formação de campo elétrico, pode inibir ou danificar o circuito do gerador. Este não deve estar sob o foco da onda de choque. O gerador deve ser programado para o modo assíncrono	AR
Estimulação transcutânea, eletroacupuntura	Devem ser evitados na região torácica, no membro superior homolateral ao gerador. Na acupuntura, não há interferência sobre o marca-passo, portanto, se utilizada em associação com estimulação elétrica pode ocasionar inibição, deflagração e reversão assincrônica do marca-passo. Assim, contraindica-se a eletroacupuntura	AR
Diartemia	Pode ser definida como a geração de calor por intermédio de ondas eletromagnéticas (ondas curtas e micro-ondas). O gerador não deve estar sob o foco da onda de calor (distância mínima de 35 cm), pois poderá ocorrer o aquecimento dos componentes metálicos, causando disfunção permanente do gerador ou arritmias graves	AR

Continua

TABELA 15.4. Classificação das interferências hospitalares no funcionamento dos DCEI[8,16,18,19]

TIPO	RECOMENDAÇÃO	CLASSIFICAÇÃO
Ressonância nuclear magnética	Os campos magnéticos estáticos e alternantes gerados pelo sistema podem afetar a função do marca-passo de forma imprevisível, podendo ocasionar disfunções permanentes. Está contraindicada, pois pode provocar movimentação do DCEI, ativação ou dano da chave magnética, reprogramação espúria e inibição ou reversão assíncrona do gerador, indução de corrente por meio dos cabos-eletrodos, estimulação em frequência e energia determinada pelo campo e aquecimento do sistema	I
Medidor de gordura corporal	Pode causar interferência no DCEI, pois o percentual de gordura é estimado passando-se uma corrente elétrica pelo corpo. Portanto, o medidor de gordura por impedância está contraindicado	I

Fonte: Elaborado pelas autoras.

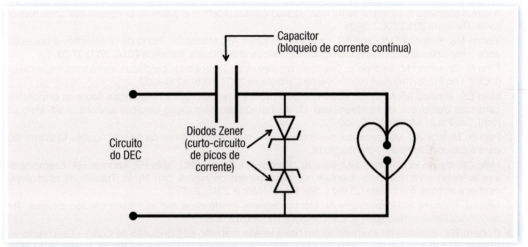

FIGURA 15.10. Esquema do circuito inicial de proteção do marca-passo para correntes conduzidas pelo corpo do paciente.[10] (Fonte: Adaptado de Pachón Mateos, 2014.)

CONSIDERAÇÕES FINAIS

O grande número de portadores de dispositivo eletrônico cardíaco implantável (DECI) apresenta dúvidas sobre como evitar as interferências após o implante.

O desconhecimento ou a compreensão incorreta podem resultar em prejuízo à qualidade de vida, com restrições desnecessárias ou riscos secundários à interferência.

Profissionais de saúde, principalmente os que não trabalham diretamente na cardiologia, podem demonstrar dúvidas e preocupações quanto à segurança na realização de procedimentos ou exames complementares nesse grupo de pacientes. Mesmo com a tecnologia avançada, neste cenário dos aparelhos novos eficientes comparados à fabricação de aparelhos utilizados há uma década, as interferências ainda podem ser desencadeadas.

Como descrito, os portadores de DECI estão frequentemente expostos às múltiplas fontes de interferências, sendo essas capazes de causar o mau funcionamento dos dispositivos.

No entanto, de acordo com as orientações descritas neste capítulo, esperamos aprimorar os profissionais da área da saúde sobre as informações técnicas necessárias para uma comunicação eficaz, de forma segura, e que esses desfechos sejam preveníveis e, portanto, com menores consequências aos portadores de DECI.

Referências bibliográficas

1. Moraes KL, Brasil VV, Zatta LT, Minamisava R, Oliveira LMAC, Brasil LA. Marcapasso cardíaco artificial definitivo: conhecimento dos enfermeiros de um hospital escola, 2015.
2. Pachón-Mateos JC, Pereira WL, Batista Junior WD, Pachón Mateos EI, Vargas RNA, et al. RBM – Registro de Marcapassos, Ressincronizadores e Desfibriladores. Relampa 2013; 26(1):39-49.
3. Gomes TB, Gomes LS, Antônio IHF, Barroso TL, Cavalcante AMRZ, Stival MM et al. Avaliação da qualidade de vida pós-implante de marcapasso cardíaco artificial. Rev Eletr Enf [Internet]. 2011 out/dez; 13(4):735-42. Disponível em: http://www.fen.ufg.br/revista/v13n4/v13n4a19.htm.
4. Oliveira DVR, Silva MF. Cardioversor-desfibrilador implantável: principais dúvidas dos pacientes no que se refere ao autocuidado após o implante. Relampa 2010; 23(1):18-23.
5. Brasil VV, Zatta LT, Moraes KL, Brasil LA. Cuidados de Enfermagem ao Portador de Dispositivos Cardíacos Eletrônicos Implantáveis. In: Enfermagem em Clínica Médica e Cirúrgica: teoria e prática. Souza APG, Chaves LD, Silva MCM (orgs.) São Paulo: Martinari 2014; 12(7):654-69.
6. Aredes AF, Lucianeli JG, Dias MF, Bragada VCA, Dumbra APP, Pompeo DA. Conhecimento dos pacientes a serem submetidos ao implante de marcapasso cardíaco definitivo sobre os principais cuidados domiciliares. Relampa 2010; 23(1):28-35.
7. Vianna MS, Silqueira SMF, Luz AR, Ignácio FL, Correa AR, Mattos SS. Plano de orientações a pacientes após o implante de dispositivos cardíacos eletrônicos implantáveis. Relampa 2014; 27(1):27-33.
8. Filho M, Zimerman M, Ioschpe L. Diretrizes brasileiras de Dispositivos cardíacos eletrônicos implantáveis (DCEI). São Paulo: Arquivos Brasileiros de Cardiologia 2007; 89(6):e210-e237.
9. Melo CS, Almeida RS, Melo RP, Rossi RS. Orientações a respeito das interferências sobre os dispositivos cardíacos eletrônicos implantáveis, cap 15. In: Tratado de estimulação cardíaca artificial, 5 ed. Melo CS (ed.). São Paulo: Manole 2015; 259-70.
10. Pachón Mateos JC. Marca-passo, desfibriladores e ressincronizadores cardíacos: noções fundamentais para o clínico. São Paulo: Atheneu; 2014.
11. Melo CS, Magno HLM, Fuser JSM, Silva KL, Pereira KN, Sales LFNC, Silva RF, Andrade RA. Exemplos de interferências e transtornos ambientais nos marcapassos definitivos, cap 16. In: Tratado de estimulação cardíaca artificial, 5 ed. Melo CS (ed.). São Paulo: Manole 2015; 259-70.
12. Misiri J, Kuumoto F, Goldschlager N. Electromagnetic interference and implanted cardiac devices: The nonmedical environment (part I). Clin Cardiol 2012; 35(5):276-80.
13. Pinheiro TFL. Sistemas de aterramento em baixa tensão (trabalho de Conclusão de Curso – Graduação em Engenharia Elétrica). Rio de Janeiro: Escola Politécnica, Universidade Federal do Rio de Janeiro, 2013; 90 p. Disponível em: http://monografias.poli.ufrj.br/monografias/monopoli10006066.pdf. Acessado em: 18 fev 2016.
14. Teleco. Estatísticas de celulares no Brasil. Teleco, 2014. Disponível em: http://www. teleco.com.br/ncel.asp. Acessado em: 12 março 2014.
15. Fenelon G, Nishioka SAD, Lorga Filho A, Teno LAC, Pachon EI, Adura FE et al. Sociedade Brasileira de Cardiologia e Associação Brasileira de Medicina do Tráfego. Recomendações Brasileiras para direção veicular em portadores de dispositivos cardíacos eletrônicos implantáveis (DCEI) e arritmias cardíacas. Arquivos Brasileiros de Cardiologia 2012; 99(4):1-10.
16. Olshansky B, Hayes DL. Patient information: pacemakers (beyond the basics). In: UpToDate, Post TW (ed.). UpToDate, Waltham MA. (Acessado em 25 mai. 2016).
17. SOBRAC. Sociedade Brasileira de Arritmias Cardíacas – Sobrac/SBC e Departamento de Estimulação Cardíaca Artificial – Deca/SBCCV. Diretrizes Brasileiras de Dispositivos Cardíacos Eletrônicos Implantáveis (DCEI) – Parte IV. Relampa 2008; 21(4):283-91.
18. Sant'Anna JRM. Marca-passo cardíaco e cardioversor-desfibrilador implantável. Orientações para realização de procedimentos diagnósticos e terapêuticos. Revista da Sociedade de Cardiologia do Rio Grande do Sul, Ano XVI nº 12 Set/Out/Nov/Dez 2007.
19. Paola AAV, Halperin C, Pimenta J, Mateos JCP, Filho MM, Brito MR, Greco OT, Medeiros PT, Gauch PRA, Costa R, Filho SSG. Orientações a respeito das interferências sobre os marcapassos. Cap 12. In: Temas de marcapasso, 4 ed. Melo CS (ed.). São Paulo: Leitura Médica, 2011.
20. Benassi MD, Valero E, Pesce R, Jurado L. Efecto de los equipos iPod y MP4 sobre el funcionamiento de los marcapasos. Relampa 2009; 22(3):120-4.

Direitos Sociais dos Portadores de Marca-passo

16

Nadja Maria Codá dos Santos
Maria Barbosa da Silva
Vera Lucia Frazão de Sousa

INTRODUÇÃO

A preocupação humana com a saúde remonta a tempos de outrora, mas somente a partir dos tempos modernos, com o iluminismo, que a humanidade passou a investir na melhoria da saúde e no combate à doença. A expectativa de vida nas sociedades ocidentais, no século XX, era em média de 30 anos em países desenvolvidos, no entanto, nos países menos desenvolvidos não se atingia a média em função das desigualdades sociais.[1]

Com o advento da Revolução Industrial, no final do século XIX e início do XX, agravava-se a questão social, especialmente na Europa, em decorrência do gradativo aumento da pauperização, da miséria e da contínua exploração dos trabalhadores. Enquanto o sistema capitalista se expandia em nível mundial, intensificavam-se as desigualdades sociais, levando a população a condições de vida precárias.[1]

No Brasil, a construção da proteção social tem seu marco no século XX, por meio da classe trabalhadora que conquistou diversos direitos trabalhistas e sociais promulgados na Constituição Federal de 1934. Foi a primeira que instituiu um título específico disciplinando a ordem econômica e social, como a jornada de trabalho de oito horas, garantia de liberdade sindical e proteção do trabalho de mulheres e crianças, entre outros benefícios ao trabalhador.[2]

A Declaração Universal dos Direitos Humanos (ONU, 1948) em seu Artigo 25 incide que:

> "Todo ser humano tem direito a um padrão de vida capaz de assegurar a si e a sua família saúde e bem estar, inclusive alimentação, vestuário, habitação, cuidados médicos e os serviços sociais indispensáveis, e direito à segurança em caso de desemprego, doença, invalidez, viuvez, velhice ou outros casos de perda dos meios de subsistência fora de seu controle".[3]

Em seus diversos artigos, a Declaração Universal dos Direitos Humanos versa sobre os direitos civis, sociais e políticos e destaca a liberdade e a sua segurança física do indivíduo.

Respalda-se numa ética que respeite a vida, reconheça as diferenças e não a discrimine, exige que se esforcem para promover a igualdade de oportunidades, inclusive de saúde.

Em defesa dos direitos de cidadania, o Serviço Social no Brasil tem sua origem na década de 1930 e emerge da sociedade capitalista urbano-industrial, marcada por conflitos de classes, ampliação da classe operária urbana e pelas lutas sociais desencadeadas da forte exploração de trabalhadores.

Nesse sentido, autores assinalam que:

"O Serviço Social é requisitado pelas complexas estruturas do Estado e das empresas, de modo a promover o controle e a reprodução material e ideológica das classes subalternas, em um momento histórico em que os conflitos entre as classes sociais se intensificam, gerando diversos "problemas sociais" que tendem a pôr a ordem capitalista em xeque".[4]

O processo de institucionalização do Serviço Social ocorre pela crescente intervenção de políticas sociais, forma que o Estado estabelece para lidar com as expressões da questão social num processo de regulação social. O assistente social no exercício da profissão é reconhecido e legitimado no contexto da divisão social técnica do trabalho ao dar respostas às demandas dos grupos e classes sociais. Tais respostas são sinalizadas pelo compromisso com o projeto profissional que aponta para a concretização de práticas democráticas.

Na Constituição Brasileira de 1988, os direitos humanos ganham relevância significativa dentre os seus nove títulos: os princípios fundamentais; os direitos e garantias fundamentais que abrangem os direitos individuais e coletivos; os direitos sociais dos trabalhadores; a organização do Estado; a organização dos poderes (Poder Legislativo, Poder Executivo e Poder Judiciário); a ordem econômica e financeira; e ordem social, entre outros.[5]

Assim, o Estado brasileiro passa a promover uma distribuição regular de recursos para estabelecer na área da seguridade social e significativos avanços na garantia dos direitos sociais. Estruturou e colocou em prática uma rede de proteção e promoção social, para cumprir as determinações legais, baseada nos princípios constitucionais de 1988, proporcionando aos indivíduos o pleno exercício dos direitos sociais tratados no Capítulo II do Título II, dos Direitos e Garantias Fundamentais, no artigo 6º da Constituição Federal de 1988.[5]

A Constituição de 1988 também demarca, no âmbito jurídico, o processo de democratização do Estado ao estabelecer a ruptura do regime militar. Esse processo iniciou-se durante o próprio regime autoritário militar, devido às dificuldades em solucionar problemas internos, o que motivou um esforço societário conjunto para a formação de um efetivo Estado Democrático de Direito, que se fortaleceu mediante formas de organização, mobilização e articulação.

Portanto, a participação da sociedade civil organizada foi responsável pelo marco legal com a promulgação da Constituição Federal de 1988 no Brasil. Nesse processo, os movimentos sociais e os trabalhadores de diversas categorias reivindicavam a reestruturação das políticas sociais, em especial o tripé que formou a seguridade social: as políticas de saúde, de previdência e de assistência social. Exigia-se um sistema de saúde universal e gratuito; uma política de assistência social enquanto direito e não mais assistencialista, focalizada e residual, bem como uma cobertura da previdência social mais ampla.

No que se refere a seguridade social, o texto constitucional de 1988 assegura que:

Artigo. 194. A seguridade social compreende um conjunto integrado de ações de iniciativa dos Poderes Públicos e da sociedade, destinadas a assegurar os direitos relativos à saúde, à previdência e à assistência social.[5]

As políticas públicas colocadas em ação permitiram o início efetivo e a continuidade de iniciativas, que preservam e reforçam o caráter legal dos direitos sociais, conquistados a partir da luta dos movimentos sociais.

Os direitos sociais passaram a ser executados por meio de políticas públicas destinadas a garantir amparo e proteção social aos mais fracos e mais pobres; aqueles que não dispõem de recursos próprios para viver dignamente, ou seja, os direitos sociais exigem do Poder Público uma atuação positiva, uma forma atuante do Estado na implementação da igualdade social às pessoas desprovidas de recursos e em situação de vulnerabilidade social.[6]

Desse modo, a garantia dos direitos sociais numa sociedade cada vez mais desigual é uma questão imperiosa para que o Estado coloque em prática e responda efetivamente às necessidades da população, por meio de políticas sociais que possibilitem o direito de acesso às ações, benefícios e serviços públicos.

> Direitos Sociais são direitos fundamentas do homem, caracterizando-se como verdadeiras liberdades positivas de observância obrigatória em um Estado Social de Direito, tendo por finalidade a melhoria das condições de vida aos hipossuficientes, visando à concretização da igualdade social, e são consagrados como fundamentos do Estado democrático, pelo art. 1º, IV, da Constituição Federal.[7]

Após a Constituição Federal de 1988, reconhecida como "Constituição Cidadã" no contexto social e político já referendado, possibilitou-se a ampliação dos serviços sociais, a qual está diretamente relacionada à noção de cidadania, compreendida esta como acesso aos direitos sociais. Diante dessa compreensão, o assistente social ultrapassa a condição de executor de políticas sociais e passa à qualidade de planejador e gestor de tais políticas.

DIREITO À SAÚDE

Conforme a Constituição Federal, a "Saúde é direito de todos e dever do Estado". Nesse sentido, todos os cidadãos residentes no Brasil, acometidos de qualquer doença, têm direito a receber tratamento pelo Sistema Único de Saúde (SUS), viabilizado por meio dos serviços de assistência médica mantidos pela União, pelos estados e pelos municípios.

Em se tratando das questões que envolvem a saúde, há a necessidade de reportar que a contribuição da sociedade civil organizada contribuiu para o marco legal com a promulgação da Constituição Federal de 1988, que além de abranger os direitos civis, sociais, econômicos e culturais, quebra paradigmas ao enfatizar a concepção da saúde como direito fundamental, dar suporte para elaboração da política social de saúde, atribuindo ao Estado o dever de conceder esse direito, conforme descrito nos artigos.[5]

> Art. 196. "A saúde é direito de todos e dever do Estado, garantido mediante políticas sociais e econômicas que visem à redução do risco de doença e de outros agravos e ao acesso universal e igualitário às ações e serviços para sua promoção, proteção e recuperação".

> Art. 197. São de relevância pública as ações e serviços de saúde, cabendo ao Poder Público dispor, nos termos da lei, sobre sua regulamentação, fiscalização e controle, devendo sua execução ser feita diretamente ou por meio de terceiros e, também, por pessoa física ou jurídica de direito privado.

> Art. 198. As ações e serviços públicos de saúde integram uma rede regionalizada e hierarquizada e constituem um sistema único, organizado de acordo com as seguintes diretrizes: I – descentralização, com direção única em cada esfera de governo; II – atendimento integral, com prioridade para as atividades preventivas, sem prejuízo dos serviços assistenciais; III – participação da comunidade.

Portanto, foi a partir desse marco legal, bem como a reivindicação popular que fez surgir o embasamento para elaboração da Lei Orgânica da Saúde 8.080/90, que foi regulamentado o Sistema Único de Saúde (SUS), que traz as condições para promover, proteger e recuperar a saúde, assim como as instituições e funcionamentos dos serviços.[8]

Apesar do SUS ser um direito universal para todo cidadão brasileiro e os residentes no país, muitas pessoas acabam não recebendo essa atenção devido à falta de informação.

No que tange as questões que envolvem a saúde dos pacientes portadores de marca-passo, há a necessidade de se reportar ao Artigo 196 da Constituição Federal, que estabelece que *a saúde é direito de todos e dever do Estado*, portanto o poder público tem a incumbência, por intermédio do SUS, de efetivar o acesso universal e igualitário da população aos meios de proteção e recuperação da saúde, não podendo a princípio se eximir de prestar assistência médica.

Desse modo, o direito universal à saúde se operacionaliza pelo acesso ao conjunto de ações e serviços necessários para a promoção, à proteção e a recuperação da saúde, aos medicamentos necessários para tratar e restabelecer sua saúde, ao atendimento ambulatorial, à internação hospitalar, sempre que houver indicação, e ao transporte e atendimento adequado em qualquer estabelecimento de saúde capaz de receber o caso, independente de seus recursos financeiros.

A saúde, enquanto direito de todos, envolve tratamento, realização de consultas, cirurgias, exames diversos, reabilitação e o fornecimento remédios. O SUS também custeia, para os casos em que o tratamento é realizado fora do domicílio, as despesas com transporte aéreo, terrestre e fluvial, bem como diária e alimentação para o paciente e seu acompanhante, quando esgotados todos os meios de tratamento no próprio município, desde que o deslocamento seja superior a 50 km de distância por força da Portaria/SAS nº 055 de 24 de fevereiro de 1999, que dispõe sobre o tratamento fora de domicílio (TFD).

O TFD é um benefício que os usuários do Sistema Único de Saúde podem receber; consiste na assistência integral à saúde, incluindo o acesso de pacientes residentes no estado de São Paulo a serviços assistenciais localizados em municípios do próprio estado ou outras unidades federativas, quando esgotados todos os meios de tratamento e/ou realização de exame auxiliar diagnóstico terapêutico no local de residência (município/estado) do paciente, e desde que o local indicado possua o tratamento mais adequado à resolução de seu problema ou que haja condições de cura total ou parcial.

A Portaria/SAS nº 055 de 24 de fevereiro de 1999 estabelece que as despesas relativas ao deslocamento de usuários do Sistema Único de Saúde (SUS) para tratamento fora do município de residência possam ser cobradas por intermédio do Sistema de Informações Ambulatoriais (SIA/SUS), observado o teto financeiro definido para cada município/estado. O pagamento das despesas relativas ao deslocamento em TFD só será permitido quando esgotados todos os meios de tratamento no próprio município (Artigo 1º; § 1º).[9]

Os direitos e deveres dos usuários da saúde, assegurados pela Portaria nº 1.820, de 13 de agosto de 2009, garante que:

> Art. 2º Toda pessoa tem direito ao acesso a bens e serviços ordenados e organizados para garantia da promoção, prevenção, proteção, tratamento e recuperação da saúde.[10]

A Carta dos Direitos dos Usuários da Saúde[11] visa garantir o acesso universal e igualitário às ações e serviços para promoção, proteção e recuperação da saúde, e foi elaborada de acordo com seis princípios basilares que asseguram ao cidadão o direito básico ao ingresso digno nos sistemas de saúde, sejam eles públicos ou privados.

1. Todo cidadão tem direito ao acesso ordenado e organizado aos sistemas de saúde;
2. Todo cidadão tem direito a tratamento adequado e efetivo para seu problema;
3. Todo cidadão tem direito ao atendimento humanizado, acolhedor e livre de qualquer discriminação;
4. Todo cidadão tem direito a atendimento que respeite a sua pessoa, seus valores e seus direitos;
5. Todo cidadão também tem responsabilidades para que seu tratamento aconteça da forma adequada;
6. Todo cidadão tem direito ao comprometimento dos gestores da saúde para que os princípios anteriores sejam cumpridos.

Os pacientes acometidos de cardiopatias ou qualquer outra doença são assegurados por Lei Estadual nº 10.241/99 nos seguintes direitos:[12]

I. Ter um atendimento digno, atencioso e respeitoso.

II. Ser identificado e tratado pelo seu nome e sobrenome.

III. Não ser identificado e tratado por: a) números; b) códigos; ou c) de modo genérico, desrespeitoso ou preconceituoso.

IV. Ter resguardado o sigilo sobre seus dados pessoais, desde que não acarrete riscos a terceiros ou à saúde pública.

V. Poder identificar as pessoas responsáveis direta e indiretamente por sua assistência, por intermédio de crachás visíveis, legíveis e que contenham: a) nome completo; b) função; c) cargo; e d) nome da instituição.

VI. Receber informações claras, objetivas e compreensíveis sobre: a) hipóteses diagnósticas; b) diagnósticos confirmados; c) ações terapêuticas; d) riscos, benefícios e inconvenientes provenientes das medidas diagnósticas e terapêuticas propostas; e) duração prevista do tratamento proposto; f) a necessidade ou não de anestesia, o tipo de anestesia a ser aplicada, o instrumental a ser utilizado, as partes do corpo afetadas, os efeitos colaterais, os riscos e consequências indesejáveis e a duração esperada dos procedimentos; g) os exames e condutas a que será submetido; h) a finalidade dos materiais coletados para exame; i) as alternativas de diagnóstico e terapêuticas existentes no serviço em que está sendo atendido e em outros serviços; e j) o que julgar necessário relacionado ao seu estado de saúde.

VII. Consentir ou recusar, de forma livre, voluntária e esclarecida, com adequada informação, procedimentos cirúrgicos, diagnósticos e/ou terapêuticos a que será submetido, para os quais deverá conceder autorização por escrito, por meio do Termo de Consentimento.

VIII. Ter acesso às informações existentes em seu prontuário.

IX. Receber, por escrito, o diagnóstico e o tratamento indicado, com a assinatura do nome do profissional e o seu número de registro no órgão de regulamentação e controle da profissão.

X. Receber as prescrições médicas: a) com o nome genérico das substâncias; b) impressas ou em caligrafia legível; c) sem a utilização de códigos ou abreviaturas; e d) com o nome legível do profissional, assinatura e seu número de registro no órgão de controle e regulamentação da profissão.

XI. Conhecer a procedência do sangue e dos hemoderivados e poder verificar, antes de recebê-los, os carimbos que atestaram a origem, as sorologias efetuadas e os prazos de validade.

XII. Ter anotado em seu prontuário, principalmente se inconsciente durante o atendimento: a) todas as medicações, com as dosagens utilizadas; e b) o registro da quantidade de sangue recebida e dos dados que permitam identificar a sua origem, as sorologias efetuadas e prazos de validade.

XIII. Ter assegurada, durante as consultas, internações, procedimentos diagnósticos e terapêuticos, e na satisfação de suas necessidades fisiológicas: a) a sua integridade física; b) a sua privacidade; c) a sua individualidade; d) o respeito aos seus valores éticos e culturais; e) o sigilo de toda e qualquer informação pessoal; e f) a segurança do procedimento.

XIV. Ser acompanhado, se assim o desejar, nas consultas, exames e no momento da internação por uma pessoa por ele indicada.

XV. Ser acompanhado, se maior de sessenta anos, durante todo o período da internação, de acordo com o que dispõe o Estatuto do Idoso.

XVI. Ser acompanhado nas consultas, exames e durante todo o período da internação se for menor de idade, de acordo com o que dispõe o Estatuto da Criança e do Adolescente, incluindo o fornecimento da alimentação para o acompanhante.

XVII. Ter assegurada, durante a hospitalização, a sua segurança e a dos seus pertences que forem considerados indispensáveis pela instituição.

XVIII. Ter direito durante longos períodos de hospitalização, de desfrutar de ambientes adequados para o lazer.

XIX. Ter garantia de comunicação com o meio externo como, por exemplo, acesso ao telefone.

XX. Ter liberdade de recusar a participação ou retirar seu consentimento em qualquer fase da pesquisa.

XXI. Ter assegurada, após a alta hospitalar, a continuidade da assistência médica.

XXII. Ter assegurada, durante a internação e após a alta, a assistência para o tratamento da dor e as orientações necessárias para o atendimento domiciliar, durante toda evolução da doença.

XXIII. Receber ou recusar assistência moral, psicológica, social ou religiosa.

XXIV. Recusar tratamentos dolorosos ou extraordinários para tentar prolongar a vida.

XXV. Optar pelo local de morte.

DIREITO À PREVIDÊNCIA SOCIAL PARA OS PORTADORES DE MARCA-PASSO

O direito à Previdência Social está previsto nos artigos 201 e 202 da Constituição, que garante a segurança social pela contribuição previdenciária, e ao indivíduo segurado e seus dependentes, em caso de doença, invalidez, morte, velhice e reclusão, por meio de concessão de benefícios e de prestação de serviços.

Assim, o portador de marca-passo que trabalha com carteira profissional assinada e/ou como autônomo filiado ao Instituto Nacional de Seguridade Social (INSS) tem direito, anteriormente ao implante, aos benefícios da Previdência Social, quando avaliado pelo exame médico pericial e considerado inapto, ou seja, acometido por doença grave e/ou apresentar limitações físicas que o incapacita para o trabalho. Dentre os benefícios previdenciários podemos citar:[13]

1. *Auxílio-doença*: é o direito devido a todo portador de marca-passo empregado e/ou o trabalhador que contribui como autônomo para o INSS. O benefício começa a vigorar após os primeiros 15 dias de afastamento do trabalho; o segurado, se aprovado no exame médico pericial, recebe seu salário pelo período que durar o benefício.

2. *Aposentadoria por invalidez*: poderá ser requerida pelo portador de marca-passo que contribuiu em algum período para o INSS e que tem limitação física de grau elevado ocasionada por doença grave.

O portador de marca-passo que anteriormente ao implante trabalhava com componente eletroeletrônico tem o direito de ser readaptado pelo empregador, em local adequado à sua limitação física.

DIREITO À ASSISTÊNCIA SOCIAL PARA OS PORTADORES DE MARCA-PASSO

A Assistência Social está inscrita nos artigos 203 e 204 da Constituição Federal de 1988, os quais apontam que: será prestada a quem dela necessitar, independentemente de contribuição previdenciária ao Instituto de Seguro Social, e estabelece também a solidariedade financeira, cujas ações governamentais na área da assistência social serão realizadas com recursos do orçamento da Seguridade Social.[5]

O Benefício de Prestação Continuada da Assistência Social (BPC), regulamentado pela Lei Orgânica da Assistência Social – LOAS (Lei Federal nº 8.742, de 07 de dezembro de 1993), integrante do Sistema Único da Assistência Social (SUAS) é um benefício assistencial não contributivo, não vitalício, individual e intransferível garantido pela Constituição Federal de 1988 (artigo 203, inciso V).

O direito ao benefício da Assistência Social permite o acesso às condições mínimas de uma vida digna, ao portador de marca-passo idoso e a pessoas com deficiência que não exerçam atividade remunerada, com renda familiar mensal *per capita* inferior a ¼ do salário mínimo, ou que não possuam renda familiar e não disponham de recursos financeiros para se manterem sozinhas. Consiste no pagamento de um salário-mínimo mensal.[14]

PROGRAMA BOLSA FAMÍLIA

Têm direito ao Programa Bolsa Família (PBF)[15] as famílias que vivem em situação de extrema pobreza, mediante cadastramento no Centro de Referência Especializado de Assistência Social (CREAS), serviço municipal de proteção a famílias e indivíduos em situações de violação de direitos, por meio da Rede do Sistema de Garantia de Direitos com articulação junto ao Poder Judiciário, Ministério Público, Defensoria Pública, Conselhos e Organizações de Defesa de Direitos.

O programa disponibiliza um benefício financeiro mensal, que pode variar de R$ 22,00 a R$ 200,00, destinado às famílias que possuem renda mensal *per capita* de até R$ 140,00. Renda *per capita* é o mesmo que renda por pessoa, é a soma do dinheiro recebido por todos os membros da família-renda familiar, dividida pelo número de pessoas que compõem a família.

Em contrapartida, as famílias assumem o compromisso de manter as crianças e adolescentes de 6 a 17 anos na escola e fazer o acompanhamento de saúde de crianças menores de 7 anos, grávidas e mães que estão amamentando. O Programa Bolsa Família unificou os antigos programas de transferência de renda do Governo Federal (Bolsa Escola, Bolsa Alimentação, Cartão Alimentação e Auxílio-Gás).

Para receber os benefícios do Programa Bolsa Família, as famílias devem procurar o Centro de Referência da Assistência Social (CRAS) do munícipio respectivo e se cadastrar no Cadastro Único para Programas Sociais (CadÚnico).

O portador de marca-passo pode acessar e reivindicar outros direitos se apresentar limitações físicas e mentais graves causadas pela doença de base, que ocasionou o implante e/ou por outras doenças comprovadas por laudo médico oficial. Caso o portador de marca-passo seja idoso ou criança, terá o amparo dos direitos previstos na Constituição Federal e também nos documentos específicos que legislam a seu favor como o Estatuto do Idoso e o Estatuto da Criança e do Adolescente.[16,17]

Assim, a legislação brasileira garante direitos especiais para os portadores de marca-passo e àqueles que por porventura apresentarem outro tipo de incapacidade e/ou limitação física ou mental.

DIREITO AO TRANSPORTE GRATUITO

1. *Transporte urbano:* todo idoso com mais de 60 anos e pessoas com deficiência, mediante comprovação por relatório médico, têm direito a gratuidade no transporte público mediante cadastramento nos postos credenciados.[18]

2. *Transporte/Passe livre interestadual:* possibilita que a pessoa com necessidades especiais e com renda *per capita* de até 1 salário mínimo possam obter autorização gratuita para viagens interestaduais em todo o território nacional, via ônibus, trem ou barco, mediante comprovação por relatório médico.[19]

OUTROS DIREITOS POSSÍVEIS PARA OS PORTADORES DE MARCA-PASSO[20-22]

Direito à assistência jurídica: todo cidadão brasileiro tem direito à assistência jurídica gratuita por meio da Defensoria Pública Estadual, que presta orientação e entra com ações judiciais em diversas áreas às pessoas que possuem renda familiar de até 3 salários mínimos.

1. Família e Cível: direcionada a uma das unidades mais próximas para o atendimento.
2. Criminal: atendimento para maiores de 18 anos.
3. Infância e Juventude: atendimento para menores de 18 anos.

Direito ao saque do Fundo de Garantia por Tempo de Serviço (FGTS): todo trabalhador portador de marca-passo cadastrado no FGTS com diagnóstico comprovado de doença grave tem o direito de realizar o saque do FGTS. O documento necessário para o saque do FGTS é o atestado médico com validade não superior a trinta dias, contados a partir de sua expedição, firmado com assinatura sobre carimbo e o número do Conselho Regional de Medicina (CRM) do médico responsável pelo tratamento, contendo o diagnóstico, o estágio clínico atualizado do doente e da doença.

Direito à isenção do Imposto de Renda na aposentadoria: o portador de marca-passo com diagnóstico de cardiopatia grave comprovada por laudo médico pericial tem direito à isenção de imposto de renda na aposentadoria e/ou pensão. Para solicitar a isenção, o doente deve procurar o órgão pagador da sua aposentadoria (INSS, Prefeitura, Estado etc.) munido de requerimento fornecido pela Receita Federal. A doença será comprovada por meio de laudo médico, que é emitido por serviço médico oficial da União, dos estados, do Distrito Federal e dos municípios, sendo fixado prazo de validade do laudo pericial, nos casos passíveis de controle.

Direito à quitação do financiamento da casa própria: a pessoa com invalidez total e permanente, causada por acidente ou doença, possui direito à quitação, caso exista esta cláusula no seu contrato. Para isso deve estar incapacitada para o trabalho, e a doença determinante da incapacidade deve ter sido adquirida após a assinatura do contrato de compra do imóvel. O valor a ser quitado tem que estar incluído nas parcelas do imóvel financiado pelo Sistema Financeiro de Habitação (SFH), um seguro que garante a quitação do imóvel em caso de invalidez ou morte. Em caso de invalidez, esse seguro cobre o valor correspondente à cota de participação do paciente no financiamento. A instituição financeira que efetuou o financiamento do imóvel deve encaminhar os documentos necessários à seguradora responsável.

Direito à isenção do Imposto sobre Produtos Industrializados (IPI) na compra de veículos adaptados: o paciente portador de marca-passo e com diagnóstico de cardiopatia grave é isento desse imposto apenas quando apresentar deficiência física nos membros superiores ou inferiores que o impeça de dirigir veículos comuns. É necessário que o solicitante apresente exames e laudo médico que descrevam e comprovem a deficiência. Os veículos que podem ser adquiridos com isenção de IPI são os automóveis de passageiros ou de uso misto de fabricação nacional, movidos a combustível de origem renovável. O veículo precisa apresentar características especiais, originais ou resultantes de adaptação, que permitam a sua adequada utilização por portadores de deficiência física. Entre essas características, o câmbio automático ou hidramático (acionado por sistema hidráulico) e a direção hidráulica.

A adaptação do veículo poderá ser efetuada na própria montadora ou em oficina especializada. O IPI incidirá normalmente sobre quaisquer acessórios opcionais que não constituam equipamentos originais do veículo adquirido. A Lei nº 10.182, de 12/02/2001, restaura a vigência da Lei nº 8.989, de 24/02/1995, que dispõe sobre a isenção do IPI na aquisição de automóveis destinados ao transporte autônomo de passageiros e ao uso de portadores de deficiência física, reduz o imposto de importação para os produtos que especifica, e dá outras providências.

Direito à isenção de Imposto de Circulação Mercadorias e sobre Prestação de Serviços (ICMS) na compra de veículos adaptados: é um imposto estadual sobre operações relativas à circulação de mercadorias e sobre prestação de serviços. Cada estado possui a sua própria legislação que regulamenta esse imposto.

Direito à isenção de Imposto de Propriedade de Veículos Automotores (IPVA) para veículos adaptados: o IPVA é o imposto estadual referente à propriedade de veículos automotores. Cada estado tem a sua própria legislação para isentar de impostos os veículos especialmente adaptados e adquiridos por deficientes físicos. A isenção do IPVA é concedida simultaneamente à obtenção da isenção do ICMS.

Direito à isenção de Imposto sobre a Propriedade Predial e Territorial Urbana (IPTU): alguns municípios preveem, em sua Lei Orgânica, isenção do IPTU para pessoas portadoras de doença crônica, segundo critérios estabelecidos por cada Prefeitura.

CONSIDERAÇÕES FINAIS

O Serviço Social, a partir do seu redirecionamento profissional, está comprometido com um projeto ético-político, que tem como propósito um projeto societário e profissional respaldado pelo Código de Ética Profissional e pela Lei 8.662/1993, que regulamenta a profissão, assume como princípios fundamentais a liberdade como máxima para a realização do ser social na vida cotidiana e a igualdade para a efetivação da cidadania e garantia de direitos primados na justiça social, que tem como eixo a concretização da democracia no processo de realização das relações sociais entre os homens.

Os direitos sociais emergem de embates políticos e são frutos de ações de protagonistas sociais que reivindicam e problematizam suas demandas, objetivando um sistema de cobertura às exclusões e vulnerabilidades vivenciadas, expressando ações contra a ordem, na medida em que apontam para novos padrões de convivência e de sociabilidade. Historicamente, o assistente social é o profissional que implementa as políticas sociais e que atua na relação direta com a população usuária. Por isso, em seus diferentes locais de trabalho e enquanto sujeito social organizado, dedica-se ao processo de luta pela efetivação das políticas públicas e pela universalização dos direitos sociais, direcionando sua prática profissional para a defesa e ampliação da esfera pública em favor da coletividade.[23]

A despeito do assistente social ser um profissional propositivo, com formação ética e arcabouço teórico metodológico que o capacita para esclarecer sobre os direitos sociais e os meios de exercê-los, com a competência crítico-reflexiva para conhecer a realidade na qual atua, tem a compreensão de que *a afirmação e efetivação dos direitos sociais é um compromisso e dever constitucional do Estado*, diante de toda sociedade civil.

Nesse sentido, os pacientes portadores de marca-passo e/ou seus familiares, para pleitearem os benefícios, têm o direito de acesso a todas as informações existentes sobre o doente em cadastros, registros, prontuários médicos, relatório de cirurgia, entre outros dados referentes à doença, que devem ser fornecidas pelos serviços e áreas específicas. Os atestados, laudos médicos, resultados de exames de laboratórios, biópsias e outros servirão para instruir todos os pedidos, além de serem documentos importantes para conseguir e fazer valer todos seus direitos, ou seja dar suporte ao exercício dos direitos.

Assim, o papel do assistente social é assegurar ao doente portador de marca-passo o acesso aos direitos sociais e sua inclusão em programas sociais viabilizados por meio das orientações e encaminhamentos.

Contribui também para a ampliação da cidadania e na defesa dos acessos da igualdade, ao informar e refletir sobre os direitos sociais que muitas vezes o paciente e/ou usuário desconhecem.

Referências bibliográficas

1. Saúde e Direitos Humanos. Ano 7, número 7, 2010. Disponível em: http://www.saude.gov.br/editora.
2. ONU. Assembleia Geral das Nações Unidas. Convenção das Nações Unidas sobre os Direitos da Criança. 1989. Disponível em <http:// www.onu-brasil.org.br/doc_crianca.php>. Acessado em 18/2/2016.
3. Brasil. Cláudio Pacheco. Tratado das Constituições Brasileiras. Rio de Janeiro: Freitas Bastos, 1957/1965.
4. Carvalho R, Iamamoto MV. Relações sociais e Serviço Social no Brasil: esboço de uma interpretação histórico-metodológica, 19 ed. São Paulo: Cortez, 2006.
5. Brasil. Constituição da República Federativa do Brasil de 1988. Disponível em http://www.planalto.gov.br/ccivil_03/constituicao/constituicao.htm.
6. Tavares AR. Curso de Direito Constitucional, 10 ed. Rev e atual. São Paulo: Saraiva 2012; p. 837.
7. Moraes A. Direito Constitucional, 22 ed. São Paulo: Atlas 2007; p. 187.
8. Brasil. Lei nº 8.080 de 19 de setembro de 1990/Lei Orgânica da Saúde. Dispõe sobre as condições para a promoção, proteção e recuperação da saúde, a organização e o funcionamento dos serviços correspondentes e dá outras providências.
9. Brasil. Ministério da Saúde. Portaria nº 55, 24 de fevereiro de 1999. Dispõe sobre a rotina do Tratamento Fora de Domicílio no Sistema Único de Saúde (SUS), com inclusão de procedimentos específicos na tabela de procedimentos do Sistema de informações Ambulatoriais do SIA/SUS e dá outras providências. Brasília: Secretaria de Assistência à Saúde do Ministério da Saúde, 1999.
10. Brasil. Ministério da Saúde Gabinete do Ministro. Portaria nº 1.820, de 13 de agosto de 2009. Dispõe sobre os direitos e deveres dos usuários da saúde.
11. Brasil. Ministério da Saúde. Carta dos direitos dos usuários da saúde. Ministério da Saúde; Conselho Nacional de Saúde. Disponível em: Biblioteca Virtual em Saúde do Ministério da Saúde: http://www.saude.gov.br/bvs.
12. São Paulo. Lei nº 10.241/1999. Dispõe sobre o direito dos usuários dos serviços e das ações no Estado e dá providências. Diário Oficial do estado São Paulo, 17 mar. 1999.

Direitos Sociais dos Portadores de Marca-passo

13. Brasil. Previdência Social. Lei nº 8.213 de 24 de julho de 1991. Dispõe sobre os Planos de Benefícios da Previdência Social e dá outras providências. Plano de Benefícios da Previdência Social. Disponível em: http://www.planalto.gov.br/.

14. Brasil. Lei nº 8.742, de 7 de dezembro de 1993/ Lei Orgânica da Assistência Social. Dispõe sobre a organização da Assistência Social e dá outras providências. http://www.assistenciasocial.al.gov.br/legislacao//LOAS.

15. Brasil. Ministério do Desenvolvimento Social e Combate à Fome. Programa Bolsa Família. Disponível em: www.mds.gov.br.

16. Brasil. Decreto de Lei nº 8.069, de 13 de julho de 1990. Dispõe sobre o Estatuto da Criança e do Adolescente e dá outras providências. Diário Oficial da República Federativa do Brasil, Brasília, art. 53 p. 70, 21 out. 1990.

17. Brasil. Lei nº 10.741, de 1º de outubro de 2003. Dispõe sobre o Estatuto do Idoso. Disponível em: http://www.planalto.gov.br/ccivil/leis. Acessqado em: 15 mar. 2016.

18. São Paulo. Decreto nº 34.753, de 01.04.1992. Regulamenta a Lei Complementar nº 666, de 26 de novembro de 1991, que concede isenção de pagamento de tarifas de transporte coletivo urbano e dá providências correlatas. Diário Oficial do estado São Paulo, 02 abr. 1992.

19. Brasil. Lei nº 8.899 de 29 de junho de 1994. Dispõe sobre passe livre às pessoas portadoras de deficiência no sistema de transporte coletivo interestadual. Disponível em: http://www.planalto.gov.br/ccivil/leis. Acessado em: 30 mar. 2016.

20. São Paulo. Guia dos Direitos das Pessoas com Deficiência São Paulo, 2007. Disponível em: http://www.defensoria.sp.gov.br/dpesp/. Acessado em: 28 mar. 2016.

21. Brasil. Secretaria da Receita Federal: Orientação tributária e isenções. Disponível em: http://idg.receita.fazenda.gov.br. Acessado em: 30 mar. 2016.

22. Volpe MCM. Cartilha "Faça Valer Seus Direitos". Disponivel em: www.abrela.org.br/img/facavalerseusdireitos.pdf. Acessado em: 20 mar. 2016.

23. Lonardoni E, Oliveira JA. Serviço Social e Direitos Sociais: entre a garantia legal e o acesso. Encontro de Iniciação Científica, Vol. 3, nº 3, 2007.

Exames Complementares de Métodos Diagnósticos e de Seguimento

17

Selma Rossi Gentil
Michele de Oliveira Ayres
Gabriela de Andrade Toma

INTRODUÇÃO

Os procedimentos diagnósticos não invasivos e invasivos são utilizados para as avaliações das arritmias cardíacas e indicados para a escolha das condutas cirúrgica ou terapêutica, incluindo os procedimentos para o implante do marca-passo.

A terapêutica de marca-passo (MP) tem como indicações clássicas as arritmias da doença do nó sinusal, bloqueios atrioventriculares e hipersensibilidade do seio carotídeo, além do seu uso em situações clínicas específicas como fibrilação atrial, cardiomiopatia hipertrófica obstrutiva e síncope neurocardiogênica.[1]

O procedimento diagnóstico nos pacientes que serão submetidos ao implante de marca-passo se baseia na avaliação holística e na detecção da arritmia, e nos portadores de MP é utilizada para avaliação do gerador de impulso que deve ocorrer em tempo hábil, de forma eletiva e não emergente, cujo objetivo é maximizar os impulsos gerados e garantir sua longevidade, identificando e corrigindo o comportamento anormal do sistema de estimulação, incluindo anomalias devidas ao gerador, eletrodos ou devido à doença no paciente, avaliando o seu estado clínico.

Os principais exames diagnósticos para o paciente em terapêutica com MP, tanto para a implantação ou acompanhamento dos portadores de MP, são:

- Raios X;
- Eletrocardiograma de repouso com 12 derivações (ECG);
- Monitoramento ECG ambulatorial (*Holter*);
- Monitor de eventos sintomáticos (*looper);*
- Teste ergométrico (ECG de esforço);
- *Tilt test;*

- Ecodopplercardiograma transtorácico e transesofágico;
- Cardioestimulação transesofágica;
- Estudo eletrofisiológico;
- Ressonância magnética;
- Tomografia computadorizada;
- Análises clínicas.

O conhecimento do enfermeiro sobre os procedimentos diagnósticos e a interpretação dos dados obtidos apoia a assistência de enfermagem a ser prestada e dá apoio emocional aos portados de MP, proporcionando uma visão realista e segura dessa terapêutica.

RAIOS X DE TÓRAX

Os raios X (RX) consistem em ondas eletromagnéticas de alta energia, o seu comprimento de onda é da ordem de 10^{-12} m (um picômetro) e sua frequência é da ordem de 10^{16} Hz; por essa característica, os raios possuem a capacidade de penetrar na matéria, o que possibilita sua utilização no estudo dos tecidos do corpo humano. A propriedade dos RX consiste em atravessar os corpos, e quanto maiores as tensões mais penetrantes são; produzem radiação secundária em todos os corpos que atravessam, sofrendo atenuações conforme sua espessura e densidade do corpo; propagam-se em linha reta e em todas as direções e são ionizantes, isto é, originadas do núcleo de átomos, e podem alterar o estado físico de um átomo e causar a perda de elétrons, tornando-os eletricamente carregados.[2]

Os RX de tórax é um método diagnóstico de imagem amplamente utilizado na prática clínica, indicado para avaliação inicial dos sistemas cardiovascular, pulmonar e digestivo, e na avaliação pré-operatória na rotina de investigação, sendo um dos métodos diagnósticos de imagem mais utilizados na avaliação clínica em várias especialidades. Nos pacientes que foram submetidos ao implante de MP, é possível a avaliação dos pulmões à localização do gerador de pulso, identificar o trajeto do eletrodo e o posicionamento dos eletrodos.[2]

Segundo Monteiro Filho (2002): "A dose de radiação dos métodos diagnósticos como RX, coronariografias ou angiografias cerebrais não acarretam efeitos sobre o MP, nem de forma aguda ou cumulativa. A radiação cumulativa pode levar a alterações na sensibilidade, amplitude, largura de pulso, perda da telemetria e falhas na estimulação. Deve-se evitar a irradiação terapêutica sobre o gerador (a menos de 5 cm do gerador) e, se não for possível, mudar o gerador de lugar, protegê-lo e analisá-lo após cada sessão".[3]

ELETROCARDIOGRAMA DE REPOUSO

Desde a introdução do galvanômetro de corda por Willem Einthoven, em 1902, o eletrocardiograma (ECG) se tornou, para avaliação cardiológica, o procedimento de diagnóstico mais comum e uma ferramenta fundamental da clínica prática.[4,5]

O eletrocardiograma de repouso é um procedimento de diagnóstico não invasivo, seguro, reprodutível e de baixo custo, muito utilizado como marcador das doenças e efeitos de tratamento no coração. Apesar de sua sensibilidade reduzida, devido ao limite curto do período de observação das ondas eletrocardiográficos para sua gravação, ainda é indispensável nas correlações clínicas do ECG e suas anormalidades, como nas doenças das artérias coronárias, por exemplo as síndromes coronárias agudas, hipertensão arterial, cardiomiopatias, doenças metabólicas e alterações eletrolíticas (principalmente potássio sérico e cálcio), efeitos tóxicos ou terapêuticos das drogas e próteses, distúrbios de condução, alterações isquêmicas e de repolarização ventricular, hipertrofia, distúrbios intraventriculares de condução e detecção de formas de anormalidades genéticas cardíacas elétricas ou estruturais que ocasionam arritmias, no pré-operatório para a avaliação de pacientes que serão submetidos à cirurgias, na triagem de indivíduos em ocupações de alto risco, na participação nos esportes, na pesquisa como ferramenta em estudos de vigilância que tenham como o estudo populacional em longo prazo e nos ensaios experimentais de drogas com reconhecidos, ou potenciais, efeitos cardíacos.[5]

A análise do traçado cardíaco consiste no reconhecimento do ciclo cardíaco que, por sua vez, consiste na contração (sístole) e relaxamento (diástole). Seus eventos podem ser gravados por meio do eletrocardiógrafo e observados no traçado dos registros elétricos de ondas e linhas de base, verificadas no eletrocardiograma normal. O conhecimento de alguns conceitos é essencial para essa avaliação do funcionamento cardíaco (Tabela 17.1 e Figura 17.1).[4-6]

Eletrocardiograma em portadores de marca-passo

Uma dos principais procedimentos para avaliação do funcionamento do marca-passo implantado é o ECG, que fornece as seguintes informações: tipo de MP, localização do cabo-eletrodo, funcionamento adequado e/ou disfunção do MP.[5,6]

Os geradores de MP são classificados pelos sistemas de estimulação e área a ser estimulada:[7]

- Unicameral (sistema de estimulação em câmara única);
- Bicameral (sistema de estimulação limitado ao átrio e ventrículo);
- Multicâmara (multissítio) – ventrículo direito e esquerdo.

A análise do comando do MP no traçado eletrocardiográfico é percebida pela presença de uma pequena espícula; a energia (estímulo) comandada pelo MP é o que inicia a despolarização artificial das câmaras cardíacas onde o cabo-eletrodo estiver posicionado (átrio, ventrículo ou ambos). Nem sempre a visualização da espícula, no ECG de repouso, é simples, pois sua amplitude pode ser menor do que 1 milivolt.[5,8,9]

Com o MP na região ventricular, poderemos observar o complexo QRS amplo e bizarro; os eletrodos ficam localizados no ventrículo direito, este se contraindo primeiro, e depois o ventrículo esquerdo, gerando um padrão idêntico ao bloqueio de ramo esquerdo, com um retardo na ativação ventricular esquerda; também poderá ser observada uma onda P, retrógada ou não (Figura 17.2).[5,8]

A localização do MP atrial gera uma espícula seguida por uma onda P e um complexo QRS normal (Figura 17.3).[5,8]

MP sequencial: serão vistas duas espículas, uma precedendo a onda P e uma precedendo um complexo QRS largo e bizarro (Figura 17.4).[5,8]

MONITORAMENTO ECG AMBULATORIAL (*HOLTER*)

A eletrocardiografia ambulatorial, sistema *Holter*, foi idealizada por Dr. Norman J. Holter, em 1961, como um dispositivo móvel para monitoramento contínuo da atividade elétrica do coração durante o período de 24 horas ou mais.

Os monitores *Holter* são similares quanto ao método de gravação de dados e captação de sinais de forma digital. O dispositivo de memória utilizado pela maioria dos monitores *Holter* é o *flash card* ou *SD card*, com capacidades de armazenamento variando entre 16 MB e 2 GB. Os gravadores devem ter capacidade de gravar, sem distorções, sinais de alta e baixa frequência entre 0,05 e 100 Hz, conforme os padrões exigidos pela American Heart Association. A quantidade média de canais utilizados variam de 2 a 8 canais, com resolução de amostragem

TABELA 17.1. Descrição do traçado cardíaco – eletrocardiograma normal[4-6]

CONCEITO	DEFINIÇÕES
Frequência cardíaca (FC)	• Entre 50 e 100 bpm (adultos)
Ritmo cardíaco	• Regular: quando são feitas as medidas dos intervalos entre os ciclos cardíacos, aferidos entre as espículas dos QRS (os intervalos R-R), e são iguais ou constantes • Irregulares: quando os intervalos são diferentes ou inconstantes
Onda P	• Presente em todos os ciclos cardíacos, com o estímulo cardíaco originando do marca-passo fisiológico (nó sinusal); despolarização atrial • Característica morfológica: onda arredondada e simétrica • Amplitude: < 2,5 mm, duração < 110 ms
Segmento PR	• Segmento de linha que conecta a onda P ao QRS • Característica morfológica: linha isoelétrica ao nível da linha de base do traçado
Intervalo PR	• Intervalo de tempo medido entre o início da onda P e o início do QRS • Duração entre 120 e 200 ms e constante
Complexo QRS	• Presentes em todos os ciclos cardíacos, onda com três deflexões ou mais, despolarização ventricular • Característica morfológica: com deflexão espiculada estreita, sendo a primeira deflexão negativa à onda Q; a primeira deflexão positiva à onda R e a primeira deflexão para baixo que segue a R é a onda S. Podemos ainda observar que em alguns traçados, se houver uma segunda deflexão para cima, esta é a onda R'; depois desta segue uma deflexão para baixo, que é a onda S. S' é a deflexão negativa que segue a R' • Duração entre 60 e 100 ms • Amplitude variada
Onda T	• A terceira onda do ECG normal, repolarização ventricular total • Característica morfológica: onda arredondada e assimétrica, com a fase ascendente mais lenta e a descendente mais rápida • Amplitude variável, menor que o QRS • Polaridade positiva em D1-D2-aVF-V2 a V6 e negativa em aVR
Intervalo QT	• Inclui o complexo QRS, o segmento ST e a onda T. Mede o tempo do início da despolarização ventricular até o momento final da repolarização ventricular • Duração entre os limites do iQTC são de 300 a 440 ms
Segmento ST	• Linha reta do final do complexo QRS com o começo da onda T; corresponde ao tempo final da despolarização ventricular até o início da repolarização ventricular
Onda U	• Podendo ser identificada ocasionalmente, a onda U é a quarta onda do ECG, vindo logo após a onda T • Característica morfológica: onda arredondada • Duração: curta duração, de pequena amplitude e com a mesma polaridade da onda T precedente

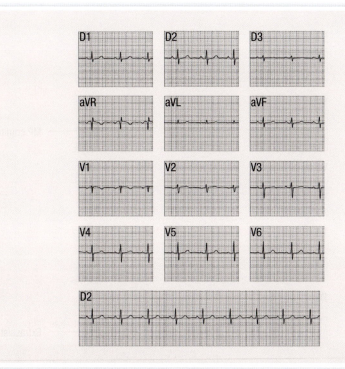

FIGURA 17.1. Elementos do eletrocardiograma normal.[5]

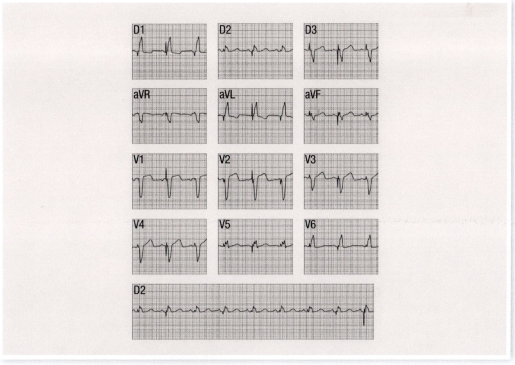

FIGURA 17.2. ECG de paciente com MP ventricular.[5]

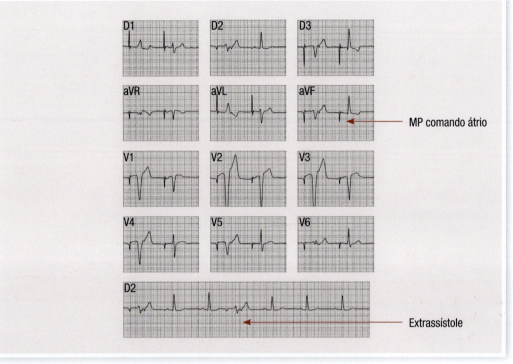

FIGURA 17.3. ECG de paciente com MP atrial.[5]

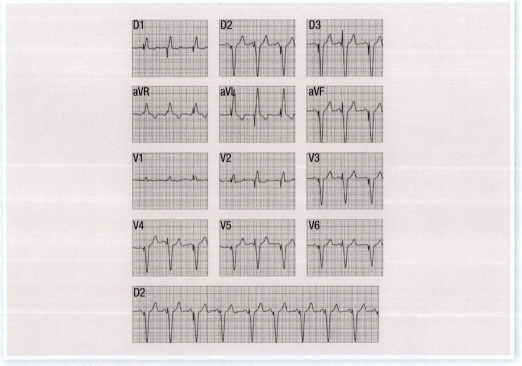

FIGURA 17.4. ECG de paciente com MP sequencial.[5]

entre 8 e 16 bits. A frequência de amostragem varia entre 128 e 1.024 amostras por segundo. O registro de 24 horas contém mais de 100 mil ciclos cardíacos. A reprodução e análise da fita é realizada em 60, 120 ou 180 vezes o tempo real. A alimentação do equipamento é feita por meio de pilhas. A utilização de interface USB é comum, porém é mais utilizada em conexões PC/monitor, para a transferência dos arquivos gravados que possuem dispositivos de armazenamento auxiliar.[10-12]

O registro contínuo (*Holter*) é particularmente útil nos pacientes que apresentam sintomas diários, e a história clínica, além dos fatores desencadeantes, é importante para a indicação do método. Essa avaliação permite a análise dos padrões eletrocardiográficos circadianos, classificação e quantificação de todas as arritmias, elevações e depressões do segmento ST, dados sobre a existência de isquemia espontânea e carga isquêmica total, além dos cálculos e parâmetros da variabilidade da frequência cardíaca (VFC) e a informação do estado da modulação autonômica do coração; ainda é possível o registro de alterações do ECG no momento da ocorrência de um sintoma (síncope, pré-síncope, tonturas), e também distúrbios do ritmo assintomáticos. Esse procedimento possibilita sua realização em pacientes debilitados.[10,11]

A indicação desse procedimento diagnóstico em pacientes com dispositivos cardíacos implantáveis marca-passo/desfibrilação (CIED) é a avaliação e identificação de episódios da falha do marca-passo (perda de captura ou sensibilidade). Baseia-se na técnica avançada de análise do ECG e estratificam o risco do paciente, especialmente na falha do coração.[13]

Para o registro do traçado eletrocardiográfico, são utilizadas três derivações bipolares precordiais por meio de eletrodos posicionados na região torácica do paciente, sendo a derivação CM5 a que possui maior sensibilidade para o diagnóstico de alterações do ritmo e detecção de isquemia miocárdica.[14]

O laudo emitido pelo médico ocorre pela análise dos registros eletrocardiográficos, por meio do sistema específico do fabricante do gravador. Para iniciar o processo, é importante qualidade do traçado ECG e avaliar a presença de eventuais artefatos além do tempo do registro. Para esse processo alguns dados são importantes, como dados clínicos, antropométricos e relatório de sintomas. Serão feitas as análises do tacograma de frequência cardíaca (FC), em que constam a FC máxima, média e mínima e a variabilidade da mesma em seus horários, distinguindo os períodos de vigília e sono. São ainda avaliados o intervalo PR e QRS, presença de arritmias e extrassístoles, a ausência ou presença de taquicardias ventriculares, ausência ou presença de alterações no segmento ST, sugestivas ou não de isquemias cardíacas.[15]

MONITOR DE EVENTOS SINTOMÁTICOS (*LOOPER*)

Consiste no equipamento pequeno e de baixo consumo de energia, sistema com memória circular que permanece conectado ao paciente durante todo o tempo e o ECG que permite a gravação intermitente, do ECG das doze derivações por períodos de semanas a meses e possibilidade de transmissão por telefone a uma central de recepção do sinal eletrocardiográfico e a finalidade é o registro do ECG em pacientes que apresentam sintomas com ocorrência esporádica. Ao apresentar um sintoma, o paciente aciona um botão que retém o ECG correspondente a alguns minutos prévios e posteriores ao evento. Nos pacientes cujos sintomas são esporádicos o uso do gravador de eventos é o mais adequado, pois o período de gravação pode ser indicado de 15 dias para palpitações e de 30 dias ou mais para síncopes, ou a definir o período conforme necessidade de investigação diagnóstica dos sintomas do paciente.[11]

A técnica para instalação desse procedimento segue os mesmo princípios da instalação do *Holter*, já abordado neste capítulo.

TESTE ERGOMÉTRICO (ECG DE ESFORÇO)

As modificações neuro-humorais, eletrofisiológicas e hemodinâmicas provocadas pelo exercício podem induzir arritmias cardíacas. O significado prognóstico dessas arritmias está relacionado a sua apresentação eletrocardiográfica, manifestações clínicas e à gravidade de possível cardiopatia associada. Por outro lado, a aplicação do teste ergométrico na avaliação de sintomas tem especial interesse quando estes guardam relação com o exercício, acontecendo durante ou imediatamente após a sua prática.[14]

O Teste Ergométrico ou Teste de Esforço é amplamente utilizado para diagnóstico das doenças cardiovasculares e também útil na determinação prognóstica, na avaliação da resposta terapêutica, da tolerância ao esforço e de sintomas compatíveis com arritmias ao exercício.[15]

O paciente que é submetido ao estresse físico programado acarretará no registro das respostas clínicas, hemodinâmicas, eletrocardiográficas e metabólicas, auxiliando na detecção e avaliação de isquemia miocárdica, arritmias cardíacas e distúrbios hemodinâmicos; na capacidade funcional para o apoio diagnóstico e prognóstico das doenças cardiovasculares; na prescrição de exercícios; nas respostas e resultados de condutas terapêuticas para subsidiar as condições reais físicas e os riscos cardiocirculatórios do paciente, norteando a equipe médica, em especial o diagnóstico e orientação das condutas, na prevenção primária e secundária da doença arterial coronária obstrutiva (DAC).[16]

Esse método diagnóstico é utilizado tanto no pré-implante de marca-passo como procedimento de seguimento após o implante. Sendo assim, as aplicações do Teste de Esforço em portadores de marca-passo são: avaliação de capacidade funcional aeróbica, investigação de arritmias (avaliação da terapêutica farmacológica), avaliação pré-operatória desportiva, avaliação de possíveis disfunções dos dispositivos cardíacos eletrônicos implantáveis, avaliação/programação dos sensores dos dispositivos cardíacos eletrônicos implantáveis.[17]

A utilização do teste ergométrico na investigação dos distúrbios de ritmo é Classe I para a identificação do nível da frequência cardíaca adaptativa apropriada ao marca-passo (nível B).[18]

As condições básicas para a realização do procedimento são: a equipe executora, ambiente, equipamento da sala de ergometria, material e medicamentos para eventuais emergências e orientações ao paciente. A equipe executora é composta pelo médico especializado para a execução da prova, que deve ser auxiliado pela equipe de enfermagem. O provisionamento de material e medicamentos para eventuais emergências deverão estar disponíveis para o adequado tratamento de emergência (suporte básico e avançado da vida).

O treinamento e capacitação da equipe de enfermagem para suporte à vida são essenciais nesse procedimento, pois os eventos adversos inerentes a esse procedimento implicam diretamente na assistência para situações de emergência, que devem garantir a segurança e a qualidade do atendimento dos pacientes.

Como a cooperação do paciente é importante para uma boa resposta hemodinâmica, a avaliação inicial para o procedimento é essencial. As contraindicações devem ser criteriosamente observadas antes do procedimento, como a presença de embolia pulmonar, enfermidade aguda, febril ou grave, limitação física ou psicológica, intoxicação medicamentosa, distúrbios hidroeletrolíticos e metabólicos não corrigidos, dor torácica aguda, insuficiência e estenoses valvares moderadas e graves, taquiarritmias, bradiarritmias e arritmias ventriculares complexas.[16]

A assistência de enfermagem prestada aos pacientes portadores de marca-passo submetidos ao Teste Ergométrico tem o objetivo de prevenir os eventos adversos em todas as etapas do procedimento: preparo, durante e na finalização do exame, que deve ocorrer de maneira satisfatória para o pronto retorno do paciente à sua residência e/ou unidade de origem.

Os equipamentos, insumos e medicamentos devem estar disponíveis para manuseio imediato na ocorrência de eventos adversos durante o exame. A equipe de enfermagem deve ser treinada para o procedimento específico como a aferição dos sinais vitais, registro sobre horário de alimentação e o preparo da pele com o posicionamento dos eletrodos.

TILT TEST

O teste da mesa inclinada ou *tilt table test* é um método muito utilizado para a investigação de síncope, lipotimias, tonturas, palpitações relacionadas ao ortostatismo e quadros de disfunções do sistema nervoso autônomo. A sua principal indicação tem sido na investigação da síndrome vasovagal. O estresse postural induzido pela inclinação passiva do paciente do decúbito dorsal horizontal para posição ortostática reproduz nesses indivíduos hipotensão e bradicardia neuromediadas, responsáveis pelos eventos sincopais. A síncope neuromediada é caracterizada pela perda da consciência por um período transitório, com recuperação espontânea e sem sequela neurológica. É causada por hipofluxo cerebral gerado por um reflexo inapropriado de hipotensão e bradicardia.[14,19,20]

O exame é realizado a nível ambulatorial, não necessitando de internação. O paciente será posicionado em uma mesa na qual permanecerá em repouso por aproximadamente 20 minutos, e logo após inclina-se a mesma para a posição de 60 a 80° por mais 45 minutos. Os protocolos podem ser passivos ou com sensibilização farmacológica, em que se utiliza o isoproterenol (1 a 2 mcg/min) via endovenosa ou dinitratos sublinguais em baixa dose (1,25 mg). O uso da medicação tem como objetivo aumentar a frequência cardíaca em até 30%. Em idosos, a massagem dos seios carotídeos deve ser realizada em postura ortostática, pois sensibiliza o método e possibilita o diagnóstico da forma vasodepressora da hipersensibilidade do seio carotídeo.[21,22]

Segundo as Diretrizes para Avaliação e Tratamento de Pacientes com Arritmias Cardíacas, podemos ter os seguintes resultados do *tilt test*:

- *Resposta vasovagal clássica:*
  - Vasodepressora: quando se observa a queda da pressão arterial sistólica > 30 mmHg, sem alterações significativas da frequência cardíaca;
  - Cardioinibitória: queda pressórica concomitante com pausa sinusal > 3 s ou bradicardia relevante;
  - Mista: queda da pressão arterial sistólica > 30 mmHg associada à queda da frequência cardíaca, sendo que normalmente a hipotensão precede a bradicardia.
- *Resposta disautonômica:*
  - Hipotensão ortostática;
  - Queda lenta e progressiva da pressão arterial durante o exame, algumas vezes acompanhada de discreto aumento da frequência cardíaca, até o desencadeamento dos sintomas.
- *Síndrome postural ortostática taquicardizante (SPOT):* nos primeiros 10 minutos de teste há um aumento de mais de 30 batimentos na frequência cardíaca, mantida durante os primeiros 40 minutos de exame, apresentando sintomas de intolerância ao decúbito sem atingir níveis pressóricos para desencadear hipofluxo cerebral;
- *Síncope cerebral ou psicogênica:* perda de consciência por vasoconstrição cerebral documentada ao *doppler* transcraniano sem alterações pressóricas.

Pacientes com *tilt test* positivo evidenciando síncope neuromediada, causada por hipofluxo cerebral transitório gerado por bradicardia e hipotensão, tem o uso de marcapasso indicado para tratamento desta enfermidade.

ECODOPPLERCARDIOGRAMA

O exame ecocardiográfico utiliza o ultrassom e compõe a integração dos elementos de ecocardiograma uni e bidimensional, estudo do fluxo com *doppler* espectral pulsátil e contínuo, e mapeamento do fluxo em cores, sendo considerado um diagnóstico não invasivo completo e abrangente dos aspectos estruturais e funcionais do coração e grandes vasos. Possibilita a avaliação das condições clínicas, contribuição no planejamento terapêutico e monitorização dos resultados, avaliação prognóstica e estratificação de risco dos pacientes. As modalidades disponíveis desse procedimento diagnóstico são ecodopplercardiografia convencional transtorácica, ecocardiografia transesofágica, ecocardiografia sob estresse, ecocardiografia com contraste, ecocardiografia fetal, ecocardiografia intra-operatória e ecocardiografia intracardíaca.[23]

As indicações para esse procedimento são: detectar anomalias morfológicas e funcionais das estruturas cardíacas (câmaras, válvulas e grandes vasos sanguíneos) e mensurar o fluxo de sangue no órgão, avaliação da função e estrutura ventricular esquerda – função sistólica diastólica, cardiomiopatias hipertróficas e restritivas, displasia, sopros cardíacos, valvopatias, próteses valvares e endocardite, hipertensão e tromboembolismo pulmonar, doença arterial coronariana, avaliação de fontes emboligênicas, doença cardioembólica, fibrilação atrial, massas e tumores intracardíacos, doenças da aorta, artéria pulmonar e veias, procedimentos que podem ocorrer intraoperatórios ou intervencionistas, além das especialidade de cardiologia fetal, pediátrica e cardiopatias congênitas.[23,24]

Para pacientes que serão submetidos ao implante ou portadores de MP, as modalidades mais utilizadas são ecodopplercardiografia convencional transtorácica, ecocardiografia transesofágica para avaliação do posicionamento dos eletrodos, gerador e complicações pós-operatórias.

O ecodopplercardiografia convencional transtorácica possibilita a avaliação da estrutura e o funcionamento do coração com a visualização das cavidades cardíacas, espessura do miocárdio, contratilidade, fluxo de sangue das cavidades, aspectos das válvulas coronárias e funcionamento, aspectos das veias e artérias, além da verificação dos resultados de procedimentos cirúrgicos e terapêuticos incluindo o posicionamento dos eletrodos de MP.[23,24]

O ecocardiograma transesofágico utiliza um transdutor de ultrassom miniaturizado e é colocado na extremidade de um tubo para a visualização das estruturas cardíacas sem interferências de tecidos torácicos superficiais, como coração e grandes vasos pela via transesofágica. A técnica compreende a intubação do esôfago com uma sonda semelhante à utilizada para endoscopia digestiva alta, porém com um ou mais transdutores na extremidade. Suas indicações são complementares à ecodopplercardiografia convencional, dissecção aórtica, avaliação do apêndice atrial esquerda, pesquisa de trombos antecedendo a cardioversão elétrica de FA e cardiopatias congênitas. As contraindicações devem ser avaliadas criteriosamente; as relativas à cirurgia tardia do esôfago são sangramento digestivo alto prévio, doença da coluna cervical e sintomas de disfagia, e as absolutas são a obstrução ou estenose crítica do esôfago, sangramento digestivo alto ativo, fístula, ulceração ou perfuração esofágica, divertículo esofágico e tumor de esôfago. Nos pacientes portadores de MP é o método esclarecedor quando a avaliação transtorácica não foi conclusiva.[23-25]

As principais complicações que devem ser avaliadas no pós-operatório do implante de MP são: o hemotórax, hemopericárdio, pneumotórax e perfuração cardíaca, que são graves e podem ser fatais, além da avaliação dos eletrodos como fratura e deslocamento de eletrodo, estimulação diafragmática do eletrodo, infecção cirúrgica e trombose de grandes vasos.[25]

Equipamento

O ultrassom é o método que utiliza o som, uma perturbação mecânica, que se propaga em um meio material. O som audível pelo ser humano corresponde à frequência de 20 a 20.000 Hz e o ultrassom (US) corresponde a uma frequência maior que 20.000 Hz. O dispositivo essencial em todos os equipamentos de US é o transdutor, equipamento composto de um ou mais cristais ou elementos piezoelétricos capazes de produzir ecos, pulsos elétricos ou sinais contínuos e que são transformados pelo transdutor em feixes de US que penetram no corpo, produzindo os ecos por reflexão nas interfaces de dois tecidos ou por dispersão em parênquimas de órgãos (p. ex., fígado).[26]

O equipamento para ecocardiograma transtorácico deve conter transdutores setoriais (Figura 17.10), um de baixa frequência (2 a 2,5 MHz) e um de alta frequência (superior a 3,5 MHz), ou um transdutor multifrequencial que englobe essas faixas de frequência. Para o ecocardiograma transesofágico há o transdutor monoplanar, biplanar ou multiplanar (preferido), com frequência de 5 MHz ou mais alta. A sonda deve ser flexível, ter uma escala na superfície para orientação do operador quanto à distância de determinada estrutura ou anormalidade em relação à arcada dentária e com dispositivos de controle de movimentos laterais e anteroposteriores da extremidade distal onde está o transdutor. Para o manuseio do transdutor para o ecocardiograma transtorácico, deve conter em sua superfície a aplicação de gel, que permite a eliminação do ar ao contato com a pele do paciente e assim permite o adequado funcionamento.[27]

Além do transdutor, o equipamento deve possuir monitor e programas de computador que permitam a realização de, no mínimo, estudo em modo M; estudo em modo bidimensional; estudo com *doppler* pulsátil e contínuo e estudo com mapeamento de fluxo em cores. O programa tem a capacidade de mostrar, simultaneamente, a imagem do estudo bidimensional (estática ou dinâmica), geradora dos modos M ou *doppler*; escalas de medidas que sempre devem aparecer em todas as modalidades; medidas de distância entre dois pontos, áreas, velocidades de fluxo sanguíneo, intervalos de tempo e gradientes médio e máximo nos estudos com *doppler*.[27]

CARDIOESTIMULAÇÃO TRANSESOFÁGICA

A cardioestimulação transesofágica (CETE) é um estudo eletrofisiológico não invasivo com grande utilidade, principalmente quando os achados do ECG e *Holter* são inconclusivos.[21]

O esôfago está localizado a aproximadamente 1 cm da parede do átrio esquerdo, o que possibilita o registro e indução da atividade atrial. O sistema utilizado para realização de estimulação atrial transesofágica é formado por um estimulador de pulsos elétricos programável e um cateter flexível com dois a quatro eletrodos na extremidade distal. O estimulador deve ser capaz de gerar estímulos e extraestímulos de baixa a alta frequência, assim como ter circuito de sensibilidade capaz de detectar a atividade elétrica espontânea do coração. Para que se obtenha sucesso na estimulação, e também que diminuam os desconfortos e dor para o paciente, os estímulos elétricos devem variar em largura de pulso entre 5 e 20 ms e amplitude de 5 a 30 m; deve-se atentar, também, para o parâmetro da impedância do circuito de saída para evitar as lesões termelétricas na mucosa do esôfago.[14,22]

O CETE pode ser indicado nas seguintes situações: estudo da doença do nó sinusal, estudo do comportamento da condução AV, estudo das taquicardias supraventriculares, reversão das taquicardias supraventriculares paroxísticas, estudo das síndromes de pré-excitação e reversão de *flutter* atrial paroxístico.[21]

A passagem do cateter esofágico é realizada a nível ambulatorial, dispensando-se a utilização de sala de hemodinâmica ou equipamentos de radioscopias, pois o posicionamento é guiado pelo eletrocardiográfico; no entanto, deve-se atentar para a realização desse procedimento em local que possibilite o tratamento de arritmias induzidas ou de eventuais intercorrências.[14,21,22]

ESTUDO ELETROFISIOLÓGICO

O estudo eletrofisiológico é um exame invasivo realizado por meio da introdução de cateteres por vias venosa ou arterial, utilizado para determinar um diagnóstico de arritmia ou estabelecer o mecanismo eletrofisiológico da arritmia cardíaca do paciente e, assim, facilitar a escolha terapêutica. Os locais de registros usualmente são: átrio direito alto, ápice do ventrículo direito, via de saída do ventrículo direito, seio coronário, região do feixe de His e, em alguns casos, ventrículo esquerdo. Durante o estudo eletrofisiológico são registrados os sinais elétricos espontâneos ou induzidos pela estimulação, assim é possível reproduzir taquiarritmias clínicas e aferir o nível de bloqueios no sistema de condução proporcionando a indicação de marca-passo e desfibrilador.[20,28]

As principais recomendações para realização do estudo eletrofisiológico são:[14]

- Pacientes com palpitações taquicárdicas recorrentes, de início e término súbitos ou associadas à síncope, não esclarecidas por avaliação não invasiva;
- Pacientes com cardiopatia estrutural e síncope que permaneceram não esclarecidas após avaliação não invasiva;
- Pacientes após 2 semanas a 6 meses do IAM e que apresentam TVNS e FEVE ≤ 35%;
- PCR recuperada, não documentada, não relacionada à fase aguda de infarto do miocárdio (> 48 horas), sem causas determinadas e não associada a fatores reversíveis, na presença ou não de cardiopatia estrutural;
- Pacientes com marca-passo implantado, funcionante, que permanecem sintomáticos;
- Pacientes com crises de taquicardia supraventricular frequentes ou mal toleradas hemodinamicamente, não responsivos ao tratamento ou quando a determinação dos componentes da arritmia ou de suas propriedades eletrofisiológicas são importantes para o tratamento sugerido, e pacientes com taquicardia supraventricular que optam pela terapêutica não farmacológica;
- Pacientes com pré-excitação ventricular que serão submetidos à ablação cirúrgica ou por cateter;
- Pacientes com taquicardia com QRS alargado, no qual o mecanismo ou a origem da arritmia não foram verificados por métodos não invasivos ou que foram definidos, porém necessitam de uma melhor definição da terapêutica;
- Pacientes com taquicardias supraventriculares com condução aberrante ou pré-excitadas em quem se considera a opção de terapia não farmacológica.

A enfermeira deve estar alerta para as complicações principais relacionadas diretamente ao local da punção, como sangramento, hematomas e pseudoaneurismas; sendo necessário cuidados com o curativo compressivo e oclusivo e observar os eventos de taquiarritmias e de bradiarritmias que podem ocorrer durante e após o procedimento.[10,26,28]

Mais informações sobre o estudo eletrofisiológico estão descritas no Capítulo 5 (Estudos de Eletrofisiologia).

RESSONÂNCIA MAGNÉTICA

Nos últimos anos o uso da ressonância magnética (RM) teve um amplo crescimento e o uso pleno tanto na propedêutica clínica como para pesquisa nos grandes centros médicos.[18]

Trata-se de um método diagnóstico não invasivo que fornece imagens de alta definição anatômica.[29] Adicionalmente, a RM fornece informações químicas que não podem ser medidas por modalidades de imagens convencionais.[30]

É um procedimento que utiliza geração de imagem ao nível do núcleo atômico por meio de uma interação física, aliada à verificação de que a frequência de absorção de radiofrequência depende da força do campo magnético externo,[18] agregando importantes vantagens como não utilizar radiação ionizante e nem meios de contraste com maior potencial de nefrotoxicidade. Permite assim a avaliação da anatomia cardíaca e vascular, da função ventricular e da perfusão miocárdica, além da caracterização tecidual de forma acurada.[31]

A utilização da RM em portadores de marca-passo não está direcionada diretamente à avalição do dispositivo, mas sim para evidenciar e tornar mais fidedigna a indicação do implante no mesmo, e após isso para a avaliação cardíaca, como descrito anteriormente. Porém, há contraindicação clássica da utilização da RM,[30] pois fontes magnéticas podem interferir com a função do marca-passo.[32]

Em contrapartida, a tecnologia diagnóstica vem evoluindo de forma vertiginosa e estão presentes no mercado dispositivos capazes de suportar o campo da ressonância; porém, é exigida a presença de um especialista com programador de gerador no momento do exame.[33]

TOMOGRAFIA COMPUTADORIZADA

A tomografia computadorizada (TC) compreende uma das avaliações radiológicas em que ocorre a modificação das técnicas-padrão empregadas na investigação de outros segmentos do corpo. Ocorre por meio de múltiplos detectores por emissão de raios X por um tubo gerador que gira ao redor do paciente em velocidade de, pelo menos, 400 ms por ciclo, ocorrendo ainda a sincronização com o traçado de ECG.[18]

A dinâmica da realização da TC permite a avaliação das estruturas cardíacas em todas as etapas de movimentação do coração.

Trata-se de um exame que permite a complementação da avaliação cardíaca pré-implante de marca-passo e também no seguimento pós-procedimento. Portanto, não é um procedimento diagnóstico que avalia a funcionalidade direta do dispositivo, porém permite a avaliação da efetividade do mesmo no tocante aos efeitos benéficos ao organismo.

ANÁLISE CLÍNICA

Para garantir o sucesso do implante de marca-passo, é parte da avaliação clínica mínima antes do implante a realização de exames laboratoriais, sendo eles: hemograma, coagulograma, urina I e bioquímica básica. Não obstante, esses são exames que comumente são utilizados para realizar o seguimento clínico pós-implante, uma vez que este permite a detecção de determinadas complicações.[34]

Além do histórico e do exame físico detalhado, os exames laboratoriais complementam a segurança da avaliação médica.

Hemograma

Devido à diversidade de informações a serem obtidas com o hemograma, mesmo que inespecíficas, é possível adquirir dados que respondem a duas questões básicas: a eficiência de produção de células pela medula óssea e se o desenvolvimento celular está correto.[35]

A avaliação pré-implante de marca-passo enquanto avaliação pré-operatória apresenta grau de recomendação I e nível de evidência C, criterizando:[33]

- História de anemia ou outras doenças hematológicas/hepáticas;
- Exame físico que tenha levantado suspeita de anemia ou doenças crônicas associadas à anemia.

Já nos demais graus de recomendação e níveis de evidência a avaliação é aplicada em indivíduos maiores de 40 anos e como rotina em assintomáticos.

A avaliação pós-implante requer, enquanto seguimento, o acompanhamento do hemograma em busca de possíveis alterações que possam evidenciar, por exemplo, infecção.

Coagulograma

Utilizado na avaliação pré e pós-implante de marca-passo, a fim de minimizar riscos advindos de sangramento e nos pacientes em uso de anticoagulante oral ou insuficiência hepática, assim como portadores de distúrbios de coagulação e rotina em indivíduos assintomáticos.[33]

Bioquímica básica

Deve ser avaliada com especial atenção à creatinina sérica em portadores de nefropatias, diabetes *mellitus*, hipertensão arterial sistêmica, insuficiência cardíaca ou hepática em busca de alterações que possam levar à suspensão do procedimento pré-implante e seguimento pós-implante de marca-passo.[33]

Urina I

O exame de urina é uma ferramenta diagnóstica útil na abordagem de vários sistemas do organismo, de fácil acesso e baixo custo. A análise da amostra de urina envolve a avaliação macroscópica, bioquímica e microscópica.

De acordo com o resultado obtido, é possível agregar à avaliação pré-implante e seguimento pós-implante de marca-passo dados que evidenciam alterações que possam contraindicar o procedimento ou corroborar a necessidade de acompanhamento e tratamento de determinada condição patológica.

Referências bibliográficas

1. Sociedade Brasileira de Cardiologia. Diretriz de interpretação de eletrocardiograma de repouso. Arq Bras Cardiol 2003; 80 (supl II).
2. Bontrager KI. Tratado de técnica radiológica e base anatômica, 5 ed. Rio de Janeiro: Guanabara-Koogan, 2003.
3. Monteiro Filho M. Interferências nos marcapassos cardíacos. Revista da SOCERJ – Abr/Mai/Jun 2002. Disponível em: http://www.rbconline.org.br/artigo/interferencias-nos-marcapassos-cardiacos/.
4. Drew BJ. Pitfalls and artifacts in electrocardiography Cardiol Clin. Elsevier 2006; 24:309-15.
5. Gentil SR. Desenvolvimento de um caderno sobre avaliação do eletrocardiograma: contribuição para a prática de enfermeiros da Atenção Primária de Saúde no Sistema Único de Saúde (SUS). Dissertação Mestrado Profissional em Atenção Primária de Saúde. Escola de Enfermagem da Universidade de São Paulo. São Paulo, 2016.

6. Feldman J, Goldwasser GP. Eletrocardiograma: recomendações para a sua interpretação. Revista da SOCERJ – Out/Nov/Dez 2004; 17(4):253-6.
7. Cassiolato JLB. VII. Marcapassos artificiais. Batendo papo sobre Holter. Disponível em: http://www.cardios.com.br/arquivos_dados/edicoes/0021/PDF_id_21.pdfhttp://www.cardios.com.br/arquivos_dados/edicoes/0021/PDF_id_21.pdf.
8. Thaler MS. ECG essencial. Eletrocardiograma na prática diária. Malcolm S Thaler; tradução e revisão técnica: Jussara N. Burnier, 7 ed. Porto Alegre: Artmed, 2013.
9. Lopes JL, Ferreira FG. Eletrocardiograma para enfermeiros. São Paulo: Atheneu, 2013.
10. Diretriz sobre Arritmias Cardíacas. Arq Bras Cardiol 2002; 79(supl. V). http://publicacoes.cardiol.br/consenso/2002/7906/Arritmias.pdf.
11. de Brito FS. Eletrocardiografia ambulatorial: Sistema Holter. Diretriz para Aplicação do Holter na Estratificaçao de Risco para Morte Súbita e Arritmias Graves. Disponível em: http://www.cardios.com.br/holter/diretrizHOLTER.pdf.
12. Farias TMT. Sistema embarcado para um monitor Holter que utiliza o modelo PPM na compressão de sinais ECG. Dissertação Mestrado em Informática (Sistemas de Computação). João Pessoa: Universidade Federal da Paraíba, 2010.
13. Diemberger I, Gardini B, Martignani C, Ziacchi M, Corzani A, Biffi M, Boriani G. Holter ECG for pacemaker/defibrillator carriers: what is its role in the era of remote monitoring? Heart 2015; 101(16):1272-8. Published Online First: 22 May 2015 doi:10.1136/heartjnl-2015-307614. Disponível em: http://heart.bmj.com/citmgr?gca=heartjnl%3B101%2F16%2F1272.
14. Diretrizes para Avaliação e Tratamento de Pacientes com Arritmias Cardíacas. Arq Bras Cardiol [online]. 2002; 79(suppl. 5):1-50. ISSN 1678-4170. Disponível em: http://dx.doi.org/10.1590/S0066-782X2002001900001.
15. Andalaft R. Diagnósticos das arritmias pelo Holter. Disponível em: http://www.arritmiaonline.com.br/arritmias-no-holter.html.
16. III Diretrizes da Sociedade Brasileira de Cardiologia sobre Teste Ergométrico. Arq Bras Cardiol 2010; 95(supl. 1):1-26.
17. Hossri CAC, Felicioni SP, Lourenço UR, Silva PCC, Pachón EI, Buglia S et al Teste ergométrico em portadores de dispositivos cardíacos eletrônicos implantáveis. Rev Bras Cardiol 2014; 27(3):217-27.
18. Fonseca FAH. Doenças cardiovasculares: apoio diagnóstico. São Paulo: Planmark, 2008.
19. Braunwald E. Tratado de doenças cardiovasculares, 8 ed. Rio de Janeiro: Elsevier, 2010.
20. Macedo PG et al. Teste de inclinação (*Tilt-test*): do necessário ao imprescindível. São Paulo: Arq Bras Cardiol 2011; 96(3):246-54.
21. Melo CS. Temas de marcapasso, 4 ed. São Paulo: Leitura Médica, 2011.
22. Mateos JCP. Estudo eletrofisiológico transesofágico. Revista Latino Americana de Marcapasso e Arritmia (Relampa) 1989; 12-33.
23. Diretriz para Indicações e Utilização da Ecocardiografia na Prática Clínica. Arq Bras Cardiol 2004; 82(supl II):12-34.
24. Camarozano A, Rabischoffsky A, Maciel BC, Brindeiro Filho D, Horowitz ES, Pena JLB et al. Sociedade Brasileira de Cardiologia. Diretrizes das indicações da ecocardiografia. Arq Bras Cardiol 2009; 93(6 supl. 3):e265-e302.
25. Mota G, Prazeres J, Freitas N, Magalhães L, Reis F, Aras R. Posicionamento ectópico de eletrodo de marcapasso Hospital Universitário Professor Edgard Santos. Universidade Federal da Bahia, Salvador, BA – Brasil, 2010. Disponível: www.scielo.br/pdf/abc/v94n5/23.pdf (MOT).
26. Herdade SB. Ultra-som médico: imagens e fisioterapia. Professor Livre-Docente, Instituto de Física da USP. Aula 2009 Escola de enfermagem USP
27. Silva CES, Tasca R, Weitzel LH, Moisés VA, Ferreira LDC, Tavares GMP et al. Normatização dos equipamentos e técnicas de exame para realização de exames ecocardiográficos. Arq Bras Cardiol 2004; 82(Suppl 2):1-10. Disponível em: http://www.scielo.br/scielo.php?pid=S0066-782X2004000800001&script=sci_arttext.
28. Woods SL, Froelicher ESS, Motzer SU. Enfermagem em cardiologia, 4 ed. São Paulo: Manole, 2005.
29. Maldonado JGA, Pereira ME, Albuquerque KR, Pires J. Ressonância magnética em pacientes portadores de marcapasso. Arq Bras de Cardiologia 2005; 84(5).
30. BIOTRONIK. Ressonância magnética em pacientes portadores de marcapasso. Relampa 2011; 24(3):239-44.
31. II Diretriz de Ressonância Magnética e Tomografia Computadorizada Cardiovascular da Sociedade Brasileira de Cardiologia e do Colégio Brasileiro de Radiologia. Arq Bras Cardiol 2014; 103(6supl. 3):1-86.

212 *Exames Complementares de Métodos Diagnósticos e de Seguimento*

32. Sant'Anna JRM. Marcapasso cardíaco e cardioversor-desfibrilador implantável – orientações para realização de procedimentos diagnósticos e terapêuticos. Revista da Sociedade de Cardiologia do Rio Grande do Sul 2007; 15(12).

33. II Diretriz de Avaliação Perioperatória da Sociedade Brasileira de Cardiologia. Arq Bras Cardiol 2011; 96(3supl. 1):1-68.

34. Diretrizes Brasileiras de Dispositivos Cardíacos Eletrônicos Implantáveis (DCEI). Arq Bras Cardiol 2007; 89(6):e210-e238.

35. Grotto HZW. O hemograma: importância para a interpretação da biópsia. Revista Brasileira de Hematologia e Hemoterapia 2009; 31(3):178-82.

Enfermagem Baseada em Evidências na Assistência ao Neonato e Criança em Uso de Marca-passo

18

Ana Maria Miranda Martins Wilson
Carina Bortolato-Major

INTRODUÇÃO

A evolução tecnológica na saúde relacionada à estimulação cardíaca artificial data desde os anos 1930; entretanto, em 1958, foi desenvolvido o primeiro marca-passo cardíaco totalmente implantável com a finalidade de suprimir sintomas e diminuir a mortalidade de pacientes com bloqueios atrioventriculares em graus avançados.[1]

Desde então, essa tecnologia que salva vidas em todo o mundo vem se desenvolvendo em relação ao tamanho, material de fabricação, método de estimulação, *softwares* específicos, entre outras peculiaridades. Na neonatologia e pediatria, o uso de dispositivos de estimulação artificial como marca-passo, ressincronizadores e cardiodesfibriladores implantáveis também é uma realidade, sendo que esses dois últimos são raramente indicados, visto que exigem implante de eletrodos calibrosos e em maior número, podendo resultar em tratamentos que comprometem a qualidade de vida da criança. Somente 1% das pessoas portadoras de marca-passo são menores de 21 anos.[2,3]

Para implante do marca-passo definitivo em neonatos e crianças é indispensável que seja avaliada a necessidade do dispositivo com indicação precisa e análise da técnica cirúrgica adequada ao equipamento e à criança, e também acompanhamento e monitoramento periódico das características clínicas e da programação definida.[2-4]

Apesar do grande avanço tecnológico relacionado às programações de estimulação, tamanho dos geradores, novos eletrodos e desenvolvimento de pesquisas na área, ainda muitas ações e cuidados destinados à criança com marca-passo são evidência extrapolada de paciente adultos, podendo culminar em riscos à população pediátrica.[5]

INDICAÇÕES

Para implante de marca-passo em crianças e adolescentes são avaliadas as variáveis inerentes a cada faixa etária, incluindo o tamanho da criança, tamanho do gerador em relação à criança ou adolescente, ponderação dos eletrodos com o crescimento, a avaliação dos distúrbios de condução, cardiopatias congênitas associadas e até mesmo a estética.[3-5]

Como nos indivíduos adultos, a indicação mais comum de marca-passo em pacientes pediátricos é a bradicardia, caracterizada como frequência cardíaca abaixo do limite normal para a idade, a qual se relaciona com manifestações clínicas que incluem síncope, pré-síncope, lipotimia, vertigens transitórias e condições resultantes de hipoperfusão cerebral.[6]

A bradicardia pode ser avaliada clinicamente pelo enfermeiro por meio da anamnese (com dados relatados pela criança, familiares e pessoas significativas) e exame físico, bem como avaliação do eletrocardiograma (ECG) ou exame de monitoramento do ritmo cardíaco, como o *Holter*.[4,6-7] Na presença de bradicardia importante, considera-se oportuno o implante de marca-passo em crianças conforme recomendado pela American College of Cardiology, American Heart Association e Heart Rhythm Society, descritas na Tabela 18.1.[6]

Em crianças portadoras de BAVT, a mortalidade é em torno de 5 a 8%, sendo que o risco diminui com o implante do marca-passo.[2-8] O BAVT congênito possui ocorrência de 1 para cada 20.000 nascimentos, e se trata de uma condição crônica em crianças e adolescentes que não possuem anormalidades estruturais cardíacas. Entretanto, em torno de 50% dos casos dos bloqueios identificados no feto estão relacionadas a malformações cardíacas envolvendo principalmente a junção atrioventricular.[9]

Uma indicação frequente em crianças é o bloqueio atrioventricular que ocorre no pós-operatório de cirurgia cardíaca, abrangendo mais da metade dos casos, seguida do BAVT

TABELA 18.1. Indicação para implantação de marca-passo em crianças e adolescentes e o seu nível científico de evidência

INDICAÇÕES	NÍVEL DE EVIDÊNCIA
Bloqueio atrioventricular total (BAVT) congênito com escape do complexo QRS, ectopia ventricular ou disfunção ventricular	B
Bloqueio atrioventricular (AV) congênito que permanece após o primeiro ano de vida, com frequência cardíaca inferior a 50 bpm ou associado a sintomas de incompetência cronotrópica	B
Bloqueio AV de 2º ou 3º grau iniciado no pós-operatório e que persiste um mínimo de sete dias	B
Bloqueio AV de 3º grau em crianças assintomáticas com complexo QRS estreito e função ventricular preservada	B
Doença do nó sinusal sintomática	B
Síncope idiopática em paciente com cirurgia cardíaca congênita	B
Bloqueio AV de 2º ou 3º grau associado a bradicardia sintomática, disfunção ventricular ou baixo débito cardíaco	C
Bradicardia sinusal assintomática após reparação cirúrgica biventricular de cardiopatia congênita com frequência cardíaca em repouso inferior a 40 bpm ou cessação da frequência por, no mínimo, 3 segundos	C
Bradicardia sinusal em crianças com cardiopatia congênita complexa com frequência cardíaca em repouso inferior a 40 bpm ou cessação da frequência por, no mínimo, 3 segundos	C
Crianças com cardiopatia congênita e hemodinamicamente instável em consequência de bradicardia sinusal ou assincronia atrioventricular	C

Fonte: Adaptado de Epstein, 2008.[6]

congênito. Geralmente, são crianças com cardiopatias congênitas que passam por procedimentos cirúrgicos cardiovasculares decorrentes da patologia de base e podem apresentar bloqueios no sistema de condução, como complicação no pós-operatório que necessita de estimulação cardíaca artificial. Nesse caso, a prevalência de dano ao tecido de condução após a cirurgia cardíaca é de cerca de 1%. Podem haver casos em que crianças com bloqueios assintomáticos, independente da etiologia, podem evoluir naturalmente sem necessidade de implante de marca-passo.[2-6]

Estudo multicêntrico, tipo coorte, conduzido em 45 hospitais dos Estados Unidos, mensurou a incidência de BAVT no pós-operatório de cirurgia cardíaca em 101.006 cirurgias pediátricas e identificou que em 990 (1%) das operações houve necessidade de implante de marca-passo, valor considerado baixo. No entanto, essas crianças com bloqueio cardíaco apresentaram significativamente maiores chances de mortalidade, a despeito da complexidade da cirurgia realizada.[9]

A decisão pelo implante de marca-passo deve ser feita de forma convicta, sendo necessário avaliar, adicionalmente, aspectos referentes à qualidade de vida da criança. Em casos de crianças com BAVT congênito, o diagnóstico deve ser preferencialmente realizado antes do nascimento por meio de ultrassonografia obstétrica, possibilitando monitoramento do feto e programação do parto em unidade de referência para tratamento; em raros casos, há necessidade de implante de marca-passo provisório ou até definitivo por veia umbilical.[9]

TÉCNICA CIRÚRGICA PARA IMPLANTE DE MARCA-PASSO EM CRIANÇAS

Para seleção da técnica de implante, entre outras variáveis relacionadas ao marca-passo como programação, controle do dispositivo e da evolução clínica dos pacientes, é válida a consideração das especificidades anatômicas e fisiológicas das crianças. Os marca-passos definitivos podem ser epimiocárdicos ou endocárdicos.[2-8]

A técnica selecionada para implante do dispositivo de estimulação artificial frequentemente requer a toracotomia, com cabos-eletrodos epimiocárdicos, devido ao tamanho da criança (geralmente menores de 15 kg), com risco de desproporção entre os eletrodos endocavitários e leitos venosos, além da possibilidade de ser portadora de malformações congênitas associadas, a técnica selecionada para implante do dispositivo de estimulação artificial requer a toracotomia com cabos-eletrodos epimiocárdicos. Essa técnica predispõe ao maior risco a criança por ser uma abordagem mais invasiva, além do risco associado à própria cardiopatia de base.[4-10]

A técnica utilizada para implante dos cabos e eletrodos epimiocárdicos é a esternotomia mediana ou a minitoracotomia esquerda. Na esternotomia mediana, os cabos-eletrodos são implantados no átrio direito, ventrículo direito e ventrículo esquerdo, sendo que um desses é mantido como reserva para ocasional falha. Na minitoracotomia esquerda, dois cabos-eletrodos são implantados no ventrículo esquerdo, mantendo a mesma finalidade. Os cabos-eletrodos podem ser fixados de forma penetrante ou não penetrante.[2]

Nos penetrantes há perfuração do miocárdio para fixar o eletrodo, e os não penetrantes são posicionados na superfície do epicárdio e fixados por sutura. Esses cabos-eletrodos epimiocárdicos têm vida útil menor quando comparados aos transvenosos, principalmente pelo aumento do limiar de estimulação que ocorre gradualmente no decorrer dos anos e risco de fratura. Algumas equipes cirúrgicas optam por implantar dispositivos eluídos de corticoide com intuito de diminuir a fibrose local e melhorar limiar de estimulação, porém ainda assim a estimulação elétrica artificial em crianças é um desafio, com morbidade aumentada mesmo após a alta hospitalar, sobretudo em neonatos e lactentes.[2-3]

Estudos apontam que a via de acesso transvenosa para implante dos cabos-eletrodos endocavitários apresenta melhores resultados para aumento do limiar e diminuição de complicações para a criança. São implantados por meio da dissecção da veia cefálica ou por punção da veia subclávia, preferencialmente do lado esquerdo da criança, sendo que este cabo-eletrodo é mais utilizado em crianças maiores.[2-4]

Evidências recomendam que parte do cabo-eletrodo seja envolto em uma bolsa de silicone para que possa ser desenrolado de acordo com o crescimento da criança e não seja tracionado.[11]

Outros pesquisadores utilizam-se da veia safena para a inserção de cabos-eletrodos e referem que além da possibilidade de acompanhar o crescimento também apresenta vantagens como a facilidade da técnica cirúrgica, preservação do sistema da veia cava superior e de não necessitar de outra prótese para acomodar o eletrodo.[2-3]

Por outro lado, devido à evolução dos eletrodos e geradores, o implante endocárdico deve ser priorizado quando possível, principalmente por apresentar menor taxa de complicações que o implante epimiocárdico, em que o paciente deve ser submetido à toracotomia, com elevado índice de morbimortalidade. Entretanto, com a evolução tecnológica constante, novos dispositivos devem ser desenvolvidos e focados para faixa etária pediátrica como eletrodos de menor perfil e geradores de menor volume, introdutores, bainhas e guias específicas para as crianças, para que a evidência aplicada à pediatria seja específica para a faixa etária e não adaptação de materiais e técnicas do implante de marca-passo em adultos.[5]

Quanto ao posicionamento do gerador, o local mais comumente implantado em situações em que se utilizam cabos-eletrodos epimiocárdicos é a região epigástrica; já nos cabos-eletrodos endocárdicos, os geradores são implantados em região peitoral. Os geradores são implantados entre o tecido subcutâneo e muscular, quando a criança apresenta tecido subcutâneo de espessura razoável, caso contrário, implanta-se abaixo do músculo correspondente. Adicionalmente, alguns estudos apresentaram implante do gerador em cavidade torácica intrapleural.[4-5,7-8]

Para guiar o implante do marca-passo na sala cirúrgica, utiliza-se a fluoroscopia e por meio dela obtém-se alta resolução de imagem em diversas projeções, o que favorece a abordagem para a veia selecionada e posicionamento dos eletrodos. O maior risco da fluoroscopia é a exposição à radiação; entretanto, recentemente vêm sendo aprimorados equipamentos tridimensionais com mapeamento eletroanatômico, minimizando ou até eliminando o uso da fluoroscopia.[12]

MÉTODOS DE ESTIMULAÇÃO

A estimulação cardíaca artificial em crianças consiste em um desafio a ser vencido com parceria das equipes multidisciplinares envolvidas para que todas as particularidades da criança sejam respeitadas.

A fim de compreender os métodos de estimulação, faz-se necessário ter clareza dos códigos do marca-passo, os quais são representados por letras. O marca-passo possui três letras permanentes (raramente cinco) as quais se referem a como ele será programado; a primeira representa a câmara em que se determina o ritmo; a segunda, a câmara cardíaca em que se detecta o impulso do marca-passo; e a terceira se refere ao modo de resposta aos impulsos; a quarta descreve a frequência da modulação ajustada pelo sensor em resposta à atividade do paciente, e a quinta indica a localização da estimulação (nenhuma, átrio, ventrículo ou ambos). Em geral, apenas as três primeiras letras são mostradas no visor desse equipamento.[6]

Diante disso, ao avaliar um paciente, o enfermeiro pode encontrar alguns modos de estimulação:[4,8]

- Modos de estimulação de câmara única:
  - Estimulação ventricular (VVI): no modo VVI a 1ª e a 2ª letra estão representadas por V, o que mostra estímulo do ventrículo e detecção da despolarização ventricular intrínseca, respectivamente, e a 3ª letra (I) que está inibindo disparos ventriculares com frequência maior do que aquela previamente definida. Já no VVIR, além das características do VVI, ele tem a 4ª letra (R) que simboliza a presença de biossensores que detectam o esforço físico do paciente e controla a frequência de estimulação conforme sua demanda, sendo que a quantidade que aumenta foi previamente programada no marca-passo;
  - Importante destacar que em crianças pequenas e pacientes com dois ventrículos estruturalmente normais, a estimulação ventricular de câmara única é um modo aceitável de ritmo, pois requer uma ligação única e pode alcançar taxas de frequência cardíaca mais elevadas. Uso de marca-passo dupla-câmara requer duas ligações e o acesso ao átrio por meio cirúrgico pode ser difícil;
  - Estimulação atrial (AAI ou AAIR): em pacientes com disfunção do nó sinusal mas com função de nó atrioventricular intacta, o modo de estimulação atrial é o preferido.
- Modos de dupla-câmara (DDD ou DDDR): este é o modo mais comum de ritmo em indivíduos adultos. A sincronia atrioventricular pode adicionar até 15% do débito cardíaco.

Com relação ao modo de estimulação, a preferência é pela dupla-câmara; contudo, existem fatores limitantes nesse modo, como a complexidade e a necessidade de visitas frequentes para monitoramento. Para crianças em que os cabos-eletrodos foram implantados no átrio ou no ventrículo, a estimulação de escolha é de única câmara com sensores de ajuste automático da frequência; esse modo permite melhor capacidade de exercício, quando comparado aos de frequência determinada.[4-5,8]

A opção por estimulação de única câmara sem biossensores é somente indicada para a criança com contraindicação da resposta cronotrópica.[2]

Logo, pesquisas referem que a estimulação mais empregada na população pediátrica é a de dupla-câmara, via epicárdica, com eletrodos bipolares de contato inseridos por meio da técnica subxifoide.[5]

CUIDADOS DE ENFERMAGEM

O enfermeiro, dentro da equipe de saúde multidisciplinar, tem papel fundamental na investigação clínica da necessidade de implante de marca-passo, nos cuidados pré e pós-implante e no monitoramento periódico dessa criança.

Cuidados de enfermagem pré-implante de marca-passo

Na fase pré-implante, é importante que a enfermagem, em conjunto com equipe multidisciplinar de saúde, reconheça possíveis sinais e sintomas que possam indicar a necessidade de um dispositivo de estimulação elétrica, como alteração do rendimento escolar, intolerância ao esforço, história de síncope e pré-síncope.[8]

Após a equipe médica avaliar a criança para identificar o tratamento mais oportuno, que pode ser o marca-passo, ressincronizador ou cardioversor desfibrilador implantável, considera-se apropriado ponderar as possíveis repercussões na qualidade de vida da criança e dos pais, orientar o pré-operatório, os métodos de controle, possíveis restrições no pós-operatório e oferecer apoio constante embasado na teoria do cuidado centrado na criança e família.[13]

Antes da implantação do marca-passo, o enfermeiro assume um papel de educador, orientando a família sobre o gerador de marca-passo, o procedimento cirúrgico, os cuidados pré e pós-operatórios a fim de diminuir a ansiedade da criança e família; oportunamente esclarece quanto aos cuidados no pós-operatório, que vão desde avaliação clínica aos cuidados com a loja cirúrgica.[14]

Sendo assim, considerando que o marca-passo foi indicado para o tratamento da bradicardia, o cuidado de enfermagem pode ser norteado por um *check-list*, baseado em evidências científicas[15-17] conforme detalhado a seguir:

- Higienizar as mãos conforme recomendado pela Comissão de Controle de Infecção Hospitalar da instituição;[15-17]

- Confirmar a identidade do paciente com dupla checagem, utilizando dois profissionais da equipe;[15-17]

- Explicar o procedimento para a família da criança. Se possível oferecer um pequeno manual de orientações que possibilite à família aprender sobre o marca-passo e que ele funciona apenas para aumentar a frequência cardíaca natural;[14-17]

- Obter consentimento informado por escrito e assegurar que documento se encontra no prontuário do paciente;[15-16]

- Questionar à família possíveis alergias a medicamentos ou alimentos como frutos do mar, essa última pode indicar que a criança é alérgica a iodo;[15-16]

- Realizar um processo de verificação pré-procedimento para se certificar de que toda a documentação pertinente, informações relacionadas e equipamentos (equipamentos para inserção de cateter intravenoso, antibióticos e sedativos prescritos, marca-passo específico e dispositivo de estimulação cardíaca) estão disponíveis e corretamente identificados para o paciente. Além disso, confirmar se no local consta esfigmomanômetro, estetoscópio, oxímetro de pulso, eletrocardiograma, monitor de eletrocardiograma, gaze estéril e carrinho de parada cardiorrespiratória com desfibrilador;[15-16]

- Confirmar se os exames laboratoriais e de imagem estão completos, como solicitado pela equipe e conforme política da instituição, e que os resultados estão no prontuário do paciente. Notificar o praticante de quaisquer resultados inesperados;[15-17]

- Inserir um cateter intravenoso (IV) e iniciar a infusão de fluidos IV conforme solicitado;

- Monitorar o nível de saturação de oxigênio, pressão arterial, temperatura, frequência respiratória e o ECG para estabelecer parâmetros basais e detectar alterações antes, durante e após o procedimento. A diminuição da pressão arterial pode indicar baixo débito cardíaco;[15-16]

- Avaliar a perfusão tecidual: pulsos periféricos (fortes ou fracos), preenchimento capilar (rápido ou lento) e temperatura das extremidades; atentar para alterações desses, visto que são indicadores do débito cardíaco;

- Realizar balanço hídrico a fim de garantir um equilíbrio;[17]

- Confirmar o período de jejum da criança, antes do procedimento; recomendações mínimas de jejum incluem 2 horas para líquidos claros, 4 horas para o leite materno, 6 horas para a fórmula infantil, 6 ou mais horas para uma refeição ligeira ou leite não humano e 8 horas ou mais para alimentos fritos ou gordurosos ou carne;[15]

- Administrar antibióticos, conforme prescrição médica, como ordenado, seguindo práticas seguras de administração de medicamentos (1. paciente certo; 2. medicação certa; 3. via certa; 4. dose certa; 5. hora certa; 6. anotação/registro da administração certa; 7. orientação ao paciente; 8. direito de recusa ao medicamento; 9. compatibilidade medicamentosa; 10. validade certa; 11. aspecto da medicação certa);[15-16]

- Administrar sedação, conforme prescrição médica, como ordenado, seguindo práticas seguras de administração de medicamentos;[15-17]

- Passar o plantão para o membro da equipe de saúde que se responsabilizará pelo cuidado do paciente durante o procedimento usando a comunicação SBAR (*Situation Background Assessment Recommendation*) que se refere a um método utilizado na área da saúde para compartilhar informações clínicas do paciente em um formato claro, conciso, completo e estruturado, o que garante a qualidade da assistências e segurança do paciente, visto que esse procedimento geralmente é realizado na sala de cirurgia ou em setor de hemodinâmica;[15]

- Documentar o processo de enfermagem para promover e facilitar a continuidade dos cuidados por meio de uma documentação eficaz.[15-17]

Cuidados de enfermagem pós-implante de marca-passo

É importante que o enfermeiro oriente a família da criança quanto às precauções a serem tomadas quanto aos cuidados no pós-operatório, empoderando a família e a própria criança neste processo.[14,18-19] Ademais, é importante que o enfermeiro considere o dispositivo implantado para elaborar o plano de cuidados com intervenções de enfermagem adequadas à criança.

Um cuidado importante de enfermagem é a monitorização cardíaca e em alguns casos hemodinâmica. Crianças em uso de marca-passo temporário devem estar, impreterivelmente, sob monitorização cardíaca; enquanto as crianças com fios de estimulação transvenosos temporários ou com fios epicárdicos precisam permanecer em unidade de terapia intensiva pediátrica. Em geral, recomendamos enfermeiros certificados em Suporte Avançado de Vida em Pediatria (PALS) pela American Heart Association para se responsabilizarem diretamente pela assistência dessas crianças, os quais podem identificar e intervir em possíveis complicações.

Após a criança ser destinada a um setor específico para sua recuperação e observação, o enfermeiro continua o plano de cuidados à criança submetida a um implante de marca-passo a partir de implementações sugeridas após confirmação de evidências científicas[15-17] que, nesse caso, se refere a uma sequência de checagens que está descrita a seguir:

- Realizar higiene das mãos;[15-17]

- Confirmar a identidade do paciente com dupla checagem, utilizando dois profissionais da equipe;[15-17]

- Monitorar o ECG e a frequência cardíaca do paciente para detecção precoce de arritmias e permitir avaliação da função cardíaca e do marca-passo; observar a frequência cardíaca e ritmo com as gravações de ECG contínuos;[15-17]

- Monitorar o marca-passo e identificar falhas no gerador de pulso, na sensibilidade, captura ou diminuição do débito cardíaco;[15-17]

- Obter um ECG de 12 derivações para registro;

- Realizar raios X de tórax para identificar o posicionamento do chumbo e detectar possíveis complicações, como pneumotórax;[15-17]

- Manter a criança em repouso absoluto no leito sem imobilização do membro superior esquerdo, com movimentos reduzidos para evitar o desconforto e reduzir o risco de desalojamento do marca-passo. No quarto dia após o repouso absoluto no leito podem ocorrer alterações da coluna vertebral e da massa muscular; sendo assim, orientar e sugerir que o paciente inicie movimentos articulares precocemente;[15-17,20]

- Realizar balanço hídrico a fim de garantir o seu equilíbrio;[17]

- Manter pérvio o cateter intravenoso periférico durante a permanência da criança no hospital, a fim de auxiliar no tratamento de arritmias, antibioticoterapia e controle da dor; avaliar diariamente a inserção do cateter periférico e trocar fixação conforme indicado;[15-16]

- Inspecione o curativo do pós-operatório para detectar sinais de hemorragia; na presença de sangramento aplicar curativo compressivo e notificar imediatamente a equipe médica;[13,15,17]

- Avaliar a pele para detectar sinais de infecção (edema, calor, rubor, dor) secundária ao marca-passo. A detecção precoce desses sinais pode evitar a propagação da infecção. Na presença de sinais flogísticos, notificar, coletar secreção para exame de cultura da lesão, coletar sangue para hemocultura e solicitar antibiograma, em seguida comunicar equipe multiprofissional. Se o paciente apresentar febre ou infecção da corrente sanguínea, a equipe médica pode solicitar avaliação de um infectologista para recomendação da antibioticoterapia, e em casos em que o risco se torna maior que o benefício do marca-passo, a retirada do eletrodo e introdução de um novo, em local diferente, pode ser indicada;[15-17,21-22]

- Realizar curativo no local da inserção cirúrgica: limpar com soro fisiológico 0,9% e manter com fita adesiva a fim de prevenir infecção;[17]

- Monitorar os sinais vitais do paciente, conforme exigido pela condição do paciente e sua instalação; não há pesquisas baseadas em evidências para indicar as melhores práticas para a frequência da avaliação dos sinais vitais;[15]

- Detectar alterações da perfusão tecidual, avaliando pulsos periféricos, preenchimento capilar e calor das extremidades corporais; atentar para extremidades frias e pegajosas, esses parâmetros indicam diminuição do débito cardíaco;[15-17]

- Monitorar o nível de consciência, estado cardíaco e o estado respiratório, conforme a condição clínica do paciente;[6,15-17]

- Atentar para sinais de complicações do implante de marca-passo, como perfuração de ventrículo e tamponamento cardíaco: pulso paradoxal (queda da pressão arterial durante a inspiração > 10 mmHg), hipotensão com diminuição da pressão de pulso, aumento da pressão venosa, estase jugular, cianose, diminuição na produção de urina e agitação. Na presença de um desses sinais, comunicar à equipe multiprofissional e ao cirurgião responsável pelo paciente;[3,13,15-17,22]

- Realizar avaliação da dor abrangente utilizando técnicas adequadas para a idade do paciente, condição e sua capacidade de compreender; pode ser utilizada a Escala FACES de Avaliação da Dor, Escala de Classificação Verbal-Gráfica, Escala Numérica, Escala Visual Analógica, Classificação Objetiva da Dor, Escala Comportamental Modificada da Dor e/ou Escala de Dor Infantil de Riley;

- Administrar um analgésico, conforme prescrição médica;

- Higienizar as mãos conforme recomendação da Comissão de Controle de Infecção Hospitalar;[15-17]

- Documentar o processo de enfermagem e as informações do modelo do marca-passo, o modo, função, ritmo e frequência para todos os pacientes, e também miliamperes (mA) ou milivolts (mV) para saída atrial ou ventricular e mV para sensibilidade auricular e ventricular no início de cada turno e sempre que os parâmetros forem alterados para as crianças com marca-passo temporário.[15-17]

É fundamental orientar a família que a criança receberá um cartão de identificação da pessoa com marca-passo, o qual deve conter informações do paciente e dados do aparelho, incluindo o nome do fabricante, o número do modelo, o modo de operação, os parâmetros relativos à sua programação e à vida útil da bateria. Esse documento poderá ser utilizado em locais que possuem detector de metal como aeroportos e portas com dispositivos antifurtos, uma vez que o marca-passo ativa esses detectores, os quais podem causar interferências na programação do mesmo.

Nesse sentido, considera-se imprescindível esclarecer as dúvidas da família quanto aos aparelhos que podem ou não causar interferências. Os eletrônicos como o forno micro-ondas, aparelhos de barbear e máquinas de costura não causam interferência; enquanto rádios de alta potência, dispositivos de radar, máquinas de soldas e equipamentos similares devem ser evitados. Além disso, orientar a família que alguns procedimentos diagnósticos podem ser inelegíveis, como exemplo a ressonância magnética; sendo assim a família precisa compreender esses cuidados essenciais e sobretudo informar todos os profissionais de saúde (p. ex., enfermeiro, médico, dentista) que a criança faz uso de marca-passo.[13,15]

Com relação às portas automáticas citadas anteriormente, considerando o seu risco de interferência, a lei nº 14.818, de 8 de julho 2008, que alterou a lei municipal nº 13.372, do município de São Paulo, de 11 de junho de 2002, obriga todas as edificações de acesso público e que tenham portas com detector de metais ou dispositivos antifurto a exibir aviso sobre os riscos do equipamento para pessoas com marca-passo.[13,18-23]

Quanto à qualidade de vida da pessoa com marca-passo, podem ocorrer significativas modificações; entretanto, ainda há certa escassez de dados na literatura sobre o impacto na qualidade de vida da população pediátrica que é portadora desses dispositivos. Na população adulta, os estudos relacionados à qualidade de vida têm maior enfoque na melhoria dos sintomas após implante e não nos potenciais efeitos colaterais prejudiciais associados ao equipamento.[14,24]

Em crianças portadoras de cardiodesfibrilador implantável, estudo apontou que a qualidade de vida pode ficar prejudicada pela presença dos choques que são disparados em resposta à arritmia ventricular, com aumento da ansiedade e escores de qualidade de vida desses pacientes menores que em controles saudáveis. Outro aspecto são as preocupações da família em relação a possíveis complicações relacionadas com os dispositivos, as visitas para controle e monitoramento do aparelho, a ocorrência de falha no funcionamento do mesmo e as modificações de estilo de vida que incluem as restrições de atividade física, que têm demonstrado desconforto para os pacientes e familiares, necessitando de novos estudos para aprofundamento nessa autopercepção dos pacientes e família.[14,24-25]

Portanto, as orientações devem esclarecer dúvidas quanto ao marca-passo, ao estilo de vida, a identificar falhas no funcionamento do aparelho, ao cuidado com a lesão pós-operatória, a reconhecer alteração da frequência cardíaca palpando o pulso por um minuto completo, a levar a carteirinha de identificação de marca-passo sempre com a criança, a evitar carregar peso, movimentos bruscos, esforços físicos intensos e traumatismos ao gerador, principalmente no primeiro mês de pós-operatório, orientações sobre equipamentos que podem interferir no marca-passo no ambiente intra e extradoméstico, bem como sinais e sintomas de mau funcionamento.[13]

COMPLICAÇÕES

Embora o tratamento com implante de marca-passo em crianças e adolescentes aumente a sobrevida e seja eficaz no controle de sintomas, pode, adicionalmente, causar uma série de complicações que impactam negativamente na vida desses pacientes.[12]

A definição da complicação após o implante é relacionada a qualquer evento adverso em que houver necessidade de reintervenção ou reavaliação para diagnóstico, com possibilidade de prolongar o tempo de internação do paciente.[2]

Dentre as possíveis complicações associadas, incluem-se as arritmias, perfuração cardíaca, com ruptura da parede do miocárdio, embolia, infecção, pneumotórax, posicionamento incorreto do eletrodo, pericardite, trombose venosa, estimulação do nervo frênico, entre outras, e a incidência varia na literatura de 10 a 30% após o implante.[4,7]

Disfunções dos eletrodos podem ter como causas: fraturas, aumento do limiar, falha de *sensing* ou captura, infecção ou deslocamento. Um estudo apontou que alguns fatores podem contribuir para falência dos eletrodos, como a presença de cardiopatia congênita estrutural e idade mais precoce.[4,7]

Nos implantes em crianças com tecido subcutâneo reduzido pode haver maior proeminência do gerador, com consequente maior risco de extrusão, sendo que nesses casos a melhor opção seria por loja pré-peritoneal sob o músculo retoabdominal.[2-3]

O óbito é uma complicação menos frequente, porém pode ocorrer principalmente nos casos em que a criança possui cardiopatia congênita associada, o que demonstra que as causas clínicas são mais frequentes que as relacionadas ao marca-passo. A literatura apresenta prevalência de óbito em cerca de 2% dos casos e considera que disfunções do sistema de estimulação apresentam influência reduzida na mortalidade.[3]

As complicações relacionadas ao implante de marca-passo e sua prevalência têm sido possivelmente explicadas pela maior frequência de manipulação do gerador em crianças, devido a um desgaste mais rápido pela maior frequência básica de estimulação, discrepância do tamanho do gerador e a superfície corporal da criança, o que consequentemente aumenta o risco de traumatismos no gerador, até mesmo pela prática de atividade física mais presente nas crianças e adolescentes que em adultos e idosos.[7]

AVANÇOS TECNOLÓGICOS

A tecnologia da informação está cada vez mais presente no âmbito da saúde, tanto na evolução dos equipamentos médicos como na interconectividade por meio da rede de internet. Essa evolução traz consigo inúmeras vantagens e inovações para a estimulação elétrica artificial no aprimoramento dos geradores com menores tamanhos e baterias mais duráveis; evolução no material e tamanho da superfície dos cabos-eletrodos, com eluição de corticoides; evolução no monitoramento dos pacientes por meio de *softwares* que apresentam recursos e configurações que permitem até mesmo acesso remoto pela equipe médica, porém ainda não são totalmente realidade, ainda mais na faixa etária pediátrica.[2-4]

A evolução dos equipamentos impacta diretamente na técnica cirúrgica, podendo até diminuir riscos cirúrgicos e pós-cirúrgicos. Uma das partes mais críticas do marca-passo são os cabos-eletrodos que tiveram grande aperfeiçoamento no isolante, condutor, no eletrodo e em seu desenho ao longo dos anos, sobretudo nas crianças, devido às suas características próprias e pela previsão de um tempo maior de estimulação que nos adultos.[2-4]

A partir da tecnologia e inovação dos marca-passos com a multiprogramabilidade dos geradores, baterias de lítio com vida útil aumentada, sensores biológicos que possibilitam resposta de frequência dos estímulos com ajuste automático e geradores menores e de menor peso, permitiu-se o desenvolvimento da estimulação elétrica cardíaca em crianças.[4] Atualmente, existem diversos dispositivos cardiovasculares implantáveis eletrônicos que foram desenvolvidos para uso em adultos e com uso crescente em crianças, incluindo marca-passo, CDI, terapia de ressincronização; até mesmo marca-passos intrafetais estão em estudo para aplicabilidade prática com técnicas minimamente invasivas.[26]

Para acompanhamento regular e monitoramento desses dispositivos, novos métodos de vigilância remota estão sendo estudados. Durante décadas, o monitoramento transtelefônico foi uma via de monitoração aceita e indicada. Esse sistema consiste na troca de dados entre os aparelhos dos pacientes e a equipe médica por meio de um transmissor conectado a uma linha telefônica. Foi a primeira tecnologia de monitoramento remoto que permitiu que o médico controlasse os dados do paciente em tempo real e realizasse uma consulta imediata aos pacientes, até mesmo em casa. Entretanto, a tecnologia transtelefônica, desenvolvida pela primeira vez em 1971, fornece somente informações mais simples relacionadas à capacidade do marca-passo sentir e o mecanismo de captura, bem como estimativa da durabilidade da bateria. Durante décadas, ele só forneceu informações rudimentares.[27-28]

Recentemente, diversos fabricantes de dispositivos de estimulação elétrica estão desenvolvendo a tecnologia remota por meio da internet, permitindo a solução de possíveis problemas antes mesmo dos sintomas surgirem, o que poderia modificar o padrão de atendimento desses pacientes, principalmente na diminuição de consultas extras a clínicas e serviços de emergência. Consenso de especialistas da Sociedade Europeia de Ritmo Cardíaco afirmou recentemente que o monitoramento remoto pode ser aliado na identificação precoce de mau funcionamento do dispositivo, gravação dos eventos e prevenção das alterações no funcionamento. No cenário pediátrico essa tecnologia não é diferente, com as mesmas vantagens citadas; no entanto, pode atuar como adjunto a algumas visitas de ajustes do dispositivo que possam ser necessárias.[29-30]

A Sociedade Europeia sugere que as visitas possam ser espaçadas num intervalo de 6 a 12 meses para pacientes em uso de marca-passo. Logo, a tecnologia remota pode substituir algumas visitas presenciais, prolongando os intervalos das mesmas.[29-30]

Ainda há certa hesitação dos profissionais para confiabilidade na tecnologia remota, com opção de manter monitoramento transtelefônico e visitas presenciais por alguns deles, porém estudos estão cada vez mais se desenvolvendo nessa temática.[27-28]

O advento desses sistemas de monitoramento remoto oferece muitos recursos, no entanto suscita muitas questões sobre a sua execução, organização de todos os dados captados, segurança, privacidade, questões jurídicas e financeiras.[29-30]

Concebido como tratamento para bradicardia sintomática, o marca-passo tem evoluído para além do seu propósito inicial de melhorar sintomas e aumentar sobrevivência, estudos investigam seus efeitos adversos, com foco na qualidade de vida dos adultos e clientes. Consequentemente, novos eletrodos podem ser centrados em locais alternativos ao epicárdio do ventrículo direito para estimulação como septo, via de saída ou feixe de His, que podem vir a ser importantes em pacientes com cardiopatias congênitas em que efeitos adversos miocelulares ou alterações secundárias à estimulação são relatadas. Essas vias alternativas de estimulação possuem importante aplicação para a ressincronização cardíaca, em especial em crianças com insuficiência cardíaca para estimulação do ventrículo esquerdo quer seja pelo seio coronário, via intrasseptal ou epicárdica. Embora ainda não seja amplamente aplicada às crianças, algumas pesquisas já indicam benefícios potenciais em pacientes com cardiopatias congênitas e até atuação como ponte para transplante cardíaco em alguns casos.[31]

Com a evolução da terapia de estimulação elétrica por meio dos avanços tecnológicos e pesquisas, tanto com foco na melhoria dos dispositivos, no monitoramento e na qualidade de vida de crianças e adultos, a equipe multidisciplinar pode presumir melhores resultados no pós-operatório e no controle de sintomas. O enfermeiro deve buscar as evidências para alicerçar a prática clínica e para o planejamento da assistência de enfermagem voltada à otimização dos resultados para a criança e família, engajando-os no cuidado.

Referências bibliográficas

1. Ramos G, Ramos Filho J, Rassi Jr A, Pereira E, Gabriel Neto S, Chaves E. Marcapasso cardíaco artificial: considerações pré e pós-operatórias. Rev Bras Anestesiol 2003; 53(6):854-62.
2. Brofman PR, Ribeiro EJ, Loures DR, Amorim MJ, Almeida RS, Bauer V et al. Marcapasso em crianças. Rebrampa 1989; 2(2):80-3.
3. Toralles EK, Sant'Anna JRM, Teixeira Filho G, Kalil RAK, Prate PR, Sant'Anna RT et al. Evolução de crianças com idade inferior a 2 anos submetidas a implante de marcapasso cardíaco permanente. Relampa 2014; 27(1):10-5.
4. Singh HR, Batra AS, Balaji S. Pacing in children. Pediatr Cardiol 2013; 6(1):46-51.
5. Mateo EIP, Mateos JCP. Peculiaridades dos dispositivos implantáveis em crianças. Indicações, técnica de implante e resultados. Relampa 2012; 25(1):32-41.
6. Epstein AE, DiMarco JP, Ellengoben KA, Freedman RA, Gettes LS, Gillinov AM et al. ACC/AHA/HRS 2008 Guidelines for Device-Based Therapy of Cardiac Rhythm Abnormalities: Executive Summary. Journal of the American College of Cardioly 2008; 51(21):2085-105.
7. Valdares LC, Rincon LG, Mota CCC. Análise do perfil clínico de crianças e adolescentes com marcapasso cardíaco: experiência de um serviço de estimulação cardíaca artificial. Relampa 2012; 25(4):280-7.
8. Vardas PE, Auricchio A, Blanc JJ, Daubert JC, Drexler H, Ector H et al. Guidelines for cardiac pacing and cardiac resynchronization therapy. European Heart Journal 2007; 28:1-40.
9. Liberman L Silver ES, Chai PJ, Anderson BR (in press). Incidence and characteristics of heart block after heart surgery in pediatric patients: A multicenter study. The Journal of Thoracic and Cardiovascular Surgery 2016; 152(1):197-201.
10. Costa R, Silva KR, Martinelli Filho M, Tamaki WT, Crevelari ES, Moreira LFP. Marca-passo cardíaco definitivo em crianças com bradicardia pós-operatória: resultados tardios. Braz J Cardiovasc Surg 2005; 20(4):392-7.
11. Filho AD, Silva Junior JR, Marcussi DM, Cunha TMP, Pereira VC, Carvalho IJ et al. Cabos-eletrodos epimiocárdicos. Relampa 2010; 23(3):122-5.
12. Silver ES, Nash MC, Liberman LD. Implantation of permanent pacemakerand ICD leads in children using a three-dimensional electroanatomic mapping system as an Aid to fluoroscopy pacing and clinical electrophysiology. Pacing and Clinical Electrophysiology 2015; 38(4):448-54.
13. Vianna MS, Silqueira SMF, Luz AR, Ignácio FL, Correa AR, Mattos SS. Plano de orientações a pacientes após o implante de dispositivos cardíacos eletrônicos implantáveis. Relampa 2014; 27(1):27-33.
14. Czosek et al. Impact of cardiac devices on the quality of life in pediatric patients. Circ Arrhythm Electrophysiol 2012; 5:1064-107.
15. Lippincott nursing procedures, 6ed. Philadelphia: Wolters Kluwer/Lippincott Williams & Wilkins Health 2013; 1-825.
16. Burns MS. AACN Essentials of critical care nursing, 3ed. Virginia: McGraw-Hill Education 2014; 1:624.
17. Tiernan E, Lavelle M, Fitzmaurice K. Nursing guidelines for the care of a child woth a temporary external pacemaker, 2 ed. Dublin: Nursing Practice Committee, 2014.
18. Gauch PRA et al. Orientações a respeito das interferências sobre marcapassos cardíacos. Arq Bras Cardiol 1997; 68(2):135-42.
19. Prefeitura do Município de São Paulo. Lei nº 14.818, de 8 de julho de 2008. Altera a redação do art. 1º da Lei nº 13.372/02, e dá outras providências. São Paulo, 2008.
20. Naffe A, Iype M, Easo M, McLeroy SD, Pinaga K, Vish N et al. Appopriateness of sling immobilization to prevent lead displacement after pacemaker/implantable cardioverter-defibrilation implantation. Baylor University Medical Center Proceeding 2009; 22(1):3-6.
21. Mateos JCP. Marcapasso cardiaco provisório: indicações e procedimentos empregados no controle de doentes graves. Rev Bras Marcapasso e Arritmia 1990; 3(3):94-9.
22. Baddour LM, Epstein AE, Erickson CC, Knight BP, Levison ME, Lockhart et al. AHA Scientific Statement – update on cardiovascular implantable electronic device infections and their management. Circulation 2010; 121:458-77.
23. Fernandes IR, Gallardo ALA, Zaramella VM. Marcapasso e desfibrilador implantável: avaliação do conhecimento do portador para o autocuidado. Arq Med Hosp Fac Cienc Med Santa Casa São Paulo 2015; 60:12-5.
24. Czosek RJ et al. Quality of life in pediatric patient saffected by electrophysiologic disease. Heart Rhythm 2015; 12(5):899-908.

25. Costa R, Martinelli Filho M, Silva KR, Crevelari ES, Tamaki WT, Costa Júnior JCT, Oliveira SA. Implante pediátrico de cardioversor-desfibrilador pela via transtorácica transatrial. Reblampa 2003; 16(1):43-7.
26. Loeb Ge et al. Design and testing of a percutaneously implantable fetal pacemaker. Ann Biomed Eng 2013; 41(1):17-27.
27. Vincent JA, Cavitt DL, Karpawich PP. Diagnostic and cost effectiveness of telemonitoring the pediatric pacemaker patient. Pediatr Cardiol 1997; 18:86-90.
28. Burri H, Senouf D. Remote monitoring and follow-up of pacemakers and implantable cardioverter defibrillators. Europac 2009; 11(6):701-9.
29. Boyer SL, Silka MJ, Bar-Cohen Y. Current practices in the monitoring of cardiac rhythm devices in pediatrics and congenital heart disease. Pediatr Cardiol 2015; 36(4):821-6.
30. Malloy LE, Gingerich J, Olson MD, Atkins DL. Remote monitoring of cardiovascular implantable devices in the pediatric population improves detection of adverse events. Pediatr Cardiol 2014; 35(2):301-6.
31. Karpawich PP. Improving pacemaker therapy in congenital heart disease: contractility and resynchronization. Semin Thorac Cardiovasc Surg Pediatr Card Surg Annu 2015; 18(1):51-6.

Enfermagem Baseada em Evidências na Assistência ao Adulto Portador de Marca-passo

19

Sérgio Henrique Simonetti
Estela Regina Ferraz Bianchi

RESUMO

Hoje, o número de indivíduos submetidos a procedimentos cirúrgicos de implante de marca-passo, conhecido como dispositivo cardíaco eletrônico implantável (DCEI), tem aumentado de maneira expressiva, objetivando o aumento da sobrevida.

Na prática diária, a adoção de condutas inerentes ao estilo de vida dos portadores de DCEI se caracteriza em estabelecer vínculos com a nova vida, possibilitando a reflexão crítica, aceitação e adaptação do estilo de vida adequado e isso consiste na responsabilidade da equipe de saúde, em especial o enfermeiro, visto como educador em saúde de formação.

Neste capítulo, em razão desse panorama e pela importância relacionada ao cuidado com o portador de DCEI, a proposta dos autores foi descrever as produções científicas baseadas em evidências nessa população e aprimorar o conhecimento científico por meio da abordagem que favoreça subsídios e conhecimentos que insinuem a aplicabilidade da prática profissional.

INTRODUÇÃO

O cenário global na atual conjuntura da pesquisa é vislumbrado pelo fluxo vertiginoso de informações e conhecimentos ocorridos e que tem acarretado a necessidade de prever e propor recursos e ferramentas para lidar com os resultados adquiridos pela aplicabilidade dos estudos realizados.

Frente a essa situação, tornam-se necessárias as estratégias metodológicas que contemplam a síntese de evidências científicas a fim de introjetá-las na prática dos cuidados realizados pela enfermagem.

No entanto, as organizações de saúde, em especial as que estimulam a pesquisa como umas das vertentes inerentes à condição de promover a saúde com segurança e qualidade da assistência aos portadores de dispositivos cardíacos eletrônicos implantáveis (DCEI), podem também dedicar-se a orientar as qualidades das informações em consonância com o movimento da prática de saúde baseada em evidências.

Nesse contexto, esse movimento é reconhecido no campo da assistência e da ciência pela relevância do aumento da eficiência, da qualidade dos serviços de saúde e da diminuição de custos referentes às demandas necessárias institucionais, principalmente com o cuidado voltado a essa população.

No Brasil, os índices de mortalidade por doenças cardiovasculares (DCV) se assemelham aos parâmetros mundiais, em torno de 30%. Estima-se que as DCV mantenham a principal causa de morte e perda da qualidade de vida ao longo do tempo, representando cerca de 30% dos óbitos, contribuindo com os índices de mortalidade de 16,6 milhões de pessoas.[1]

As doenças crônicas não transmissíveis (DCNT) constituem um grande problema de saúde pública, com cerca de aproximadamente 72% da mortalidade nas regiões americanas assim como em outros países, com destaque para as DCV como a principal causa de óbitos.[2]

Conforme a Organização Mundial da Saúde (OMS), as DCV criam um círculo vicioso com as condições desfavorecidas socioeconômicas, impactando de maneira negativa sobre o desenvolvimento macroeconômico dos países, especialmente países de média e baixa renda.[2]

Dentre as principais complicações referentes às DCV, estão as arritmias que arremetem a população em geral. Nesse contexto, os DCEI são indicados e considerados como as principais terapêuticas adotadas. No Brasil, tem se evidenciado de acordo com estudo que avaliou os aspectos epidemiológicos da estimulação cardíaca no Brasil de 1994 a 2004, que o aumento do número de implantes de marca-passos é insuficiente para alcançar a média de implantes realizados em outros países.[3]

É sabido que o padrão-ouro para a busca de melhor evidência em pesquisas de intervenções para a consignação da melhor terapêutica, das tomadas de decisões, de condutas ou intervenções de cuidados configuram os ensaios clínicos randomizados, os quais denotam que a teoria e a prática baseada em evidências tornaram-se distantes entre si.

A prática clínica nesse cenário busca manter a originalidade por meio de três fatores principais: o nível de evidência; o sistema de saúde e contexto da prática profissional, seja acadêmica ou não acadêmica; e a presença de facilitadores de adesão à boa prática.[4]

De maneira geral, no mundo atual, a enfermagem experimentou uma profunda mudança cultural ao longo dos últimos anos; no entanto, espera-se que os enfermeiros compreendam e realizem pesquisas e baseiem sua prática profissional em dados identificados por pesquisas científicas. Nesse instante, espera-se ainda que os enfermeiros adotem uma postura de reformularem sua prática baseada em evidências.

A prática baseada em evidências é entendida em seu modo amplo de conhecimento e definição, pelo uso dos melhores dados clínicos na tomada de decisões relativas ao acolhimento e acompanhamento do paciente, e tais dados se aperfeiçoam por pesquisas alcançadas por enfermeiros e outros profissionais da área da saúde.[5]

Os dados utilizados para sustentação da pesquisa baseada em evidências são de várias fontes, porém, em geral, esperam que tais evidências sejam extraídas de estudos criteriosos que forneçam subsídios sólidos que orientam as decisões e as ações dos enfermeiros.

Nesse cenário, o enfermeiro reconhece que a necessidade se baseia nas suas atuações e deliberações frente aos dados que ratificam em ajustamento clínico, eficácia, em termo de custos e aptidão de gerar implicações sólidas e de caráter prático para os pacientes.

Diante disso, o enfermeiro atua e propicia um ambiente favorável a boa prática clínica, visando a assistência segura, o ensino e a pesquisa, com evidência pelas ações do cuidar, através do planejamento, implantação e avaliação das intervenções visando minimizar impactos desnecessários relacionados aos portadores de DCEI.

A clareza e a obviedade de utilizar uma classificação que permita discriminar o nível hierárquico de evidências e a qualidade dos dados varia, consideravelmente. As opiniões quanto às contribuições dos tipos de dados são menos rígidos.

Não obstante, há hierarquias de evidências publicadas e utilizadas para classificação dos níveis de evidências publicadas que permitem classificar as fontes de dados de acordo com o rigor metodológico, coeso e sólido das informações fornecidas.

Desse modo, a Figura 19.1, adaptada[5] a partir dos esquemas encontrados em várias referências sobre pesquisa baseada em evidências, expõe à série de sete níveis, considerando as revisões sistemáticas de ensaios clínicos randomizados no topo e revisões sistemáticas de ensaios clínicos não randomizados, nível IB, e oferecem dados científicos menos rigorosos.

A seguir, serão apresentados estudos que demonstram evidências de estudos realizados nos últimos anos relacionados à prática assistencial de enfermagem, de acordo com a Tabela 19.1.

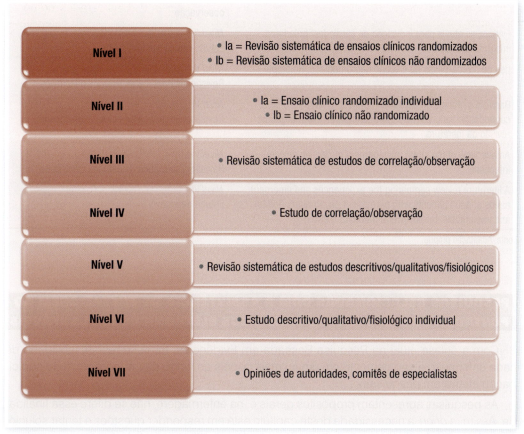

FIGURA 19.1. Adaptado de "Hierarquia de evidências: nível dos dados considerando a eficácia da intervenção".[5]

TABELA 19.1. Evidências científicas associadas à prática assistencial de enfermagem e nível de classificação

EVIDÊNCIAS	NÍVEL DE CLASSIFICAÇÃO
Evidências atuais para indicação da terapia de ressincronização cardíaca	*Nível I* Revisão de estudos clínicos controlados e randomizados
Implant rates of cardiac implantable electrical devices in Europe: a systematic literature review	*Nível II* Ensaio clínico randomizado
Indicações da terapia de ressincronização cardíaca: discussão baseada em estudos recentes	*Nível V* Revisão sistemática de estudos descritivos
Manuseio de portadores de dispositivos cardíacos implantáveis com arritmias atriais. Uma revisão	*Nível V* Revisão sistemática de estudos descritivos
Radiation therapy with implanted cardiac pacemaker devices: a clinical and dosimetric analysis of patients and proposed precautions	*Nível II* Estudo clínico não randomizado
Telemonitoring of patients with implantable cardiac devices to manage heart failure: an evaluation of tablet-PC-based nursing intervention program	*Nível II* Ensaio clínico randomizado
A systematic review of economic evaluations of pacemaker telemonitoring systems	*Nível IV* Revisão sistemática de estudos de correlação/observação
Evidências atuais para indicação de cardiodesfibriladores implantáveis (CDI)	*Nível II* Estudo clínico randomizado
Uso de marca-passo na síncope neuromediada. Relampa	*Nível V* Revisão sistemática de estudos descritivos
Rastreio e manejo de pacientes com cabos-eletrodos de cardiodesfibriladores Riata com condutores externalizados: revisão da literatura	*Nível V* Revisão sistemática de estudos descritivos
An overview of the latest management of cardiac device infections	*Nível V* Revisão sistemática de estudos descritivos
A literature review comparing the experiences and emergent needs of adult patients with permanent pacemakers (PPMs) and implantable cardioverter defibrillators (ICDs)	*Nível VI* Estudo descritivo

Fonte: Adaptação própria.

PESQUISAS RELACIONADAS COM A ASSISTÊNCIA DE ENFERMAGEM AO PORTADOR DE DISPOSITIVOS CARDÍACOS ELETRÔNICOS IMPLANTÁVEIS

Com a ênfase atual na Pesquisa Baseada em Evidências, torna-se responsabilidade de cada enfermeiro o engajamento em um ou mais papéis ao longo de um *continuum* de participação efetiva em pesquisas.

As pesquisas apresentam propósitos gerais e, na enfermagem, não se difere essa finalidade. Assim, *a priori*, a necessidade deste capítulo está em responder questões e tentar solucionar indagações básicas relacionadas a descobertas científicas, ainda insipientes nessa área, e apontar suas decisões e interações com os pacientes portadores de DCEI.

Assim, foram abordadas em sequência as revisões publicadas na literatura a respeito do uso dos DCEI e os aspectos referentes ao impacto na qualidade de vida dos portadores de marca-passo.

Aspectos relacionados com a qualidade de vida

As terapias com os dispositivos implantáveis cardíacos surgiram como uma boa opção para os pacientes cardiopatas. É uma terapia que envolve procedimentos específicos para promover a melhoria no processo saúde/doença do paciente, principalmente portadores de arritmias. Estudos corroboraram resultados que impactaram na melhora da qualidade de vida e saúde dos portadores, além da redução da mortalidade, com o uso dos DCEI.[6]

O conhecimento e a aprendizagem quanto às especificidades dos dispositivos implantáveis cardíacos são condições necessárias e inerentes ao campo de atuação dos profissionais na área da saúde, bem como para os portadores, pois facilitam o manuseio e os cuidados específicos quanto ao uso.[6]

As diretrizes atuais especificam que as indicações precisas relacionadas à ressincronização cardíaca em pacientes com IC leve a moderada, e que necessitaram do uso de DCEI, tornou-se uma condição benéfica quanto à melhora da classe funcional e da capacidade de realizar exercícios, bem como na redução da progressão da IC.[6]

Aspectos relacionados com as tecnologias

Com a preocupação no uso dos DCEI, foi realizada uma revisão sistemática de 58 pesquisas publicadas em base de dados e desenvolvidas na Europa. Descreveram grande variabilidade dos tipos de dispositivos usados e dos países envolvidos, destacando como fatores intervenientes o sistema de saúde, economia e cultura de cada país.[7]

Evidências relacionadas às nomenclaturas propostas pela Inter-Society for Heart Disease Resources (ICHD), na tentativa de abranger dispositivos, antibradicardia e antitaquicardia devido à necessidade em apresentar os princípios, simples e práticos baseados em eventos de estimulação cardíaca artificial.

A partir dessas propostas independentes das deliberações dos elaboradores e do surgimento de novas tecnologias, recomendou-se a elaboração e implantação de um código de nomenclatura que facilitaria o entendimento das especificações dos dispositivos cardioestimuladores.[8]

As tendências para terapia com DCEI estão elucidadas nas diretrizes nacionais e internacionais. Uma revisão realizada nessa perspectiva ratificou que novas indicações e tendências, de acordo com estudos de ensaios clínicos, indicaram a necessidade de atualização das diretrizes brasileiras e estudos nacionais sobre o tema.[9]

O manuseio do portador de marca-passo envolve profilaxia de eventos tromboembólicos, o controle do ritmo ou da frequência cardíaca e os cuidados com terapia medicamentosa e programação adequada.[10]

Estudo de revisão que objetivou avaliar o uso do dispositivo por portadores na detecção de arritmias atriais, concomitante ao uso e manuseio de anticoagulantes orais nos implantes, nas revisões e/ou troca de geradores, sugeriu que os cuidados quanto à programação e a utilização de algoritmos de estimulação e interrupção de arritmias poderiam também auxiliar na sua detecção.[10]

Como o uso de DCEI está cada vez mais difundido, há estudos que abordam a interação do dispositivo com outros tipos de tratamento, como a radioterapia. Em estudo realizado na Índia, no qual quatro pacientes foram submetidos à radioterapia de tumores primários de pulmão e mama do mesmo lado da colocação do marca-passo; após o seguimento de seis meses não observaram dano ao marca-passo. Recomendam o seguimento em conjunto com o cardiologista nos períodos antes, durante e após a radioterapia.[11]

O acompanhamento dos pacientes com DCEI, à distância, é uma preocupação da equipe de enfermagem que atende essa população. Enfermeiras relatam como realizaram o desenvolvimento de um programa em *tablet* para esse acompanhamento e não conseguiram evidências estatisticamente significantes para tal uso. Entretanto, alertam para o relato de pacientes em uso do programa de *tablet* sobre a segurança que sentiram e a disponibilidade de orientações. Destacam ainda a necessidade de englobar também os cuidados nesse programa, pois geralmente são idosos que têm dificuldade em usar o recurso informatizado.[12]

Na revisão sistemática realizada sobre o custo de telemonitoramento de pacientes cardíacos em uso de DCEI, os autores avaliaram 7 estudos, englobando 2.852 pacientes com idade média de 81 anos. Relataram que houve diminuição em 34% nas visitas não programadas ao hospital e diminuição em até dois meses na detecção precoce de eventos adversos, concluindo pela viabilidade do uso de telemonitoramento desses pacientes.[13]

Aspectos relacionados com a prevenção de complicações

Portanto, os implantes de dispositivos cardíacos implantáveis surgiram com a necessidade da terapêutica alternativa na prevenção de arritmias graves. Diante disso, os resultados evidenciados demonstraram que o implante de cardiodesfibriladores automáticos é a primeira opção na terapêutica de pacientes com arritmias com comprometimento hemodinâmico.

Ainda, confirmaram que a terapêutica com os implantes cardíacos é superior ao tratamento medicamentoso após ressuscitação de parada cardiorrespiratória. Quanto às doenças coronarianas arteriais, não evidenciaram a favor do implante; porém, em condições profiláticas em pacientes com alto risco a infarto agudo do miocárdio recente não reduz a mortalidade geral.[14]

O uso de marca-passo está indicado para tratamento de síncope neuromediada causada por hipofluxo cerebral transitório gerado por bradicardia e hipotensão. Estudos randomizados não cegos evidenciaram grande redução desses eventos. No entanto, estudos cegos não confirmaram esse benefício.[15]

Pesquisas realizadas sobre o manuseio de cabos-eletrodos de DCEI despontaram para determinar a incidência e prevalência de extrusão dos condutores, a avaliação a correlação de falhas elétricas, o melhor método de rastreio e como conduzir os pacientes portadores desses cabos.[16]

Sabe-se que o mau funcionamento de componentes dos dispositivos implantáveis cardíacos pode levar a terapias inapropriadas ou também inibir terapias apropriadas, podendo levar a ocorrências do risco de morte.[16]

Parte-se do pressuposto que o rastreio minucioso nessa ocasião deve ser mais rigoroso nos pacientes de mais alto risco, como os dependentes de estimulação e os portadores de DCEI por prevenção secundária. Na prática, a estratégia selecionada depende da análise entre mortalidade, complicações inerentes ao procedimento, custos, qualidade de vida quanto aos choques inapropriados e a ansiedade do paciente.[16]

Outro ponto que deve ser ressaltado nas pesquisas é quanto à ocorrência de infecção nos pacientes em uso de DCEI. Assim como o uso de DCEI aumentou, a incidência da infecção também. Em estudo recente, os autores alertam para a causa da infecção que pode ser decorrente dos patógenos da própria pele do paciente, como outros exógenos. Advertem para os fatores associados, pois o paciente pode ser portador de outras comorbidades e também fazer uso de terapias medicamentosas a base de corticoesteroides e de anticoagulantes. Relatam ainda que a terapia de intervenção pode ser a remoção do DCEI e uso de terapia medicamentosa e, o mais importante, o uso de medidas preventivas e a importância do enfermeiro para o sucesso dessas medidas.[17]

Aspectos relacionados com a pesquisa

Para a assistência global do paciente, há necessidade de conhecimento sobre sua experiência no uso de DCEI. Estudo realizado na Europa, sobre as diferenças de experiências de pacientes com marca-passo e com desfibrilador, aponta para a falta de pesquisas sobre o tema, principalmente em relação aos pacientes com marca-passo. Relata ainda que há mais estudos com os pacientes em uso de desfibrilador implantado, provavelmente por ser considerado o uso em situação "dramática"; entretanto, o portador de marca-passo também é dependente da tecnologia para manutenção de seus batimentos cardíacos. A falta de pesquisas na Europa reflete uma lacuna no preparo do enfermeiro e da equipe de saúde no cuidado a esses pacientes.[18]

CONCLUSÃO

A prática clínica baseada em evidências na atual conjuntura está se difundindo nas pesquisas em todo território nacional e internacional. É uma abordagem de resolução de problemas existentes na atuação de profissionais da saúde, pois integra o uso consciente das melhores evidências em combinação com a opinião de *expertise*, de preferências e valores do paciente nas principais tomadas de decisões sobre a assistência prestada com segurança e qualidade.

Atualmente, tornou-se parte integrante de todas as instituições de saúde, na esperança de que enfermeiros e outros profissionais da saúde possam se empoderar e fazer uso de tais achados clínicos, com foco no atendimento prestado ao paciente e, nessa ocasião, o portador de DCEI.

Apesar do crescimento vertiginoso das produções científicas relacionadas à prática em enfermagem, algumas práticas ainda não são baseadas em pesquisas. Além disso, para a construção deste capítulo, considerou-se relevantes e *a priori* as emergentes lacunas e limitações para a enfermagem na identificação de artigos de revisões sistemáticas, ensaios clínicos randomizados ou não, que abordem portadores de DCEI na perspectiva do cuidado.

No entanto, considera-se um desafio a vultosa limitação a ser trabalhada no arquipélago das pesquisas clínicas, à aquisição de atuais, precisas e consideradas padrões-ouro evidências, consolidando as ações do enfermeiro no cuidado seguro e com qualidade.

Referências bibliográficas

1. Schmidt MI, Duncan BB, Silva GA, Menezes AM, Monteiro CA, Barreto SM et al. Chronic noncommunicable diseases in Brazil: burden and current challenges. Lancet 2011 Jun; 377(9781):1949-61.
2. Malta DC, Moura L, Prado RR, Escalante JC, Schmidt MI, Duncan BB. Mortalidade por doenças crônicas não transmissíveis no Brasil e suas regiões, 2000 a 2011. Epidemiol Serv Saúde 2014; 23(4):599-608.
3. Mosquera JAP, Mateos JCP, Vargas RNA, Mateos JCP, Piegas LS, Jatene AD. Aspectos epidemiológicos da estimulação cardíaca no Brasil 10 anos do Registro Brasileiro de Marcapassos (RBM). Relampa 2006; 19(1):3-7.
4. Rabelo ER, Aliti GB, Domingues FB, Assis MCS, Saffi MA, Linhares JC et al. Enfermagem em cardiologia baseada em evidência. Rev HCPA 2007; 27(2):43-8.
5. Polit DF, Beck CT. Fundamentos de pesquisa em enfermagem: avaliação de evidências para a prática da enfermagem. 7 ed. Porto Alegre: Artmed, 2011.

6. Melo CS, Silva Jr LM, Vazquez BP, Oliveira JC, Salerno HD, Lage JS. Evidências atuais para indicação da terapia de ressincronização cardíaca. Relampa 2013; 26(3):151-61.
7. Valzania C, Torbica A, Tarricone R, Leyva F, Boriani G. Implant rates of cardiac implntable electrical devices in Europa: a systematic literature review. Health Policy 2016; 120:1-15.
8. Melo CS, Pereira CA, Garcia FS, Paiva TCN, Baccaglini WRC, Almeda Jr CA. Código de nomenclatura de marcapasso e cardiodesfibriladores. Relampa 2011; 24(4):271-76.
9. Menezes Jr AS, Stival WN, Lopes ISP. Indicações da terapia de ressincronização cardíaca: discussão baseada em estudos recentes. Relampa 2014; 27(1):34-9.
10. Oliveira LH, Cirenza C, Scatolini Neto A, Paola AAV, Pereira WL. Manuseio de portadores de dispositivos cardíacos implantáveis com arritmias atriais. Uma revisão. Relampa 2013; 26(2):98-106.
11. Wadasadawala T, Pandey A, Agarwal JP, Jalali R, Laskar SG, Chowdary S et al. Radiation therapy with implanted cardiac pacemaker devices: a clinical and dosimetric analysis of patients and proposed precautions. Clin Oncol 2011; 23:79-85.
12. Umeda A, Inoue T, Takahashi T, Wakamatsu H. Telemonitoring of patients with implantable cardiac devices to manage heart failure: na evaluation of tablet-PC-based nursing intervention program. Open J Nurs 2014; 4:237-50.
13. López-Villegas A, Catalán-Matomors D, Martín-Saborido C, Villegas-Tripiana I, Robles-Musso E. A systematic review of economic evaluations of pacemaker telemonitoring systems. Rev Esp Cardiol 2016; 69(2):125-33.
14. Melo CS, Silva Jr LM, Vazquez BP, Valquez TP, Oliveira JC, Salerno HD et al. Evidências atuais para indicação de cardiodesfibriladores implantáveis (CDI). Relampa 2014; 27(2):94-105.
15. Batista Jr. WD, Silva RF, Souza KO, Vargas RNA, Mateos JCP, Mateos JCP. Uso de marcapasso na síncope neuromediada. Relampa 2014; 27(4):253-5.
16. Ladeira FB, Camanho LEM, Slater C, Inácio Jr. LAO, Dias LC, Saad EB. Rastreio e manejo de pacientes com cabos-eletrodos de cardiodesfibriladores Riata com condutores externalizados: revisão da literatura. Relampa 2015; 28(4):147-54.
17. Stevens M, Jennas J, DiFusco P. An overview of the latest management of cardiac device infections. Clin Nurs Stud 2016; 4(2):28-31.
18. Tagney J. A literature review comparing the experiences and emergent needs of adult patients with permanent pacemakers (PPMs) and implantable cardioverter defibrillators (ICDs). J Clin Nurs 2010; 19:2081-89.

Qualidade de Vida do Portador de Marca-passo

20

Virginia Visconde Brasil
Katarinne Lima Moraes
Rafaela Peres Boaventura

"A melhor medida de qualidade não é quão bem ou quão frequentemente um serviço médico é ofertado, mas quão perto o resultado se aproxima dos objetivos fundamentais de prolongar a vida, aliviar o sofrimento, restaurar a função e prevenir a incapacidade" (Lembeke, 1952)

ASPECTOS CONCEITUAIS E TEÓRICOS DE QUALIDADE DE VIDA

A vida com qualidade é algo almejado por todo ser humano, independente da classe social, idade, raça, escolaridade ou sexo. Isso faz com que todas as pessoas considerem que sabem o que significa o termo qualidade de vida para si e para os outros.

De fato, é um termo popular que denota a sensação geral de bem-estar, satisfação com a vida e felicidade. Mas, apesar de ter significado para todos, o que realmente define qualidade de vida pode diferir entre as diversas pessoas e grupos, pois ao se basear em sua experiência de vida, cada pessoa valoriza aspectos diferentes em sua vida, a partir do que importa e satisfaz a si próprio.

Para muitos, ter qualidade de vida é sinônimo de estilo de vida, renda, trabalho, habitação, condições de vida, família, amigos, segurança, conforto, saúde (bem-estar físico, funcional, emocional e mental) e satisfação pessoal com os mais diferentes aspectos da vida. Há quem inclua ainda a espiritualidade e a cultura.

O conceito pode variar, portanto, dependendo de cada área de interesse, podendo ser influenciado por aspectos religiosos, éticos, culturais e valores pessoais. A percepção da qualidade de vida pode modificar-se ao longo do tempo em algumas áreas da vida, e ainda em função do estado de espírito e humor em momentos distintos. Essa variedade conceitual implica na eleição de um conceito quando da realização de pesquisas e foi determinante para que a Organização Mundial da Saúde (OMS) buscasse identificar um conceito com perspectiva transcultural, que permitisse comparação de estudos realizados com os diferentes povos do mundo, mas que mantivesse a percepção pessoal dos investigados.

Partindo de estudos multicêntricos, a qualidade de vida foi conceituada pela OMS como a "percepção do indivíduo de sua posição na vida no contexto da cultura e sistema de valores nos quais vive e em relação aos seus objetivos, expectativas, padrões e preocupações".[1] Essa definição confirma que a percepção da qualidade de vida é algo subjetivo e multidimensional, com elementos de avaliação positivos e negativos.[2]

Ao envolver situações de saúde e doença, a observação da qualidade de vida contribuiu para a mudança de paradigmas. Os parâmetros clínicos tradicionais não expressavam a percepção dos pacientes sobre seu estado de saúde e tratamento. Medidas rotineiras dos resultados em saúde, como mortalidade e morbidade, perderam o mais alto grau de importância. A forma como qualquer proposta de intervenção afeta a vida das pessoas passou a exigir a inclusão de medidas de qualidade de vida relacionadas à saúde. Ou seja, a percepção em relação a vida considerando as limitações funcionais e sociais ocasionadas pela doença, agravos, tratamentos, incluindo a organização política e econômica do sistema assistencial.[3] Mais que buscar tempo de vida, as pessoas querem qualificar o tempo de vida que lhes resta.

A perspectiva das pessoas passou a ser valorizada nas decisões em saúde, considerando o impacto funcional e subjetivo das doenças crônicas e seu tratamento. Os resultados relatados pelo paciente ou *patient report outcomes* (PRO) passaram a ser considerados, por indicarem a perspectiva individual de quem se submete a intervenções em saúde. E assim, a avaliação da qualidade de vida relacionada à saúde como desfecho foi sendo incorporada nas avaliações de tecnologias em saúde e passou a ser ponto central nos processos de tomada de decisão em políticas públicas[4] e parâmetro para a melhoria da qualidade dos modelos de atenção à saúde.

É nesse cenário que a mensuração da qualidade de vida de quem se propõe a usar algum dispositivo de estimulação cardíaca artificial é proposta, pois busca-se associar ao prognóstico qualidade aos anos a mais de vida nos aspectos físicos, emocionais e sociais, que são relevantes e importantes para o bem-estar dos indivíduos.

O implante de marca-passo cardíaco artificial objetiva minimizar os sintomas resultantes de alterações no funcionamento autônomo do coração, mas tem sido associado a alterações nos hábitos de vida.[5-8] A consciência de que é um tratamento que acompanhará o indivíduo ao longo da vida remete à dependência da prótese, visitas constantes ao médico e possíveis alterações em ambientes antes considerados seguros; o domínio do corpo sendo determinado por algo inerte, cujo controle extrapola a vontade do indivíduo.

MENSURAÇÃO DA QUALIDADE DE VIDA

A complexidade e subjetividade da qualidade de vida tem se constituído desafio para a prática clínica. A primeira tentativa para mensuração da qualidade de vida, mesmo que de maneira indireta, se deu com a elaboração do Karnofsky Index (Karnofsky Performance Status Scale), em 1948, que se propunha a medir o desempenho físico e o grau de dependência de pacientes oncológicos.[9]

Na década de 1970, com a percepção um pouco mais ampliada acerca da qualidade de vida, escalas para mensurar as condições funcionais de vida diária foram elaboradas, a exemplo da Escala de Katz de atividades de vida diária.[10]

Entretanto, o uso maciço de escalas para mensuração da qualidade de vida na prática clínica se deu por volta da década de 1980, período em que constructos mais robustos acerca da definição do fenômeno foram elaborados. Escalas como o Perfil de Impacto da Doença,[11] o Perfil de Saúde de Nottingham[12] e o Short Form Health Survey[13] começaram a ser utilizadas como medidas de desfechos em ensaios clínicos. A partir de então, a qualidade de vida passou a ser compreendida e utilizada como desfecho em saúde.

O crescente interesse na mensuração dos aspectos subjetivos relacionados ao impacto na saúde/doença fez com que, em 1995, a Organização Mundial de Saúde propusesse um instrumento transcultural capaz de englobar as diversas dimensões relacionadas à qualidade de vida. Foi elaborado o World Health Organization Quality of Life Assessment (WHOQOL-100), composto por 100 questões agrupadas em domínios (físico, psicológico, nível de independência, relações sociais, ambiente, espiritualidade/religião/crenças pessoais) e questões de avaliação global da qualidade de vida e saúde.[1]

Nesse contexto, a mensuração da qualidade de vida não se prendia às especificidades do campo da saúde; eram definições mais globais e, por isso, incluíam o aspecto saúde dentre os demais. Tal fato refletiu na construção de instrumentos denominados genéricos, como o WHOQOL-100.

Quando se quer mensurar a qualidade de vida relacionada a saúde (QVRS), há duas abordagens propostas que dependem da opção do profissional que a avalia. Uma tem o propósito de mensurar a percepção do indivíduo sobre o impacto de uma condição de saúde ou tratamento na sua vida, como desfecho clínico. A outra abordagem amplia o escopo da qualidade de vida relacionada à saúde como medida de avaliação econômica, também denominada medida de utilidade.[4]

Como desfecho clínico, a mensuração da QVRS pode ser realizada por meio de instrumentos genéricos ou específicos. Entende-se por instrumentos genéricos aqueles que abordam os aspectos globais da qualidade de vida, incluindo o aspecto saúde; podem ser aplicados tanto em indivíduos portadores de agravos em saúde como naqueles saudáveis, a exemplo do Short Form Health Survey – 36 (SF-36).[13] Já os instrumentos específicos são utilizados quando a intenção é explorar a percepção do sujeito acerca da qualidade de vida ao experienciar uma condição de doença específica e/ou intervenções médicas.[3]

INSTRUMENTOS DE MEDIDA DA QUALIDADE DE VIDA DO PORTADOR DE MARCA-PASSO DEFINITIVO

A literatura cada vez mais tem evidenciado a importância da mensuração da qualidade de vida de portadores de marca-passo cardíaco artificial definitivo como medida de desfecho em saúde.[14-19]

A escolha do instrumento de medida de qualidade de vida deve levar em consideração qual abordagem se quer investigar. Há recomendação de estudiosos, quando da mensuração da qualidade de vida relacionada à saúde, de associar, sempre que possível, um instrumento genérico a outro específico.[20]

Para mensurar a qualidade de vida relacionada à saúde do portador de marca-passo cardíaco artificial definitivo, está disponível na literatura internacional o instrumento específico Assessment of QUality of life And RELated events (AQUAREL),[21] como extensão do instrumento genérico Short Form Health Survey – 36 (SF-36).[13,21] Recente revisão sistemática da literatura sobre os instrumentos de medidas em saúde específicos para cardiologia, traduzidos e validados para língua portuguesa brasileira,[22] identificou cinco instrumentos para mensuração da qualidade de vida (Tabela 20.1), e dentre eles está o AQUAREL.[23]

O AQUAREL foi elaborado originalmente na língua inglesa e contém 20 itens dispostos em três domínios: desconforto no peito, arritmia e dispneia ao exercício (Tabela 20.2). Cada item

TABELA 20.1. Instrumentos de mensuração de qualidade de vida específicos da cardiologia, adaptados para a língua portuguesa brasileira[22]

INSTRUMENTO	AUTORES E ANO DA ADAPTAÇÃO – BRASIL	AUTORES, ANO E ORIGEM DO INSTRUMENTO	FINALIDADE DO INSTRUMENTO	SUJEITOS
Assessment of QUality of life And RELated events (AQUAREL)	Oliveira e cols., 2006	Stofmeel e cols., 2001 Países Baixos	Avaliar a qualidade de vida em portadores de marca-passo	Portadores de marca-passo
Mini-Cuestionario de Calidad Vida em Hipertensión Arterial (MINICHAL)	Schulz e cols., 2008	Badia e cols., 2002 Espanha	Avaliar a qualidade de vida relacionada à saúde na hipertensão	Hipertensos e normotensos
Minnesota Living with Heart Failure Questionnaire (MLHFQ)	Carvalho e cols., 2009	Rector e cols., 1997 Estados Unidos	Medir a qualidade de vida em pacientes com insuficiência cardíaca	Pacientes com insuficiência cardíaca
Instrumento de Avaliação da Qualidade de Vida para Hipertensos de Bulpitt e Fletcher	Gusmão e Pierin, 2009	Bulpitt e Fletcher, 1990 Inglaterra	Avaliar o impacto da hipertensão na qualidade de vida	Hipertensos em tratamento ambulatorial e normotensos
Duke Anticoagulation Satisfaction Scale (DASS)	Pelegrino e cols., 2011	Samsa e cols., 2004 Estados Unidos	Medir a qualidade de vida e satisfação de pacientes em tratamento com anticoagulantes orais	Pacientes em tratamento com anticoagulante oral

do instrumento apresenta categorias de respostas que variam de 1 a 5 e os escores finais podem variar de 0 (todas as queixas) a 100 (sem queixas). O mais alto escore significa que não há implicações na percepção da qualidade de vida.[23]

O AQUAREL deve ser aplicado juntamente com o Short Form Health Survey – 36 (SF-36), que foi adaptado e validado para o português brasileiro[24] e, dentre os instrumentos para avaliação da qualidade de vida relacionada à saúde, é um dos mais utilizados na prática clínica.[25]

O SF-36 contém 36 itens (questões) dispostos em oito escalas/domínios de saúde que medem a saúde funcional e bem-estar do ponto de vista do paciente: capacidade funcional, aspectos físicos, dor, estado geral de saúde, vitalidade, aspectos sociais, aspecto emocional e saúde mental (Tabela 20.3). O resultado da mensuração pode ser expresso na pontuação de 0 (mais comprometido – pior estado geral de saúde) a 100 (sem comprometimento – melhor estado de saúde), para cada uma das oito escalas.[13]

Em razão da subjetividade da mensuração, os questionários não apresentam escore total que permita julgar a qualidade de vida como boa ou ruim. Isso implica em dizer que não há ponto de corte ou padrão para medida qualidade de vida.

Os escores obtidos de acordo com as respostas dos questionários devem ser analisados cautelosamente, seguindo recomendações dos autores de cada instrumento. As informações sobre como os dados devem ser analisados são, em geral, obtidas na sintaxe dos instrumentos. Esse cuidado se deve ao fato de que a maioria dos instrumentos apresentam escalas de

Qualidade de Vida do Portador de Marca-passo 239

TABELA 20.2. Itens, domínios e categorias da versão brasileira do Assessment of QUality of life And RELated events – AQUAREL[23]

QUESTÃO	ITEM	DOMÍNIO	CATEGORIA
1	Desconforto no peito como dor, aperto ou peso?	Desconforto no peito	1-6 (desconforto no peito)
2	Desconforto no peito como dor ou aperto quando sobe escadas?		
3	Desconforto no peito como dor, aperto ou peso quando caminha em local plano?		
4	Desconforto no peito como dor, aperto ou peso quando caminha em local plano no mesmo ritmo?		
5	Desconforto no peito, dor ou aperto tem atrapalhado na prática de atividade física?		
6	Desconforto no peito, dor, aperto ou peso quando está repousando?		
11	Falta de ar em repouso?		11 e 12 (dispneia ao repouso)
12	Acordou durante o sono por falta de ar?		
13	Inchação nos tornozelos?	Arritmia	13-17 (arritmia)
14	Coração bate irregular?		
15	Coração bate mais forte?		
16	Batimento mais forte no pescoço ou abdome?		
17	Sensação de desmaio?		
7	Falta de ar quando sobe escada ou morro?	Dispneia ao exercício	7-10 (dispneia ao exercício)
8	Falta de ar quando caminha rápido em local plano?		
9	Falta de ar quando caminha rápido em local plano no mesmo ritmo e mesmo passo?		
10	A falta de ar tem atrapalhado a atividade física?		
18	Sentindo cansado ou exausto após uma noite de sono?		18-20 (fadiga)
19	Cansaço ou falta de energia tem dificultado atividades diárias?		
20	O cansaço faz com que precise sentar ou deitar durante o dia?		

TABELA 20.3. Domínios de saúde e componentes da versão brasileira do Short Form Health Survey – SF-36v2[24]

DOMÍNIOS DE SAÚDE	COMPONENTE
Capacidade funcional	Saúde física
Aspectos físicos	
Dor	
Estado geral da saúde	
Vitalidade	Saúde mental
Aspectos sociais	
Aspectos emocionais	
Saúde mental	

pontuação tipo *Likert*, nas quais, mesmo sendo escalas numéricas de ordem crescente, nem sempre a resposta com maior escore significa melhor condição de qualidade de vida.

Por exemplo: primeira questão do SF-36.

1. Em geral, você diria que sua saúde é:
   [Marque um X na caixa que descreve da melhor forma a sua resposta.]

Excelente	Muito Boa	Boa	Regular	Ruim
☐1	☐2	☐3	☐4	☐5

Caso a opção de resposta tenha sido "ruim", o escore correspondente será 5, não refletindo uma opção positiva, mesmo sendo o maior valor numérico. Por essa razão, é necessário fazer a recodificação dos dados, isto é, a inversão nos valores dos escores, de modo que o maior valor da escala signifique a melhor situação. No exemplo acima, o valor 5 assumirá o valor 1; o 4 assumirá o valor 2; o 3 permanecerá 3; o 2 assumirá o valor 4. A recodificação é descrita na sintaxe de cada instrumento. Só após essa adequação as respostas poderão ser analisadas estatisticamente.

A utilização dos questionários SF-36 e AQUAREL é isenta de taxas em casos de fins científicos. As permissões de uso para fins comerciais podem ser obtidas no *website* http://www.sf-36.org e/ou com os autores dos instrumentos.

MENSURAÇÃO NA PRÁTICA CLÍNICA E INTERFERÊNCIAS EXTERNAS

A excelência no cuidar depende da compreensão de aspectos que são importantes para o indivíduo a quem se presta o cuidado. Se antigamente a subjetividade da qualidade de vida inviabilizava sua mensuração, hoje os profissionais de saúde podem lançar mão de ferramentas válidas e confiáveis que permitem a mensuração do fenômeno. Cabe ao enfermeiro conhecer e incorporá-las na sua prática clínica. Mensurar a qualidade de vida é promover o cuidado centrado nas necessidades do sujeito.

Na literatura há estudos[15,16] evidenciando principalmente o comprometimento dos aspectos físicos (SF-36) e da categoria dispneia (AQUAREL). Em contrapartida, os melhores desempenhos foram evidenciados no aspecto social (SF-36) e categoria desconforto (AQUAREL). Em estudo que analisou a correlação entre a qualidade de vida e a classe funcional[14] foi encontrada correlação negativa entre todos os domínios e categorias dos instrumentos (genérico e específico) com a classe funcional.

A equipe de enfermagem tem papel fundamental no enfrentamento e adaptação do estilo de vida do paciente após o procedimento cirúrgico, contribuindo na reformulação de conceitos, comportamentos e crenças, estimulando o autocuidado, o viver bem, com consciência do próprio estado de saúde. A comunicação efetiva inclui a percepção do saber do paciente e sua família, agregando as informações científicas disponibilizadas pelos profissionais. Orientações pré-operatórias podem minimizar o medo do desconhecido, da incerteza quanto ao sucesso do implante e do procedimento cirúrgico e estimular a confiança no cuidar-se.

Muitas vezes são impostas limitações nas atividades de vida diária que têm relação com representações culturais, com o desconhecimento ou com mitos criados, principalmente relacionados às interferências no funcionamento do aparelho.

Contudo, tem-se observado que mesmo os estimuladores cardíacos artificiais mais modernos são relativamente vulneráveis a interferências externas. Apesar de raras, as interferências nesses dispositivos existem e devem ser amplamente discutidas, para que possam auxiliar os profissionais de saúde na abordagem do paciente e de seus familiares. Talvez o maior desafio desse tema refira-se à desmitificação acerca das possíveis fontes de interferência e os cuidados necessários para a manutenção do bem-estar do portador de marca-passo.[6,7,26]

Segundo o Departamento de Estimulação Cardíaca Artificial (DECA)[27] da Sociedade Brasileira de Cirurgia Cardiovascular, a presença de sinais elétricos, fenômenos mecânicos ou químicos extrínsecos que possam causar modificações funcionais nos dispositivos cardíacos eletrônicos implantáveis (DCEI) pode ser considerada interferência. As fontes podem ser de natureza eletromagnética ou mecânica. As orientações e informações relacionadas a essas interferências podem ser capazes de influenciar a qualidade de vida e limitar desnecessariamente a vida diária, quando interpretadas de forma equivocada ou quando relacionadas a mitos culturais.[5-7,26]

Estudos relacionando as interferências em dispositivos e a qualidade de vida dos pacientes não são muito frequentes. Estudo realizado no Brasil[28] avaliou a qualidade de vida dos pacientes submetidos ao implante de DCEI e descreveu o reconhecimento das fontes de interferências eletromagnéticas e sintomas, em caso de falha do dispositivo. Os pacientes avaliados apresentaram escores reduzidos de qualidade de vida, principalmente nos domínios físicos, emocionais e estado geral de saúde. Além disso, os dados indicaram conhecimento pouco satisfatório dos pacientes quanto às fontes de interferências eletromagnéticas e possíveis sintomas, em provável falha do dispositivo.

O paciente orientado consegue ter maior controle da sua condição de saúde e do seu estado. O desconhecimento pode ser capaz de causar transtornos no estilo de vida, trabalho, lazer, convívio social e familiar. Dúvidas comuns de pacientes no pós-operatório de implante de DCEI em relação ao tratamento[7,26,28-30] estão relacionadas à possibilidade de interferências externas ocasionadas por telefone fixo ou celular, equipamentos usados para exames médicos, televisores, direção veicular, uso de chuveiros elétricos, forno micro-ondas e dispositivos eletrônicos instalados em porta de banco.

Outros fatores que contribuem de forma negativa para a qualidade de vida do paciente são evidenciados pela literatura, como a falta de autonomia para as atividades do dia a dia e o cuidado excessivo dos familiares.[6,7,26] Esse fato indica que a família deve ser incluída nas orientações desde o pré-operatório, de modo a ser o ponto de apoio dos profissionais.

CONSIDERAÇÕES FINAIS

No cotidiano da prática clínica, a mensuração da qualidade de vida permite detectar mudanças que podem ocorrer em diferentes aspectos ao longo do tempo, além de diferenciar grupos. Por isso, deve ser realizada periodicamente, inclusive por permitir avaliar o resultado das intervenções profissionais. Pode ajudar enfermeiros e equipe de saúde a compreender como a doença e o tratamento afetam a vida, identificar preferências, expectativas e exigências associadas à doença.

Pode, enfim, avaliar qual o impacto do estado de saúde na capacidade de se viver plenamente. Afinal, o que importa é a satisfação com a vida, é aumentar a qualidade e os anos de vida saudáveis e melhorar a percepção do portador de marca-passo sobre a própria qualidade de vida.

Referências bibliográficas

1. WHOQOL Group. The World Health Organization quality of life assessment (WHOQOL): position paper from the World Health Organization. Social Science & Medicine 1995; 41(10):1403-9.
2. Fleck MPA, Leal OF, Louzada S, Xavier M, Chachamovic E, Vieira G et al. Desenvolvimento da versão em português do instrumento de avaliação de qualidade de vida da Organização Mundial de Saúde (WHOQOL-100). Revista Brasileira de Psiquiatria [Internet]. 1999; 21(1):[19-28 pp.]. Disponível em: http://www.scielo.br/pdf/rbp/v21n1/v21n1a06.pdf.
3. Minayo MCS, Hartz ZMA, Buss PM. Qualidade de vida e saúde: um debate necessário. Ciênc Saúde Coletiva. 2000; 5(1):7-18.

4. Ministério da Saúde. Secretaria de Ciência Tecnologia e Insumos Estratégicos. Diretriz de Avaliação Econômica. In: Departamento de Ciência e Tecnologia. Diretrizes metodológicas. 2 ed. Brasília: Ministério da Saúde 2014; p. 132.

5. Zatta LT. Avaliação da qualidade de vida de portadores de marcapasso cardíaco artificial em Goiânia, Goiás [Dissertation]. Goiânia: Universidade Federal de Goiás, 2010.

6. Magnani C, Guimarães BO, Gontijo ED. Representações, mitos e comportamentos do paciente submetido ao implante de marcapasso na doença de Chagas. Cad Saúde Pública 2007; 23(7):1624-32.

7. Brasil VV, Cruz DALM. Alterações dos hábitos de vida relatados por portadores de marcapasso definitivo. Reblampa 2000; 13(2):97-113.

8. Frota MA, Falcão PV, Santos ZMSA. O paciente portador de marcapasso cardíaco e a repercussão em seu estilo de vida. Esc Anna Nery Rev Enferm 2007; 11(2):234-9.

9. Karnofsky DA, Abelmann WH, Craver LF, Burchenal JH. The use of the nitrogen mustards in the palliative treatment of carcinoma. With particular reference to bronchogenic carcinoma. Cancer 1948; 1(4):634-56.

10. Katz S, Downs TD, Cash HR, Grotz RC. Progress in development of the index of ADL. The Gerontologist 1970; 10(1 Part 1):20-30.

11. Bergner M, Bobbitt RA, Pollard WE, Martin DP, Gilson BS. The sickness impact profile: validation of a health status measure. Medical Care 1976; 57-67.

12. Hunt S, McEwen J, McKenna S. Measuring health status croom helm. London, 1986.

13. Ware Jr JE, Sherbourne CD. The MOS 36-item short-form health survey (SF-36): I. Conceptual framework and item selection. Medical Care 1992; 473-83.

14. Barros RT, Carvalho SMR, Silva MAM, Borges JBC. Evaluation of patients' quality of life aspects after cardiac pacemaker implantation. Revista Brasileira de Cirurgia Cardiovascular 2014; 29(1):37-44.

15. Borges JBC, Barros RT, Carvalho SMR, Silva MAM. Correlation between quality of life, functional class and age in patients with cardiac pacemaker. Revista Brasileira de Cirurgia Cardiovascular 2013; 28(1):47-53.

16. Gomes TB, Gomes LS, de Freitas Antônio IH, de Lima Barroso T, Cavalcante AMRZ, Stival MM et al. Avaliação da qualidade de vida pós-implante de marcapasso cardíaco artificial. Revista Eletrônica de Enfermagem 2011; 13(4):735-42.

17. Van Erick JW, Van Hemel NM, Van Den Bos A, Taks W, Grobbee DE, Moons KG. Predictors of improved quality of life 1 year after pacemaker implantation. Am Heart J [Internet]. 2008; 156:[491-7]. Disponível em: http://www.ncbi.nlm.nih.gov/pubmed/18760131.

18. Udo EO, van Hemel NM, Zuithoff NP, Nijboer H, Taks W, Doevendans PA et al. Long term quality-of-life in patients with bradycardia pacemaker implantation. International Journal of Cardiology 2013; 168(3):2159-63.

19. Uchmanowicz I, Jankowska-Polańska B, Pogodzińska H. Quality of life of patients after pacemaker implantation. Family Medicine & Primary Care Review 2013; 1:16-20.

20. Fleck MPA. Problemas conceituais em qualidade de vida. In: Fleck MPA, Patrick DL, Power M, Chachamovich E, Zimpel R, Rocha NS et al. (ed.). Avaliação de qualidade de vida: guia para profissionais da saúde. Porto Alegre: Artmed 2008; 19-28.

21. Stofmeel MA, Post MW, Kelder JC, Grobbee DE, van Hemel NM. Psychometric properties of Aquarel: a disease-specific quality of life questionnaire for pacemaker patients. Journal of Clinical Epidemiology 2001; 54(2):157-65.

22. Cornélio ME, Alexandre NMC, São João TM. Instrumentos de medida em cardiologia adaptados para a língua portuguesa do Brasil: uma revisão sistemática. Revista da Escola de Enfermagem da USP 2014; 48(2):368-76.

23. Oliveira BG, Melendez JGV, Ciconelli RM, Rincón LG, Torres AAS, Sousa LAPD et al. The portuguese version, cross-cultural adaptation and validation of specific quality – of-life questionnaire – AQUAREL – for pacemaker patient. Arq Bras Cardiol 2006; 87(2):75-83.

24. Ciconelli RM, Ferraz MB, Santos W, Meinão I, Quaresma MR. Tradução para a língua portuguesa e validação do questionário genérico de avaliação de qualidade de vida SF-36 (Brasil SF-36). Rev Bras Reumatol 1999; 39(3):143-50.

25. Turner-Bowker D, Bartley P, Ware Jr J. SF-36® Health Survey & "SF" Bibliography: (1988-2000) QualityMetric Incorporated. Lincoln, RI, 2002.

26. Vianna MS, Silqueira SMF, Luz AR, Ignácio FL, Correa AR, Mattos SS. Plano de orientações a pacientes após o implante de dispositivos cardíacos eletrônicos implantáveis. Relampa 2014; 27(1):27-33.

27. Martinelli Filho M, Zimerman L, Lorga A, Vasconcelos J, Rassi Jr A. Guidelines for implantable electronic cardiac devices of the Brazilian Society of Cardiology. Arq Bras Cardiol 2007; 89(6):e210-e38.

28. Braun S, Krüger J, Souza EN, Rabelo ER. Quality of life of patients with implanted cardiac devices: a transversal study. Online Brazilian Journal of Nursing 2012; 11(3):778-88.

29. Oliveira DVR, Silva MF. Cardioversor-desfibrilador implantável: principais dúvidas dos pacientes no que se refere ao autocuidado após o implante. Relampa, Rev Lat-Am Marcapasso Arritm 2010; 23(1):18-23.

30. Tomzik J, Koltermann KC, Zabel M, Willich SN, Reinhold T. Quality of life in patients with an implantable cardioverter defibrillator: a systematic review. Frontiers in Cardiovascular Medicine 2015; 2.

Competências Profissionais dos Enfermeiros no Cuidado ao Portador de Marca-passo

21

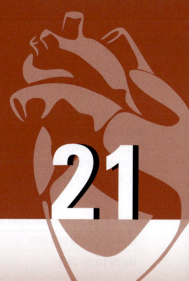

Rika Miyahara Kobayashi
Sérgio Henrique Simonetti
Daniela Miori Pascon

RESUMO

Este capítulo tem como objetivo descrever as competências profissionais dos enfermeiros assistenciais aos usuários submetidos ao implante de dispositivos cardíacos eletrônicos implantáveis (DCEI), mais especificamente o marca-passo (MP).

Para tanto, será apresentado um breve panorama estatístico epidemiológico das cardiopatias e da classificação dos DCEI para, posteriormente, abordarmos acerca das competências profissionais dos enfermeiros na assistência aos usuários submetidos ao implante de MP.

Com essa descrição, espera-se que o capítulo contribua para formação de enfermeiros, técnicos e auxiliares de enfermagem, bem como para a educação permanente da equipe de enfermagem. Vale ressaltar que o desenvolvimento de competências profissionais se inicia ao longo da trajetória profissional e que o treinamento e desenvolvimento de recursos humanos, enquanto uma política institucional de investimento no trabalhador, deve ser proporcionada de modo a agregar valores sociais e econômicos ao trabalhador, à instituição e ao usuário em busca de assistência à saúde.

INTRODUÇÃO

O aumento da população idosa, com cerca de 23 milhões de indivíduos acometidos por doenças crônicas degenerativas e alta morbimortalidade causou número significativo de internações hospitalares, custos elevados e impacto na Saúde Pública.[1]

Estima-se que em 2025 o Brasil manterá uma representatividade de 15% de idosos no total, a sexta maior do planeta; dados esses que provavelmente implicarão em miríades de casos de doenças degenerativas do gênero. Conforme estatísticas do Departamento de

Informática do SUS (DATASUS), doenças cardiovasculares representam, aproximadamente, 10,24% (1.139.140) das internações hospitalares de todo país.[1]

As arritmias cardíacas são uma das principais afecções que mais acometem a população brasileira cardiopata, conforme já descrito nos capítulos 4 e 5, e uma das terapêuticas adotadas é o uso de dispositivos cardíacos eletrônicos implantáveis (DCEI), cuja classificação foi apresentada nas Diretrizes Brasileiras de Dispositivos Cardíacos Eletrônicos Implantáveis (DCEI), de 2008, ilustrada a seguir na Tabela 21.1.

TABELA 21.1. Classificação e descrição dos DCEIs conforme sua capacidade e função principal

CLASSIFICAÇÃO DOS DCEI	CAPACIDADE PRINCIPAL	FUNÇÃO PRINCIPAL
Marca-passo (MP)	Estimulação/sensibilidade no átrio e/ou ventrículo	Terapêutica de bradiarritmia
Cardiodesfibrilador implantável (CDI)	Cardioversão/desfibrilação por choque ou estimulação rápida	Terapêutica de TV/FV
Ressincronizador cardíaco (RC)	Estimulação multissítio (biventricular)	Ressincronização ventricular (terapêutica da ICC)
CDI + RC	Cardioversão/desfibrilação por choque ou estimulação rápida + estimulação multissítio (biventricular)	Terapêutica de TV/FV + ressincronização ventricular (terapêutica da ICC)

Fonte: Adaptado de Diretrizes Brasileiras de Dispositivos Cardíacos Eletrônicos Implantáveis (DCEI) de 2008.

Os implantes atrioventriculares e a redução de marca-passos ventriculares vêm aumentando progressivamente nos últimos anos. No Brasil, tem se observado que entre 1994 e 2004, o aumento do número de implantes tem sido insuficiente para alcançar a média de implantes realizados em outros países como Estados Unidos, que executam 786 implantes por milhão de habitantes, Canadá (591), Austrália (486), Uruguai (362), Israel (335), Argentina (250), Nova Zelândia (245) e Japão (210).[2]

A despeito do envelhecimento populacional, no Brasil, as indicações de implante ampliaram gradativamente com o maior desenvolvimento tecnológico, reduzindo os implantes de marca-passos e repercutindo, em média, em 54 implantes por milhão de habitantes.[2]

No Brasil, o aumento significativo de implantes de marca-passos atrioventriculares corrobora com a literatura, devido à preferência pela estimulação cardíaca fisiológica sequencial (marca-passo atrioventricular) ao invés do marca-passo de estímulo ventricular isolado, associado às complicações como fibrilação atrial e síndrome do marca-passo.[2]

Tais dados permitem afirmar que a formação de recursos humanos para a assistência à saúde é imperativa, seja na graduação ou na Pós-Graduação, de modo que se possa manter a qualidade e segurança dos cuidados.

Ao enfermeiro compete o cuidado à saúde. Ao longo da sua carreira profissional, ele desenvolve competências profissionais para o cuidado integral. O conceito de competência, neste capítulo, será de um conjunto de conhecimentos, habilidades e atitudes que possibilitam o saber agir responsável, merecido pelos outros, tomado pelo saber mobilizar, integrar, transferir os saberes, recursos e habilidades focadas em determinadas circunstâncias situacionais e habituais.[3]

Assim, para o desenvolvimento deste capítulo, a principal pergunta a ser respondida foi "quais as competências necessárias aos enfermeiros para a assistência aos usuários de marca-passo?".

O CUIDADO PRESTADO PELO ENFERMEIRO AOS USUÁRIOS SUBMETIDOS AO IMPLANTE DE MARCA-PASSO

No cotidiano do trabalho hospitalar, cabe aos enfermeiros a assistência de enfermagem, desde admissão, hospitalização, alta, cuidados diretos, de mediação interprofissional, educativas, com a terapêutica clínica, cirúrgica, de reabilitação, cuidados com o produto, requerendo competências múltiplas.

Para a construção das competências de enfermagem a fim de assistir os pacientes submetidos ao implante de marca-passo, foi realizada uma revisão integrativa que possibilitou sumarizar os estudos e trabalhos de pesquisas concluídas sobre o tema, além de nos permitir a inclusão de outros referenciais não indexados, justificados pela pertinência de conteúdo e sustentação teórica pertinente.[4,5]

Desse modo, as informações acerca das competências profissionais são seguras, essenciais à realização da assistência de enfermagem qualificada ao paciente, organizada de maneira sistemática, sintética e aplicável ao cotidiano do trabalho.

A revisão bibliográfica foi realizada no primeiro semestre de 2016, nas bases de dados do CINAHL, EBSCO, SCOPUS, Medline, PubMed e no portal do BVS, adotando-se os critérios de inclusão de artigos publicados entre 2011 e 2016, disponíveis na íntegra, nos idiomas português, espanhol e inglês. As estratégias de busca foram realizadas utilizando-se descritores de acordo com as bases de dados e operadores boleanos.

Na base de dados da CINAHL foram utilizados *artificial pacemaker and clinical competence; artificial pacemaker and nursing care*, sendo encontrados 11 artigos e selecionado 1. Na base da EBSCO foi utilizado *artificial pacemaker and nursing care* e de 8 artigos nenhum foi selecionado. Já na base SCOPUS utilizou-se *clinical competency and clinical skill and pacemakers and artificial pacemaker and nursing and cardiovascular nursing and critical care and nursing and nursing interventions* e de 59 foram selecionados 6. Na base da BVS, cruzando-se os descritores *pacemaker and nursing*, marca-passo artificial e competência clínica *and* enfermagem, marca-passo artificial *and* cuidados de enfermagem, de 46 artigos, 5 foram selecionados. Nas bases maiores de Medline, com os descritores *clinical competency and clinical skill and pacemaker and artificial pacemaker and nursing and* cardiovascular *nursing and critical care and nursing*, foram encontrados 28 e selecionado 1 artigo e, finalmente, na base da PubMed, com os descritores *clinical competency and clinical skill and pacemaker and artificial pacemaker and nursing and cardiovascular nursing and critical care and nursing*, de 63 artigos foi selecionado 1.

Dessa forma, a amostra final foi composta por 14 artigos científicos indexados, 3 artigos encontrados em outras buscas, porém relevantes ao tema, e 3 capítulos de livros.

A formulação das competências será apresentada didaticamente descrevendo-se a competência profissional evidenciada (E), acrescida da vivenciada pelo enfermeiro no cotidiano da prática (P), buscando demonstrar a importância do pensamento crítico na construção e aquisição de competências profissionais associada à interpretação crítica reflexiva dos trabalhos publicados encontrados e a experiência profissional dos autores.

Competências profissionais relacionadas com conhecimentos de enfermagem para promoção da assistência segura[8]

- Conhecer anatomia e fisiologia cardiovascular normal (E, P);[6]
- Conhecer princípios básicos cardiovasculares e hemodinâmicos regulatórios (E);[6]
- Interpretar o traçado eletrocardiográfico (ECG) (P);

- Conhecer e interpretar a fisiopatologia das principais arritmias (E, P),[7]
- Conhecer os principais dispositivos eletrônicos cardíacos implantáveis utilizados e seu funcionamento (E, P);[7]
- Conhecer as principais indicações e complicações do uso de marca-passo (E, P);[7]
- Conhecer a indicação de MP provisório (P);
- Conhecer os cuidados perioperatórios (P).

O conhecimento é uma das primeiras competências profissionais necessárias ao enfermeiro para que fundamente sua assistência. A prática clínica fundamentada em evidência possibilita ao profissional o empoderamento, a tomada de decisão, a liderança e a gestão do cuidado.[8]

Competências profissionais relacionadas com a avaliação clínica do paciente no pré-operatório[14]

- Conhecer fluxo do paciente de acordo com o protocolo institucional (P);[9,10]
- Esclarecer dúvidas sobre o tempo de espera para implantação do MP definitivo, conforme determinação da indicação médica (P);
- Orientar o paciente e familiar sobre as rotinas e sobre os processos de trabalho setorial (P);[9]
- Orientar o paciente e acompanhante sobre procedimento cirúrgico, tempo de internação, anestesia, técnica de implante, duração de cirurgia e todas as orientações que forem pertinentes (E);[9-11]
- Orientar sobre execuções e checagem de exames pré-operatórios (eletrocardiograma, RX de tórax, exames laboratoriais, ecocardiograma, *Holter* de 24 horas, estudo eletrofisiológico, entre outros), de acordo com rotina institucional e da equipe cirúrgica (E);[12]
- Verificar jejum (E);[11,13]
- Verificar uso de medicamentos contínuos (E, P);[10]
- Realizar avaliação clínica, exame físico admissional e sinais vitais – protocolo institucional (E, P);[13]
- Realizar tricotomia, se indicada, prescrita ou preconizada (E, P);[9]
- Puncionar veia, administrar prescrição, inclusive de antibioticoterapia profilática (E, P);[9,13]
- Checar alergias (P);
- Ouvir queixas álgicas no uso de sistemas de alta energia no transtorácico avaliando o grau de dor do paciente (P);
- Vestir o paciente com roupa preconizada pela instituição (E);[13]
- Garantir a segurança do paciente durante o transporte (E).[13]

Competências profissionais relacionadas com a avaliação cirúrgica do paciente e com a gestão do cuidado perioperatório[29]

- Identificar-se e trabalhar com equipe interdisciplinar no procedimento (P);
- Comprometer-se com a checagem dos itens da cirurgia segura (P);[10,11,13]
- Verificar no mapa cirúrgico o tipo de cirurgia e preparar a sala (P);[13]
- Prover o material consignado na farmácia, se houver material consignado da empresa (introdutor, eletrodos [AV] e gerador de MP), para passar MP (P);[13]
- Verificar baterias atuais e reserva dos marca-passos externos;[13]

- Checar todos os aparelhos da sala, previamente;[13]
- Abrir o material que será utilizado, obedecendo aos princípios estéreis;[13]
- Preparar a sala, mantendo-a com manta térmica a 38 ºC e sem ar condicionado, até a sedação do paciente (P);
- Confirmar a presença do programador do MP, conforme prescrição médica;
- Recepcionar o paciente, orientando-o e a família de acordo com o fluxo institucional (tempo do procedimento, local de permanência do paciente e orientações gerais) (E, P);[9,11,13]
- Realizar orientações pré-operatórias – desmistificando o procedimento, transmitindo segurança, aliviando medos e ansiedades em relação à internação hospitalar;[10,11]
- Verificar a indicação médica e a assinatura do Termo de Consentimento antes do procedimento (E);[13]
- Realizar Sistema de Assistência de Enfermagem Perioperatória (SAEP), avaliando nível de consciência, aspecto de pele (integridade), adornos e acessórios, jejum e quanto tempo, transferir paciente da maca para mesa cirúrgica, ar condicionado, manta térmica, acesso venoso e local puncionado (P);[10,11,13]
- Encaminhar paciente e familiar ao seu destino, com as devidas orientações e cuidados prestados minimizando preocupação e ansiedade (E, P);[9,10,11,14]
- Auxiliar anestesista para realizar sedação e anestesia local, em MP, e anestesia geral, em CDI, a critério do anestesista (P);[10]
- Realizar a contenção e proteção de MMSS (P);
- Colocar artefatos (manguito, acesso venoso contrário à incisão, placa de bisturi, placa de desfibrilador externo em CDI ou ressincronizador, monitorização hemodinâmica) (P);
- Adotar medidas de prevenção para infecção hospitalar (P);[9,13]
- Proporcionar um ambiente eletricamente seguro (E);[11]
- Controlar e/ou minimizar as alterações hemodinâmicas, principalmente de baixo débito, a que o paciente possa vir a ser exposto (E);[11,13]
- Observar o ECG, procurando sinais de arritmia e registrando sinais vitais;[13]
- Ligar o marca-passo externo e conectar os eletrodos;[13]
- Fixar adesivo transparente com a data da instalação após sutura pelo médico;[13]
- Atender pronta e eficazmente qualquer tipo de intercorrência, sendo proativo para comunicação intersetorial frente aos riscos de agravamentos e intercorrências, realizando interface com UTI para emergências (E, P);[12,15]
- Assumir controles gerenciais, mensurando indicadores próprios específicos para o setor de MP (P);
- Gerenciar controle de recursos materiais e de custos relativos à validade e integridade dos recursos materiais (validação dos materiais reprocessados, material consignado com etiqueta para cobrança), preenchimento da ficha de gasto, controle de instrumentais;
- Transportar o paciente à unidade de recuperação, mantendo sua segurança durante o trajeto (E, P);[13]
- Monitorar e comparar o ritmo e a frequência cardíaca com os parâmetros programados do marca-passo, identificando possíveis falhas; corrigir as falhas identificadas (E);[13]
- Anotar os parâmetros programados no aparelho, complicações durante ou após o procedimento e a tolerância do paciente aos estímulos elétricos do marca-passo (E, P).[13]

Competências profissionais relacionadas com a assistência no pós-operatório[20]

- Monitorizar rigorosamente a alteração hemodinâmica e de sinais vitais, auscultando pulso apical (E, P);[9]
- Avaliar queixas álgicas e terapêutica proposta (E);[16]
- Avaliar os parâmetros respiratórios (sinais de pneumotórax e hemotórax), avaliação precoce da presença de sudorese, taquicardia, discreta dispneia, agitação, relato de desconforto inespecífico (E);[17]
- Manter curativo oclusivo no local de implante compressivo ou de acordo com o protocolo institucional, orientando o paciente sobre os cuidados (E, P);[7]
- Realizar cuidados com drenos no local cirúrgico (P);[7]
- Manter repouso relativo, evitar força no braço ou movimentos com ampla extensão da região operada (P);
- Realizar a fixação do MP provisório com segurança (P);
- Realizar avaliação rigorosa de sinais infecciosos, seja por meio de curativos (edema, rubor, presença de aumento de temperatura local, prurido, secreção, aumento de sensibilidade, sangramento, hematoma etc.) ou por meio da presença de febre. Essa é uma das principais preocupações dos enfermeiros e da equipe que assiste aos pacientes, pois precisaríamos desenvolver a competência de predizer se fossem possíveis esses sinais infecciosos antes que eles aparecessem desta maneira, pois somente assim os índices de complicações seriam modificados (E);[7,9]
- Realizar avaliação sistêmica de perfusão e pulsos (E);[9]
- Avaliar queixas raras, porém muito graves, como tremores musculares ou soluços, pois estes podem indicar sinais de migração da derivação e perfuração. Dor torácica intensa pode indicar perfuração da bolsa pericárdica. Distensão e dilatação de veias cervicais, pulso paradoxal e bulhas cardíacas abafadas podem indicar sinais e sintomas de tamponamento (E, P);[12]
- Fazer avaliação clínica, eletrocardiográfica e eletrônica do sistema implantado, incluindo radiografia de tórax (E, P);[17]
- Orientar a não deitar sob o local de inserção do dispositivo, enquanto internado (E);[15]
- Estabelecer e implementar os cuidados prescritos de maneira individualizada, com segurança e qualidade;[11]
- Orientar sobre a alta: paciente e familiares devem receber um relatório médico dos achados cirúrgicos e registros dos dados referentes ao sistema de estimulação cardíaca implantada. Devem receber, também, um cartão com registros do gerador (podem ser mais modernos – impressos ou em mídia eletrônica, porém a finalidade é a mesma: garantir segurança na assistência ao paciente) e cabos-eletrodos. Existe a padronização do registro da data do implante;[17]
- Orientar o paciente e familiar a guardar a documentação relacionada ao processo de alta junto aos documentos pessoais e informar em qualquer tratamento de saúde a que for submetido (E);[17]
- Orientar e/ou agendar o retorno e acompanhamento mediado por tecnologia da comunicação (E);[10,17]
- Orientar quanto à manutenção das medicações de rotina e orientação médica;[10,14,18]
- Orientar quanto a atividades físicas: direcionadas e específicas a cada paciente;

Competências Profissionais dos Enfermeiros no Cuidado ao Portador de Marca-passo **249**

- Realizar orientações sobre as condições laborais e de retorno ao trabalho, juntamente com um planejamento médico (E);[6]
- Possibilitar avaliação do conhecimento e do estilo de vida no pós-operatório, realizando a integração entre os pacientes e qualidade de vida.[10,15]

A terapêutica cirúrgica é uma das principais intervenções na prática clínica do cuidado ao paciente com arritmias. Nesse sentido, compete ao enfermeiro a competência da avaliação cirúrgica tanto no período pré-operatório mediato, imediato, trans e pós-operatório imediato e mediatos.

Conhecer o fluxo do paciente pelo planejamento de sua terapêutica junto à equipe multiprofissional é um fator determinante para o êxito do cuidado prestado com segurança, e cabe ao enfermeiro contribuir para a constituição dessa equipe com o desenvolvimento do trabalho colaborativo.

Nesse sentido o enfermeiro precisará conhecer, além da especificidade de suas competências profissionais, as competências profissionais de sua equipe multiprofissional, visando à assistência centrada no paciente e a comunicação interprofissional (referência da competência colaborativa).[19]

Competências para organização diária da assistência de enfermagem[22]

- Promover terapêutica da relação de confiança enfermeiro-paciente (E);[20]
- Avaliar as condições gerais do paciente (E);[9]
- Realizar entrevista e/ou histórico, admissão, recepção do paciente e/ou orientação (E);[10,11]
- Avaliar o paciente, a execução de anamnese e o exame físico (E);[10]
- Avaliar parâmetros hemodinâmicos e de sinais vitais (E);[9]
- Realizar execução e/ou coleta de exames, conforme protocolo ou prescrição (E);[6]
- Avaliar aspectos emocionais (E);[20]
- Avaliar a adesão terapêutica (E);[14,16]
- Realizar curativos conforme protocolo institucional (E);[6,13]
- Avaliar queixa de dor (E);[6]
- Avaliar sensibilidade incomum ou aumento de calor local (E);[6]
- Avaliar presença de hematomas, edemas, hiperemias, secreção e outros sinais de complicação (E);[12]
- Avaliar a prevenção de infecções (E);[9]
- Avaliar as possíveis drenagens (E);[6]
- Orientar para proteger o local de inserção para traumas (E);[7]
- Identificar os eventos críticos que devem ser apresentados ao médico (E);[15]
- Verificar e avaliar o funcionamento do dispositivo (E);[15]
- Construir uma base de dados, atualizando-os (E);[15]
- Realizar revisão presencial ou remota com periodicidade (E);[15]
- Analisar as transmissões, filtrando aquelas de mais importância e urgência (E);[15]
- Manter comunicação com o paciente (E);[15]
- Realizar visitas ao paciente com eventos adversos (E).[15]

Competências relacionadas com a identificação e com a intervenção frente às principais complicações[13]

- Avaliar queixas raras, porém muito graves, como tremores musculares ou soluços, pois estes podem indicar sinais de migração da derivação e perfuração. Dor torácica intensa pode indicar perfuração da bolsa pericárdica. Distensão e dilatação de veias cervicais, pulso paradoxal e bulhas cardíacas abafadas podem indicar sinais e sintomas de tamponamento (E, P);[6,13]
- Identificar alterações no ECG ou espículas no traçado na frente do comando (P);[21]
- Avaliar a ferida operatória quanto a sinais flogísticos (edema, rubor, presença de aumento de temperatura local, prurido, secreção, aumento de sensibilidade, sangramento, hematoma), correlacionando com ações de prevenção e terapêutica (E, P);[9]
- Avaliar de modo sistêmico a perfusão e pulsos ou presença de febre (E);[13]
- Coletar material para exames frente aos sinais flogísticos, compreendendo as possíveis condutas terapêuticas (P);
- Colher amostra de hemocultura de 2 amostras periféricas, cultura da ponta do eletrodo (P);
- Administrar antibioticoterapia conforme prescrição médica, evoluindo os resultados da terapêutica (P);[18]
- Preparar para reprogramação de novo MP após antibioticoterapia e 72 horas de cultura negativa, se infecção valvar e conforme indicação médica ou protocolo institucional (P);
- Identificar as complicações de pneumotórax, embolia, perfuração atrioventricular, sangramento, aumento da frequência cardíaca e fibrilação ventricular (P);[21]
- Identificar as complicações de falha de conexão, aumento da frequência cardíaca e fibrilação ventricular, descolamento e fratura de eletrodo (P);[13,21]
- Comunicar ao médico se houver falha de comando e/ou sensibilidade com alteração inferior a do parâmetro definido no aparelho (diferença até cerca de 5 bpm) (P);[13]
- Orientar vigilância contínua do paciente e familiar para evitar intercorrências (P);[18]
- Detectar precocemente eventos clínicos como parte da vigilância de doenças crônicas (E);[15]

Competências profissionais relacionadas com a ação educativa ao paciente[32]

- Promover ações terapêuticas da relação de confiança enfermeiro-paciente (E);[6,20]
- Orientar ao paciente quanto ao autocuidado (E);[6,14]
- Ensinar o paciente a verificar o próprio pulso para que o mesmo tenha condições de detectar precocemente alterações importantes que necessitem de intervenção especializada (E);[13]
- Orientar quanto aos tipos de roupas e acessórios mais adequados, principalmente nos primeiros dias após a alta (E);[6]
- Orientar os pacientes portadores de marca-passo cardíaco definitivo sobre os principais cuidados que eles devem ter em seu domicílio (P);[9,14]
- Orientar ao paciente quanto as principais fontes eletromagnéticas presentes no ambiente domiciliar e suas possíveis interferências no aparelho de marca-passo (E);[9,14]

Competências Profissionais dos Enfermeiros no Cuidado ao Portador de Marca-passo

- Orientar aos pacientes quanto a segurança e proteção a choques elétricos (E);[9]
- Realizar ações de educação dos pacientes: finalidade e limitações dos dispositivos, plano de cuidados, importância de seguir as recomendações do dispositivo e de informar quaisquer alterações (E);[15]
- Orientar para solicitação de revista manual no momento de passar pelos detectores de metais para evitar a desprogramação do MP (P);[21]
- Orientar a utilizar ímã local nas situações de emergência para tornar assíncrono (P);
- Reconhecer os possíveis riscos para proteção do paciente em uso de marca-passo quando submetidos a outros métodos diagnósticos, terapêuticas e atividades (P);
- Orientar a manter distância mínima de 15 cm do gerador se for necessária a realização de desfibrilação (P);[21]
- Orientar a manter menos de 500 rads e distância maior de 5 cm do gerador se for necessária a radioterapia e proteção com avental de chumbo (P);[21]
- Verificar, nos casos de exames com campo magnético, se o aparelho é por ressonância magnética e se Tesla de 1,5 de segurança (P);
- Anotar o limiar de comando e sensibilidade 3×/dia (P);
- Orientar o paciente onde manter o marca-passo na unidade hospitalar (P);
- Orientar ao paciente quanto à funcionalidade do marca-passo (E);[14]
- Orientar ao paciente quanto à durabilidade do gerador e baterias (E, P);[15]
- Orientar e supervisionar cuidados com aparelho de MP (P);[14]
- Cuidar da fixação do eletrodo e cabo gerador (P);[21]
- Cuidar do marca-passo transvenoso temporário; e se precisar de desfibrilador, desligar o marca-passo (P);
- Comunicar médico se alteração for inferior ao definido no aparelho (diferença até cerca de 5 bpm) (P);[18]
- Orientar o paciente quanto à importância da atividade física regular ou a retomada das atividades de vida diária; atentar-se para sinais de fadiga anormais (E);[13]
- Orientar para não deitar sobre ou realizar esforços pegando pesos pós-cirurgia (P);[21]
- Orientar retorno à atividade laboral em 30 dias, e atividade desportiva após a cirurgia somente após avaliação médica;[21]
- Orientar junto e a critério da equipe médica,sobre possível reprogramação de implantação de marca-passo após terapêutica medicamentosa quando houver infecção valvar, fazer reprogramação de novo marca-passo 14 dias após finalização de tratamento (P);
- Orientar retorno para controle a cada 6 meses ou a critério médico (P);
- Realizar acompanhamento por telefone e SMS periodicamente após a alta médica (E);[10]
- Realizar integração entre os pacientes (E);[10]
- Realizar monitoramento à distância dos pacientes (E);[18]
- Realizar registros de monitoramento à distância dos pacientes (E);[18]
- Identificar os pacientes que não compareçam a consultas de acompanhamento e que não possuem os dados transmitidos ao sistema de monitoramento (E).[10,18]

Competências educacionais relacionadas com os familiares[12]

- Promover ambiente terapêutico de relação de confiança enfermeiro-familiar (E);[20]
- Orientar o paciente e família sobre a necessidade de manter a internação pelo risco de arritmia e morte súbita (P);

- Orientar os familiares sobre todos os cuidados básicos realizados ao paciente, principalmente se este não for capaz de realizar o autocuidado (E);[6,11]
- Orientar os familiares em parceria com o paciente sobre as atividades de vida diária, estilo e qualidade de vida do mesmo (E);[10,11]
- Proporcionar ao familiar um ambiente de auxílio e encaminhamento a serviços de apoio diversos, por exemplo encaminhamentos ao serviço social, psicologia, nutrição, associação de bairros, entre outros (E, P);[13]
- Proporcionar ao paciente a periodicidade e regularidade do tratamento proposto (E);[6,10,18]
- Orientar sobre todos os riscos e principais complicações (E);[18]
- Orientar sobre a terapêutica proposta (E, P);[18]
- Orientar sobre o retorno ao hospital, se apresentar sintomas de arritmia (P);[18]
- Orientar a portar sempre a carteira do marca-passo, e parâmetros para não desregular (P);[9,17]
- Orientar a não molhar o MP provisório (P);
- Orientar sobre duração da bateria e manutenção do cuidado (P).

No que se refere à ação educativa do enfermeiro ao usuário do MP e seu familiar, verifica-se que as orientações podem diminuir a ansiedade e insegurança, e o conhecimento adequado melhora a saúde dos pacientes, bem como seu bem-estar.[14]

Competências educacionais relacionadas com a equipe de enfermagem[3]

- Proporcionar treinamento, capacitação e comunicação eficaz entre todos que assistem o paciente para execução do procedimento de maneira ética, padronizada e preconizada, de acordo com as diretrizes assistenciais (E);[16,22]
- Apropriar-se do uso de conhecimento teórico para o cuidado prático (E);[16,22]
- Aprimorar o atendimento de urgência com qualidade antes da chegada de apoio (E).[16]

CONSIDERAÇÕES FINAIS

Cabe ao enfermeiro o planejamento, execução e avaliação da assistência prestada a determinado grupo de pacientes, portadores de marca-passo, de acordo com a sua especificidade do processo saúde-doença. Nesse cenário, o método baseado em evidências e a execução de protocolos terapêuticos descritos e implementados pela instituição tornam-se essenciais na prática clínica.

A identificação das competências profissionais e o modo como os enfermeiros assistenciais as adquirem mostrou-se um importante recurso para a gestão de pessoas na enfermagem, principalmente na área cardiovascular. Portanto, o conhecimento do rol de competências dos enfermeiros coopera na alocação dos profissionais e permite a identificação de lacunas, coligadas à aquisição de competências clínicas que facilitam as ações educativas nas organizações hospitalares.

As competências clínicas identificadas, tanto na literatura quanto na prática assistencial ao portador de marca-passo, corroboram com a resolução de problemas clínicos dos pacientes e possibilitam o desenvolvimento contínuo dos profissionais. Contudo, a educação no ambiente de trabalho deve ser estimulada por meio de estudos de caso, simulações, debates e estratégias inovadoras que oportunizem o desenvolvimento de competências de práticas avançadas no aprimoramento dos profissionais recém formados subsidiados pela orientação dos enfermeiros *expertises* na área.

E, ainda, que enfermeiros e futuros profissionais assistenciais generalistas, intensivistas e especialistas na área cardiovascular entendam que a necessidade de obter determinadas habilidades ocorre ao longo da carreira profissional, e que os cuidados compreendem além de técnicas e habilidades específicas, a empatia, a humanização, o conhecimento técnico-científico e a prática clínica de maneira resolutiva, qualificada e segura, considerados diferenciais no acompanhamento do paciente portador de marca-passo.

Referências bibliográficas

1. Cunha PHABR, Carvalho LLC, Júnior ASM. Sensor de Variabilidade da Frequência Cardíaca como preditor de descompensação da insuficiência cardíaca e terapia de ressincronização cardíaca. Relampa 2014; 27(4):243-52.
2. Mosquera JAP, Mateos JCP, Vargas RNA, Mateos JCP, Piegas LS, Jatene AD. Aspectos Epidemiológicos da Estimulação Cardíaca no Brasil 10 anos do Registro Brasileiro de Marcapassos (RBM). Relampa 2006; 19(1):3-7.
3. Aued GK, Bernardino E, Peres AM, Lacerda MR, Dallaire C, Ribas EM. Competências clínicas do enfermeiro assistencial: uma estratégia para gestão de pessoas. Rev Bras Enferm 2016; 69(1):142-9.
4. Mendes KDS, Silveira RCCP, Galvão CM. Revisão integrativa: método de pesquisa para a incorporação de evidências na saúde e na enfermagem. Texto Contexto – Enferm 2008; 17(4):758-64.
5. Souza MT, Silva MD, Carvalho R. Revisão integrativa: o que é e como fazer. São Paulo: Einstein 2010; 8(1):102-106. Disponível em: http://www.scielo.br/scielo.php?script=sci_arttext&pid=S1679-45082010000100102&lng= pt&nrm=iso. Acessado em 18 maio 2016.
6. Carrión Camacho MR, Suárez Jiménez A, Berro Campón C, Morillo Fernández E, Cabanes Miro FJ, Vázquez Barreda, Francisco. Nursing recommendations regarding patients with pacemaker replacement. Metas Enferm 2013; 16(8):50-4.
7. Bavnbek K, Ahsan SY, Sanders J, Lee SF, Chow AW. Wound management and restrictive arm movement following cardiac device implantation – evidence for practice? Eur J Cardiovasc Nurs 2010; 9(2):85-91.
8. Campos DCF, Graveto JMGN. Papel do enfermeiro e envolvimento do cliente no processo de tomada de decisão clínica. Rev Latino-Am Enfermagem [online]. 2009; [cited 2016-05-18], 17(6)1065-70. Disponível em: http://www.scielo.br/scielo.php?script=sci_arttext&pid=S0104-11692009000600021&lng=en&nrm=iso
9. Aredes AF, Lucianeli JG, Dias MF, Bragada VCA, Dumbra APP, Pompeo DA. Conhecimento dos pacientes a serem submetidos ao implante de marcapasso cardíaco definitivo sobre os principais cuidados domiciliares. Relampa 2010; 23(1):28-35.
10. Liu X, He X, Li L, Huang L, Liu ZD. Influence of continuous nursing on the psychological state and coping style of patients undergoing pacemaker implantation. Iranian Journal of Pub lic Health 2015; 44(7):953-61.
11. Borges DL, Moraes CLK. O papel do enfermeiro no processo de implantação do cardiodesfibrilador artificial. Revista Eletrônica Estácio Saúde – Volume 5, Número 2, 2015. http://revistaadmmade.estacio.br/index.php/saudesantacatarina/index
12. Lynn-McHale DJ, Carlson KK. Cuidados intensivos procedimientos de la American Association of Critical – Care Nurses AACN, 4 ed. Editora Médica Panamericana 2003; 44:301-16.
13. Arreola SSO, Estrada JCC, León CER, Carlos MAL. Intervenciones de enfermería al paciente durante la colocación de marcapaso temporal transvenoso. Revista Mexicana de Enfermeria Cardiologica 2014; 22(3):122-7.
14. Soares ATA, França AMA, Araújo VS, Oliveira RSS, Coelho ACC, Sampaio ES. Conhecimento dos indivíduos com marcapasso definitivo e cardioversor desfibrilador implantável. Paraninfo Digital. Monográficos de Investigación em Salud – Año VIII, nº 20, 2014. Disponível em: http://www.index-f.com/para/n20/157.php
15. Morales MMR, Racero JIV. Consulta de enfermería de monitorización remota de pacientes portadores de dispositivos cardiacos implantables. Revista Mexicana de Enfermeria Cardiologica 2015; 23(1):28-34.
16. Abe Y, Kawahara C, Yamashina A, Tsuboi R. Repeated scenario simulation to improve competency in critical care: anew approach for nursing education. AJCC American Journal of Critical Care 2013; 22(1):33-40.
17. Sociedade Brasileira de Arritmias Cardíacas – Sobrac/SBC e Departamento de Estimulação Cardíaca Artificial – Deca/SBCCV. Diretrizes Brasileiras de Dispositivos Cardíacos Eletrônicos Implantáveis (DCEI) – Parte IV. Relampa 2008; 21(4):283-91.

254 · Competências Profissionais dos Enfermeiros no Cuidado ao Portador de Marca-passo

18. Ricci RP, Morichelli L, D'Onofrio Ab, Calò L, Vaccari D, Zanotto G et al. Effectiveness of remote monitoring of CIEDs in detection and treatment of clinical and device-related cardiovascular events in daily practice: The Home Guide Registry. Europace 2013; 15(7):970-7.

19. Alarcao I, Rua M. Interdisciplinaridade, estágios clínicos e desenvolvimento de competências. Texto contexto – enferm. [online]. 2005 [cited 2016-05-18]; 14(3):373-82. Disponível em: http://www.scielo.br/scielo.php?script=sci_arttext&pid=S0104-07072005000300008&lng=en&nrm=iso

20. Robert RR, Tilley DS, Petersen S. A power in clinical nursing practice: concept analysis on nursing intuition. Medsurg Nurs 2014; 23(5):343-9.

21. Brasil VV, Zatta LT, Moraes KL, Brasil LA. Cuidados de Enfermagem ao Portador de dispositivos cardíacos eletrônicos implantáveis. In: Souza AB, Chaves LD, Silva MCM. Enfermagem em Clínica Médica e Cirúrgica. Teoria e Pratica, 1 ed. São Paulo: Editora Martinari 2014; 7:654-69.

22. Oliveira D, Cruz I. Systemization of the attendance of nursing: interaction nurse patient in coronary care unit. Journal of Specialized Nursing Care [serial on the Internet]. 2010 July 3; [cited 2016 June 2]; 3(1). Disponível em: http://www.uff.br/jsncare/index.php/jsncare/article/view/2229

Inovação Tecnológica e Marca-passo

22

Aron Jose Pazin de Andrade
Bruno Utiyama da Silva
Adriana Del Monaco de Maria
Gentil Soares

ESTIMULAÇÃO CARDÍACA – FATOS HISTÓRICOS

A história da estimulação elétrica do coração remonta ao século passado, quando vários autores observaram, experimentalmente, em animais ou seres humanos, que ocorria contração muscular quando era aplicada corrente elétrica.

Em 1872, Green[1] estimulou não invasivamente um coração humano que apresentou parada cardíaca, mostrando que o desaparecimento do pulso era uma complicação ocasional causada pela anestesia mediada por clorofórmio. Assim, ele ressuscitou cinco dos sete casos de parada cardíaca aplicando intermitentemente pulsos de uma bateria de 300 V, utilizando eletrodos de mão fixos aplicados na base do pescoço e abaixo do peito no lado esquerdo. É interessante notar que o eletrodo aplicado abaixo da porção esquerda do peito estimulou os ventrículos. O outro eletrodo aplicado na base do pescoço trouxe corrente para o nervo frênico e contraiu o diafragma, causando um movimento de respiração ativa. A partir desses fatos, ele passou a defender que toda sala de operação deveria ter uma bateria galvânica à mão todo o tempo para tais emergências.

Porém, o primeiro marca-passo cardíaco com estímulo direto no coração surgiu em 1932, graças a Hyman,[2] que verificou por meio de uma agulha que a diferença de potencial produzida ritmicamente sobre o coração em parada levaria à produção de um estímulo artificial, com consequente retorno à atividade do coração.

Zoll,[3] em 1952, recuperou dois pacientes com parada cardíaca que apresentavam a síndrome de Stoke-Adams, utilizando marca-passo externo com eletrodos aplicados sobre a pele da região precordial.

Furman e Schwedel,[4] em 1959, demonstraram claramente que a estimulação ventricular poderia ser instituída como uma emergência básica, inserindo um "cateter-eletrodo" no ventrículo direito através de uma veia superficial. O limiar de energia para estimulação era baixo, de apenas 1,5 V a 0,75 mA, aproximadamente. Nenhuma contração ou sensação muscular foi percebida pelos pacientes.

Com o tempo, ficou óbvio que era necessária uma redução do tamanho do marca-passo, e foi feito um salto em desenvolvimento quando Greatbatch e Chardack,[5] em 1959, desenvolveram o primeiro marca-passo implantável, que foi testado primeiramente em cachorros. Então, Chardack e seu grupo o implantaram em humanos. Naquele momento, era necessária uma cirurgia considerável para suturar os eletrodos no coração e implantar o marca-passo no abdome. O implante consistia em um transístor oscilador e um amplificador energizados por 10 células de mercúrio-zinco. As 10 células e o circuito eletrônico eram feitos de resina vazada e cobertos por uma carcaça dupla de Silastic.

O marca-passo implantável de Chardack-Greatbatch usou o eletrodo Hunter-Roth, que era do tamanho aproximado de um selo postal. O implante do marca-passo e do eletrodo era um procedimento cirúrgico principal. Quebra de cabos de eletrodo, vida de bateria curta e a necessidade de uma grande cirurgia para implante do marca-passo eram as desvantagens no início da tecnologia da estimulação cardíaca artificial.

A primeira vez que foi implantado um marca-passo sem a necessidade de abertura do peito, fato que é aceito por muitos como a origem da estimulação cardíaca moderna,[6] combinou-se o marca-passo implantável criado por Greatbach e Chardack com um cateter-eletrodo ventricular direito.

No início da estimulação transtorácica e ventricular direta, havia uma consciência crescente que algumas das mortes súbitas inesperadas em pacientes estimulados seriam por fibrilação ventricular, devido à estimulação competitiva, uma condição na qual um estímulo por marca-passo cai em um período vulnerável de uma batida conduzida normalmente ou uma batida ectópica ventricular. A fibrilação ventricular pode resultar dessa situação.

Para eliminar o perigo dessa estimulação competitiva, Lemberg[7] introduziu, em 1965, o conceito de demanda que utiliza primeiramente um marca-passo transcutâneo. Nesse dispositivo, o coração é monitorado para determinar se há qualquer atividade elétrica ventricular presente; nesse caso, o marca-passo é inibido durante um tempo prefixado. Se a condução AV retorna ou se batimentos ventriculares ectópicos aparecem, o marca-passo é inibido. Se nenhum batimento ocorre, o dispositivo opera no modo de frequência fixa.

No Brasil também foram produzidos modelos de marca-passos; a Figura 22.1 mostra um marca-passo implantável produzido no Instituto Dante Pazzanese de Cardiologia, quando ainda

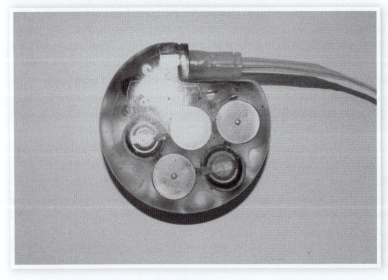

FIGURA 22.1. Marca-passo implantável. (Foto: Bruno Utiyama da Silva/Aron José Pazin de Andrade.)

era Instituto de Cardiologia de São Paulo, entre 1967 e 1979. O dispositivo utilizava um circuito discreto e usava baterias de mercúrio. Sua vida útil era de 1 ano e 5 meses a 6 anos. O dispositivo acompanhava um par de eletrodos epicárdicos e um eletrodo de implante por navegação.

O marca-passo em demanda fez sua pontuação muito bem, para Parsonnet,[8] que relatou, em 1966, testes clínicos com o primeiro implante de um marca-passo inibido pela onda R. A partir disso, os eletrodos de estimulação começaram a ser usados com sensores de onda R. Esse tipo de marca-passo é hoje um dos mais populares porque resolve o problema da estimulação competitiva. Pois só é ativado quando há a necessidade de estimulação e a "vida" da bateria é prolongada.

No início da estimulação, reconheceu-se que uma pessoa com um marca-passo de frequência fixa teria uma habilidade limitada para tolerar exercícios. O débito cardíaco aumenta ligeiramente quando um portador de marca-passo de frequência fixa se exercita. Porém, em uma pessoa exercitando-se normalmente agem os mesmos fatores, mas também há um aumento da frequência cardíaca; então, a pesquisa foi dedicada à identificação de estratégias que aumentariam a frequência do marca-passo, automaticamente, com exercício.

Com a melhor compreensão da fisiologia e o maior domínio da tecnologia da estimulação cardíaca artificial, o controle do ritmo cardíaco por gerenciamento elétrico teve um desenvolvimento expressivo nas últimas décadas, passando do início com uma estimulação unicamente ventricular ou atrial com frequência fixa e sem sensibilidade para o momento presente, em que dispomos de sistemas de estimulação de ambas as câmaras (átrio e ventrículos), multiprogramáveis, com sensores de atividade física para controle automático da frequência de estimulação, funções especiais, automatização e vários recursos tecnológicos que permitem ao médico uma melhor otimização na programação dos marca-passos, considerando as particularidades de cada caso e da fisiopatologia envolvida.

A estimulação cardíaca permanente é beneficiária de três décadas de avanços em uma variedade-chave de tecnologias: biomateriais, estimulação elétrica, sensibilidade para eventos bioelétricos, fontes de energia, microeletrônica, transdutores, análise de sinais e o desenvolvimento de *softwares*. Nas gerações mais recentes, os geradores de pulso implantáveis são à base de computadores e *softwares* e esses avanços, informados e guiados pela riqueza da experiência clínica adquirida durante esse tempo, fizeram da estimulação uma base efetiva da administração de terapias para as arritmias cardíacas.[9]

MARCA-PASSOS CARDÍACOS IMPLANTÁVEIS

A utilização prática de um dispositivo implantável, promovendo um estímulo elétrico rítmico e controlado para manter o batimento cardíaco, é relativamente recente. Marca-passos cardíacos estão em uso clínico há menos de 60 anos, aproximadamente. Embora esses dispositivos tenham diminuído constantemente nesse período (de 250 gramas, em 1960, a 12,5 gramas, atualmente), a evolução tecnológica foi muito além do tamanho. No início, os dispositivos eram providos apenas de estimulação unicameral (átrio ou ventrículo), atuavam somente em uma frequência fixa independente da atividade intrínseca do coração, com estímulos não programáveis, além de uma confiabilidade e longevidade questionáveis. Hoje, com uma eletrônica avançada, dispõe-se de estimulação bicameral (átrio e ventrículo) e tricameral (átrio, ventrículo direito e ventrículo esquerdo), multiprogramabilidade, funções de diagnóstico, frequência variável de acordo com a necessidade do paciente, coleta de dados, confiabilidade excepcional, além das baterias de lítio-iodo que estenderam a longevidade do marca-passo. O aumento contínuo no número de disciplinas clínicas, científicas e de engenharia ampliaram o uso da estimulação, provendo, dessa maneira, um custo-benefício efetivo para um número estimado de 350.000 pacientes no mundo por ano.[9]

CLASSIFICAÇÃO DOS MARCA-PASSOS

Os marca-passos classificam-se:

- Quanto à sua localização:
  - Externo ou temporário;
  - Definitivo ou permanente.
- Quanto à sua resposta frente a uma atividade cardíaca espontânea:
  - *Assíncrono:* esse tipo de marca-passo não possui circuito de sensibilidade. Sendo assim, não consegue perceber a atividade natural do coração, estimulando-o em intervalos de tempo constantes, mesmo que haja o funcionamento espontâneo desse órgão;
  - *Demanda:* possui circuito de sensibilidade, tendo a capacidade de captar os potenciais intracardíacos. Sendo assim, o marca-passo pode "saber" quando o coração está funcionando por conta própria ou não, inibindo a saída do pulso de estimulação. Quando uma atividade própria é captada, todos os circuitos contadores são zerados e iniciam a contagem de tempo novamente, começando assim um novo ciclo.
- Quanto ao número de câmaras a serem estimuladas:
  - Unicameral ou câmara única (átrio ou ventrículo);
  - Bicameral ou dupla-câmara (átrio e ventrículo);
  - Tricameral ou marca-passo multissítio (ressincronizador).

SUPORTE CIRCULATÓRIO MECÂNICO

Outra tecnologia importante de estimulação cardíaca é o suporte circulatório, que consiste no uso de bombas de sangue cuja função é manter o débito cardíaco e a pressão arterial.

O suporte circulatório mecânico teve início em 1953 quando Gibbon,[10] utilizou um equipamento que ele mesmo batizou de "máquina coração pulmão". Ela foi responsável pelo bombeamento e oxigenação do sangue durante a realização de uma cirurgia com o coração do paciente parado. Esse conceito de Gibbon é utilizado até os dias de hoje na circulação extracorpórea.

Observando as máquinas construídas por Gibbon, DeBakey[11] teve a ideia de utilizar um mecanismo similar ao da "máquina coração pulmão" de maneira prolongada para o tratamento de pacientes com insuficiência cardíaca. Nas primeiras experiências de DeBakey foram registradas muitas falhas no equipamento; isso levou o desenvolvimento de novos dispositivos para o bombeamento do sangue.

A partir disso, diversos grupos relataram suas experiências no desenvolvimento e aplicação de bombas de sangue para assistência circulatória. Em 1958, Akutsu e Kolff[12] mantiveram um cão em suporte circulatório por 90 minutos; o dispositivo utilizado foi um modelo de coração artificial total (CAT), que substituiu o coração do animal. Em 1961, Liotta implantou um dispositivo de assistência ventricular (DAV) em um paciente que teve complicações durante cirurgia para implante de uma prótese válvula cardíaca. Os DAV são bombas de sangue que dão suporte a somente um dos ventrículos. Como a maior incidência de insuficiência cardíaca crônica é causada por disfunção do ventrículo esquerdo, enquanto o direito permanece saudável, o maior uso dos DAV é no suporte ao ventrículo esquerdo. Os DAV são uma opção viável e ainda apresentam uma vantagem em relação aos CAT, que é o uso do ritmo do coração natural para o controle do DAV.

Enquanto o suporte circulatório avançava, em 1967, Barnard[13] surpreendeu o mundo ao realizar o primeiro transplante de coração em um ser humano na Cidade do Cabo, África do Sul. No entanto, mesmo com o início do transplante cardíaco no tratamento da insuficiência cardíaca, o desenvolvimento do suporte circulatório mecânico se manteve forte, pois problemas de rejeição tecidual limitavam o sucesso dos transplantes.

Em 1969, Cooley[14] implantou um CAT em um paciente por 65 horas, e após esse período o paciente recebeu um coração transplantado. Esse foi o primeiro caso em que houve a integração do suporte circulatório mecânico com o transplante de coração. Esse tipo de terapia, na qual uma bomba de sangue é utilizada para manter o paciente vivo até que se consiga um doador para o transplante, ficou conhecida como ponte para transplante (PPT).

O resultado mais expressivo do suporte circulatório mecânico dessa época ocorreu em 1983, quando DeVries,[15] manteve um paciente com um CAT por 112 dias.

Nessa mesma época, com o descobrimento da ciclosporina, uma droga imunossupressora, os problemas de rejeição tecidual que limitavam o sucesso do transplante foram reduzidos. Isso fez com que o transplante de coração despontasse, tornando-se o tratamento padrão-ouro para insuficiência cardíaca.

Nos anos seguintes o uso do suporte circulatório mecânico passou a ser principalmente como PPT. Esse tipo de aplicação foi, e tem sido até hoje, muito importante, contribuindo para aumento da sobrevida de pacientes à espera de um transplante, mas fugia do conceito inicial de DeBakey.[16]

Até o início dos anos 2000, diversos centros ao redor do mundo mantinham programas para uso de DAV quase exclusivamente como PPT. Entretanto Rose,[17,18] publicou um estudo que mudou esse cenário. O estudo de Rose, chamado REMATCH (Randomized Evaluation of Mechanical Assistance for the Treatment of Congestive Heart Failure), comparou 129 pacientes com insuficiência cardíaca, com fração de ejeção menor do que 25%, sem indicação para transplante e com expectativa de vida de até 2 anos. Os pacientes foram divididos em 2 grupos: um grupo recebeu tratamento farmacológico padrão e o outro grupo recebeu o implante de um DAV de fluxo pulsátil, o HeartMate XVE® (Thoratec Corporation, Pleasenton, EUA). No grupo de pacientes que recebeu o DAV, a sobrevida em um ano foi de 52% contra 25% do grupo que recebeu tratamento farmacológico, e a sobrevida em dois anos foi de 23 e 8%, respectivamente.

O REMATCH demonstrou como pacientes inelegíveis para o transplante poderiam ser tratados com o uso do suporte circulatório mecânico, e nesse caso os dispositivos seriam implantados como uma terapia final, como havia concebido DeBakey. Esse tipo de estratégia de implante prolongada é chamada terapia de destino (TD).

Outro ponto importante que o REMATCH demonstrou foi que havia a necessidade de desenvolver novos dispositivos adequados para uso em longo prazo, pois 19% das causas de morte no grupo de pacientes que receberam DAV foi devido a falha nos dispositivos.[17] A tecnologia de dispositivos para assistência ventricular disponível no início dos anos 2000 consistia, principalmente, em dispositivos de fluxo pulsátil que realizam a ejeção do sangue pelo movimento da uma membrana flexível.

Nos anos seguintes, após a publicação do REMATCH, surgiu uma nova geração de dispositivos projetados para uso na TD. Para aumentar a confiabilidade e tornar os dispositivos menores foi necessária uma mudança no tipo de fluxo que deixaria de ser pulsátil e passaria a ser de fluxo contínuo. Essa foi a principal alteração que permitiu a adequação das bombas de sangue para uso em longo prazo.

Os dispositivos de fluxo contínuo podem ser divididos em três classes conforme o método de ejeção do sangue: axial, centrífugo ou misto. Nos dispositivos axiais a ejeção do sangue é feita pelo movimento das aletas do rotor e a direção do fluxo é igual a do eixo de rotação do rotor. Já nos dispositivos centrífugos, a ejeção do sangue é realizada pela força centrífuga gerada pelo movimento rotacional do rotor e, nesse caso, a saída do sangue é perpendicular ao eixo de rotação do rotor. Nos dispositivos mistos há uma combinação dos dois princípios na ejeção do sangue.

Uma análise comparativa entre os DAV pulsáteis e os de fluxo contínuo foi realizada por Slaughter,[19] em 2009. Nesse estudo, a taxa de troca dos dispositivos por falha foi de 36% para os DAV pulsáteis e 10% para os DAV de fluxo contínuo, e a sobrevida em um ano foi maior no grupo dos DAV de fluxo contínuo com 46% contra 11% para pacientes com DAV de fluxo pulsátil.

Em 2010, a HeartMate II® (Thoratec Corporation, Pleasenton, EUA) foi o primeiro DAV da nova geração que recebeu aprovação do FDA (Food and Drug Administration) para uso na TD. Até então, o único DAV aprovado para a TD era a HeartMate XVE® de fluxo pulsátil.

O uso da HeartMate II® na TD mudou completamente a estratégia de uso dos DAV. Kirklin[20] apresentou no relatório do INTERMACS (Interagency Registry for Mechanically Assisted Circulatory Support), que é a agência norte americana para o registro do uso de DAV, que desde o início do INTERMACS, em março de 2006 até dezembro de 2009, haviam sido realizados 178 implantes de DAV para TD, e que somente no ano de 2010, quando a HeartMate II® foi aprovada, foram registrados 554 implantes para TD.

Nos anos seguintes, o aumento do uso da TD continuou. A Figura 22.2 mostra os dados do INTERMACS[21] para implantes de DAV conforme o tipo de terapia.

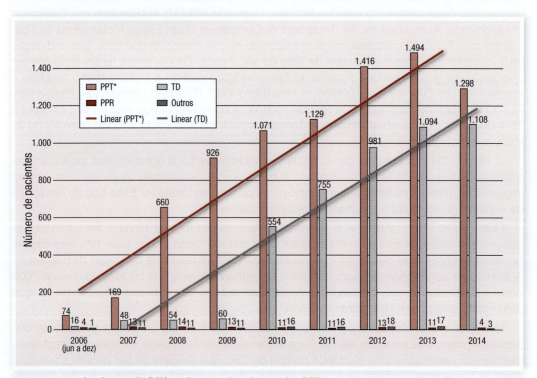

FIGURA 22.2. Implantes de DAV® conforme o tipo de terapia. PPT*: ponte para transplante (foram contabilizados os casos independentemente da previsão de realização do transplante); **PPR:** ponte para recuperação (terapia onde o dispositivo de assistência ventricular é implantado até que o coração natural seja capaz de retomar suas funções); **TD:** terapia de destino. (Fonte: Adaptado de INTERMACS, 2015.)

De 2010 até hoje, o uso da TD vem aumentando. Mesmo assim, somente as duas versões da HeartMate® (XVE e II), estão aprovadas pelo FDA para TD.

Diversos grupos publicaram resultados encorajadores sobre o uso da TD, o que fez surgir uma dúvida: seria possível a TD competir com o transplante cardíaco?

Infelizmente, por questões éticas, pelo fato de que algumas variáveis clínicas da TD ainda não estão definidas, um estudo multicêntrico para comparar a TD com o transplante ainda não foi realizado. No entanto, diversos grupos têm se dedicado a analisar e comparar os dois procedimentos. Toyoda[22] destacou a TD com bombas de fluxo contínuo como uma possível alternativa para o transplante. Heim[23] obteve menor taxa de mortalidade em pacientes submetidos a TD do que em pacientes que fizeram transplante de coração. Saito[24] obteve sobrevida em um ano de 93,8% para pacientes submetidos ao transplante e 86,9% para pacientes que fizeram TD com DAV de fluxo contínuo.

De modo geral, o transplante cardíaco ainda é a terapia com melhores resultados, mas como o transplante depende da disponibilidade de órgãos, a TD pode se tornar uma terapia viável, pois não há uma dependência de doadores.

Suporte circulatório mecânico no Brasil

Segundo Moreira,[25] no Brasil o uso de DAV em pacientes com insuficiência cardíaca se resume a poucos casos isolados. Um dos fatores que dificultam o acesso a essa tecnologia é o alto custo dos dispositivos. Para reduzir os custos dos dispositivos, alguns grupos brasileiros têm se dedicado ao desenvolvimento de DAV nacionais.

Na década de 1990, o Instituto Dante Pazzanese de Cardiologia (IDPC) apresentou um modelo de coração artificial total (CAT) pulsátil eletromecânico intracorpóreo,[26] e no mesmo período o Instituto do Coração (InCor) apresentou um modelo de DAV pulsátil pneumático paracorpóreo.[27]

O CAT do IDPC foi alterado para se tornar um DAV e passou a ser chamado coração artificial auxiliar. O CAA (Figura 22.3) passou por uma extensa avaliação em animais e foi o primeiro DAV brasileiro a receber aprovação para avaliação clínica pela ANVISA, em 2012.[28-30]

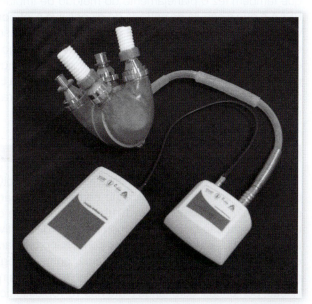

FIGURA 22.3. Coração artificial auxiliar (CAA), desenvolvido no Instituto Dante Pazzanese de Cardiologia. (Fonte: Bruno Utiyama da Silva/Aron José Pazin de Andrade.)

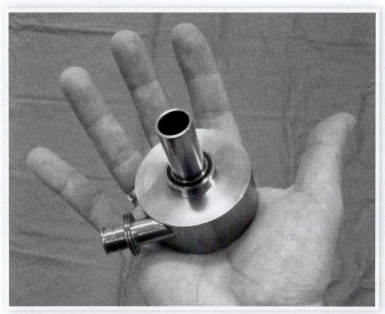

FIGURA 22.4. Bomba de sangue ápico aórtica, desenvolvida no Instituto Dante Pazzanese de Cardiologia. (Fonte: Bruno Utiyama da Silva.)

Os DAV de fluxo contínuo também vêm sendo explorados por grupos brasileiros. Em 2000, Kubrusly[31] publicou um estudo *in vitro* sobre um DAV de fluxo contínuo axial que foi desenvolvido no Instituto do Coração de Curitiba. Em 2008, Bock[32] publicou um estudo sobre o desenvolvimento de um DAV misto de fluxo contínuo chamado bomba de sangue centrífuga implantável (BSCI) do Instituto Dante Pazzanese de Cardiologia. A BSCI é um DAV com geometria cônica e mancal mecânico.

Frente ao avanço da TD mundo afora, em 2010 foi dado início ao desenvolvimento da bomba de sangue ápico aórtica (BSAA) (Figura 22.4) no Instituto Dante Pazzanese de Cardiologia,[33,34] esse modelo de DAV centrífugo foi concebido pelo Dr. Adib Domingos Jatene que também fez o planejamento do método de implante da BSAA. A característica geral da BSAA é que a cânula de entrada do dispositivo é introduzida e fixada diretamente no ápice do ventrículo esquerdo. A BSAA foi desenvolvida para uso na TD e o projeto inclui uma série de ensaios para validação do uso do dispositivo em longo prazo. O projeto da BSAA se encontra em fase de avaliação em animais. Os resultados obtidos até o momento mostram que o dispositivo é bastante promissor. Por sua simplicidade, a BSAA é um DAV de custo reduzido mas com tecnologia de ponta, adaptado para o cenário brasileiro, mas capaz de competir com os principais dispositivos do mundo.

STENTS

Charles Stent, cirurgião dentista inglês, desenvolveu em 1856 uma liga metálica para uso em odontologia. Sua aplicação como suporte para crescimento de tecidos foi utilizada pela primeira vez somente em 1916, por uma equipe de cirurgiões plásticos holandeses em uma reconstrução facial; assim, nomearam o dispositivo em homenagem ao seu idealizador. Dessa maneira, os *stents*, definidos como suportes para crescimento de tecidos, se tornaram comuns em diversas áreas da medicina, como urologia e gastroenterologia. Na cardiologia ganhou grande importância com diversas aplicações na desobstrução de artérias: carótidas, ilíacas, periféricas, coronárias e até nas valvoplastias com *stents* valvados.[35-37]

Por décadas, o tratamento indicado para desobstrução de artérias coronárias com estenose foi a angioplastia por cateter-balão. É um procedimento minimamente invasivo, no qual a insuflação do balão, por dentro da placa de ateroma contra as paredes do vaso, desobstrui a artéria, restabelecendo o fluxo sanguíneo. A possibilidade de regressão de um estreitamento aterosclerótico foi observada ocasionalmente por Dotter, na década de 1960, quando o restabelecimento do fluxo de uma artéria ilíaca ocorreu pela passagem de um cateter diagnóstico, dando origem ao conceito de dilatação vascular para tratamento de estenoses. O cateter-balão já havia sido desenvolvido, mas sua utilização em angioplastia foi sendo aprimorada nos anos seguintes para aplicações periféricas. Somente em 1974, o engenheiro Hopff desenvolveu balões com maior complacência e miniaturizados para aplicação em angioplastia coronariana. Os primeiros procedimentos em humanos ocorreram em 1976 com a equipe de Gruentzig, nos Estados Unidos.[38,39]

Nesse tipo de tratamento eram recorrentes os casos de reestenose, processo nos quais a agregação plaquetária, a proliferação celular e o remodelamento negativo da artéria acabam por obstruir a passagem do sangue novamente. Isso pode ocorrer tanto de forma aguda quanto até 6 meses após o procedimento. Por anos, a reestenose representou um dos maiores desafios a ser superado na angioplastia translumial coronária. A agregação plaquetária era tratada clinicamente, com a administração de medicamentos antiagregantes. Já o problema do remodelamento negativo foi solucionado mecanicamente, com a utilização dos *stents*.[38-40]

O conceito de *stent*, na medicina, já estava relacionado a suporte para crescimento de tecidos, não necessariamente em forma de tubo, desde a metade do século XIX. Em 1966, o conceito passou a ser de um suporte tubular para uso em cardiologia e, somente na década de 1980, o conceito de *stent* chegou na cardiologia intervencionista: com implante de *stents* metálicos expansíveis pela equipe de Palmaz e colaboradores, em 1984, que utilizou *stents* de aço inoxidável contidos por uma membrana, removida após o posicionamento do dispositivo no interior da placa de ateroma, antes da expansão com o balão. Esse *stent* foi uma estratégia importante no tratamento das coronariopatias, revolucionando a cardiologia intervencionista. O primeiro implante de *stent* coronário no Brasil foi realizado em 1987, no Instituto Dante Pazzanese de Cardiologia, pelo Dr. José Eduardo Sousa e equipe.[41-43]

Iniciava-se a era dos *stents* metálicos, feitos de diversos materiais como aço 316L, ligas de cromo e cobalto, e os autoexpansíveis feitos de nitinol, uma liga que contém níquel e titânio e possui memória de forma. Assim, os *stents* metálicos solucionaram a questão do remodelamento negativo, reação sofrida pelas artérias à dilatação com o balão. O processo de reestenose ainda não estava totalmente controlado, de forma que a hiperplasia intimal, ou seja, a proliferação celular devido ao processo inflamatório local causado pela própria coronariopatia, e acentuado pela presença do *stent*, ainda não havia sido tratado.[41,42]

Esse processo só foi modificado com o uso de fármacos antiproliferativos associados ao dispositivo, por meio do revestimento com materiais biocompatíveis carregadores de drogas. Surge então a segunda geração de *stents*, os farmacológicos. Diversos tipos de medicamentos antiproliferativos podem ser utilizados: zotarolimus, sirolimus, paclitaxel. Esses são incorporados em uma matriz polimérica biorreabsorvível que reveste o *stent* metálico: poli ácido lático (PLLA), poli ácido lático co-glicólico (PLGA), entre outros. Em 1999, foi realizado o primeiro implante em humanos de um *stent* revestido com sirolimus, no Instituto Dante Pazzanese de Cardiologia, comandado também pelo Dr. José Eduardo Sousa.[42,43]

Em outubro de 2006, Nordman e colaboradores apresentaram uma meta-análise indicando a maior mortalidade nos pacientes submetidos a implante de *stents* revestidos em relação aos metálicos, de 0,6% ao ano. Porém, em 2008, Mauri e colaboradores demostraram o contrário, relacionando o aumento encontrado no estudo anterior com o retardo no processo de endotelização devido à presença dos antiproliferativos no revestimento do *stent*. Essa questão ainda continua, e acaba por ser potencializada pela chegada da terceira geração de *stents*, os bioabsorvíveis.[44-46]

Os primeiros *stents* bioabsorvíveis foram desenvolvidos por Tamai e colaboradores no início dos anos 2000. São feitos de materiais poliméricos biocompatíveis e bioabsorvíveis. Os principais polímeros utilizados no desenvolvimento de *stents* bioabsorvíveis até hoje são os mesmos utilizados no revestimento dos *stents* farmacológicos (PLLA e PLGA). Os *stents* bioabsorvíveis são dispositivos temporários que oferecem suporte mecânico transitório, além da incorporação de antiproliferativos, como nos de segunda geração, sendo totalmente degradados e absorvidos pelo organismo em um tempo médio de 2-3 anos. Mesmo período indicado por Nordman, em 2006, como de maior mortalidade para os pacientes com implantes de *stents* farmacológicos.[47,48]

A revisão feita por Mani e colaboradores aponta diversos focos a serem buscados no desenvolvimento de *stents*: hemocompatibilidade, hidrofobicidade, propriedades anti-inflamatórias, conformabilidade de superfície, fácil esterilização, imobilização de fármacos e, por fim, apontam a biodegradabilidade como uma das principais propriedades das futuras gerações desses dispositivos. Os primeiros *stents* bioabsorvíveis comercializados foram os do laboratório Abbot, em 2011, e liberados para uso no Brasil pela ANVISA, em 2014, e os primeiros procedimentos de implante desses dispositivos foram realizados pela equipe do Dr. Alexandre Abizaid, também no Instituto Dante Pazzanese de Cardiologia.[43,49]

Referências bibliográficas

1. Green T. 1872. On death From cloroform; its prevention by galvanism. Br Med J 1782; 1:551.
2. Hyman AS. Resuscitation of the stopped heart by intracardiac therapy. Arch Intern Med 1930; 46:553-68.
3. Zoll PM. Resuscitation of the heart in ventricular standstill by external electrical stimulation. Rev N Engl J Med 1952; 247:768-71.
4. Furman S, Schwedel JB. Na intracardiac pacemaker for Stokes-Adams seizures. N Engl J Med 1959; 261:943-8.
5. Greatbatch W, Chardak WM. Transistored implantable pacemaker, 1959.
6. Parsonnet V, Zucker Asa M. Preliminary investigation of a permanet implantable pacemaker utilizing na intracardiac dipolar catheter. Clin Res 1962; 10:391.
7. Lemberg L, Castellanos A, Berovits BV. Pacemaking on demand in A-V block. JAMA 1965; 191:12.
8. Parsonnet V, Zucker Myers SH. Clinical use of na impplanted standby pacemaker. JAMA 1966; 198:784.
9. Bronzino, Joseph D. The biomedical engineering handbook. Connecticut: CRC Press 1995; 6-9; 87-95; 1258-69; 1284-1300.
10. Gibbon JH. Application of a mechanical heart and lung apparatus to cardiac surgery. Minnesota Medicine 1954; 37(3):171-85.
11. DeBakey, ME. Development of mechanical heart devices. Ann Thorac Surg 2005; 79(6):S2228-31.
12. Akutsu T, Kolff WJ. Permanent substitutes for valves and hearts. ASAIO J 1958; 4(1):230-4.
13. Barnard CN. Human cardiac transplantation: An evaluation of the first two operations performed at the Groote Schuur Hospital, Cape Town. Am J Cardiol 1967; 22(4):584-96.
14. Cooley DA, Liotta D, Hallman GL, Bloodwell RD, Leachman D, Milam JD. Orthotropic cardiac prosthesis for two-stage cardiac replacement. Am J Cardiol 1969; 24(5):723-30.
15. DeVries WC, Anderson JL, Joyce LD et al. Clinical use of the total artificial heart. New Eng J Med 1984; 310(5):273-8.
16. Anand J, Singh SK, Antoun DG, Cohn WE, Frazier OH, Mallidi HR. Durable mechanical circulatory support versus organ transplantation: past, present and future. Biomed Research International, 2015. doi: 10.1155/2015/849571.
17. Rose EA, Gelijns AC, Moskowitz AJ et al. Long-term mechanical left ventricular assistance for end-stage heart failure. N Engl J Med 2001; 345:1435-43.
18. Rose EA, Moskowitz AJ, Packer M et al. The REMATCH trial: raionale, design and end points. An Thorac Surg 1999; 67(3):723-30.

19. Slaughter MS, Rogers JG, Milano CA, Russell SD, Conte JV, Feldman D et al. Advanced Heart failure treated with continuous-flow left ventricular assist device. N Engl J Med 2009; 361:2241-51.

20. Kirklin JK, Naftel DC, Kormos RL, Stevenson LW, Pagani FD, Miller MA, Baldwin JT, Young JB. The Fourth INTERMACS Annual Report: 4.000 Implants and Counting. J Heart Lung Transplant 2012; 31:117-26.

21. INTERMACS – Interagency Registry for Mechanically Assisted Circulatory Support. Quarterly Statistical Report 2015, 1st quarter: Implant and event dates: June 23, 2006 to march 31, 2015. [cited: jul 08, 2015] Disponível em: http://www.uab.edu/medicine/intermacs/images/Federal_Quarterly_Report/Federal_Partners_ Report_2015_Q1.pdf.

22. Toyoda Y, Guy TS, Kashem A. Present status and future pespectives of heart transplantation. Circ J 2013; 77:1097-110.

23. Heim C, Rosch J, Kondruweit M, Weyand M, Tandler R. Destination therapy with magnetically levitated pumps – the next major widespread advance in heart failure therapy? Thorac Cardiovasc Surg 2013; 61: OP104.

24. Saito S, Toda K, Nakamura T, Miyagawa S, Yoshikawa Y, Fukushima S, Yoshioka D, Kubota K, Sawa Y. Should destination therapy with implantable left ventricular assist device replace heart transplantation? Journal of Cardiac Failure 2015; 21(10):S151.

25. Moreira LFP, Benício A. Assistência circulatória mecânica: uma grande lacuna na cirurgia cardíaca brasileira. Rev Bras Cir Cardiovasc 2010; 25(4):10-2.

26. Andrade AJP, Ohashi Y, Tayama E, Glueck J, Biscegli JF, Nosé Y. A miniaturized artificial heart working with the natural heart – The Auxiliary Total Artificial Heart (ATAH). Artif Organs 1997; 21:510.

27. Oshiro MS, Hayashida SA, Maizato MJ, Marques EE, Stolf NA, Jatene AD, Leirner AA. Design, manufaturing and testing of a paracorporeal pulsatile ventricular assist device: São Paulo Heart Institute VAD. Artif Organs 1995; 19(3):274-9.

28. Andrade AJP. Projeto, Protótipo e Testes "In Vitro" e "In Vivo" de um novo modelo de coração artificial total (TAH) por princípio Eletro-mecânico de funcionamento (parte 1) [tese]. Campinas: Faculdade de Engenharia Mecânica, Universidade de Campinas, 1998.

29. Andrade AJP. Auxiliary Total Artificial Heart: A compact eletromechanical heart working simultaneously with the natural heart. Artif Organs 1999; 23(9):873-80.

30. Andrade AJP, Fonseca JWG, Legendre DF, Nicololosi, DEC, Biscegli JF, Barbosa MP, Ohashi Y, Nosé Y. Improvement on the auxiliary total artificial heart (ATAH) left chamber design. Artif Organs 2003; 27(5):452-6.

31. Kubrusly LF, Martins AF, Madeira J, Savytzky S, Wollman D, Melhem A, Adam R, Bairro FR, Gonçalves EC, Kubrusly D. Dispositivo de assistência circulatória mecânica intraventricular de fluxo contínuo: estudo In vitro. Experiência Inicial. Rev Bras Cir Cardiovasc 2000; 15(2):169-72.

32. Bock EGP, Ribeiro A, Silva M, Antunes P, Fonseca J, Legendre D, Leme J, Arruda C, Biscegli J, Nicolosi D, Andrade A. New centrifugal pump with dual impeller and double pivot bearing system: wear evaluation in bearing system, performance tests and preliminary hemolisys tests. Artif Organs 2008; 32:329-33.

33. Silva BU, Jatene AD, Leme J, Fonseca J, Silva C, Suzuki CK, Andrade AJP. In vitro assessment of the apico aortic blood pump: anatomical positioning, hydrodynamic performance, hemolysis studies and analysis in a hybrid cardiovascular simulator. Artif Organs 2013; 37(11):950-3.

34. Silva BU. Avaliação e Aperfeiçoamento de uma Bomba de Sangue Implantável Ápice Ventricular para Assistência Cardíaca [dissertação]. Campinas: Faculdade de Engenharia Mecânica, Universidade de Campinas, 2012.

35. Gottschall CAM. 1929-2009: 80 anos de cateterismo cardíaco – uma história dentro da história. Rev Bras Cardiol Invas 2009;17(2):246-68.

36. Mani G, Feldman MD, Patel D, Agrawal CM. Coronary stents: a materials perspective, 2007.

37. Myler RK, Stertzer SH. Coronary and peripheral angioplasty: historical perspective. In: Topol EJ (ed.). Textbook of interventional cardiology, 2 ed. Philadelphia: WB Saunders Company 1994; 171-85.

38. Shepherd RFJ, Vlietstra RE. The history of balloon angioplasty. In: Vlietstra RE, Holmes DR (ed.). Percutaneous transluminal coronary angioplasty. Philadelphia: FA Davis Company 1987; 1-17.

39. Newby AC, Zaltsman AB. Molecular mechanisms in intimal hyperplasia. J Pathol 2000; 190:300-9.

40. Wolf MG, Moliterno D, Lincoff A, Topol E. Restenosis: an open file. Clin Cardiol 1996; 19(5):347-56.

41. Taylor A. Metals. In: Sigwart U (ed.). Endoluminal stenting. London: WB Saunders Company 1996; 28-33.

42. Sigwart U. Coronary Stents: Growing Up? Journal of Interventional Cardiology 2007; 7:115-6.

43. Abizaid AC. Stents farmacológicos: avanços e perspectivas. Novas plataformas e stents bioabsorvíveis; a questão do polímero e novos fármacos. Tese de livre docência apresentada à Universidade de São Paulo, 2011.

44. Colombo A, Drzewiecki J, Banning A, Grube E, Hauptmann K, Silber S et al. Randomized study to assess the effectiveness of slow and moderate-release polymer-based paclitaxel-eluting stents for coronary artery lesions. Circulation 2003; 108:788-94.

45. Mauri L, Silbaugh TS, Wolf RE, Zelevinsky K, Lovett A, Zhou Z et al. Long-term clinical outcomes after drug-eluting and bare-metal stenting in Massachussetts. Circulation 2008; 118(18):1817-27.

46. Nordmann A, Briel M, Bucher HC. Mortality in randomized controlled trials comparing drug-eluting vs. bare metal stents in coronary artery disease: a meta-analysis. Eur Heart J 2006; 27(23):2784-814.

47. Onuma Y, Ormiston J, Serruys WP. Bioresorbable scaffold technologies. Circ J 2011; 75:509-20.

48. Tamai H, Gaki K, Kyo E, Kosuga K, Kawashima A, Matsui S et al. Initial and 6-month results of biodegradable poly-L-lactic acid coronary stents in humans. Circulation 2000; 102(4):399-404.

49. Żurakowski A, Buszman PP, Milewski KP, Janas A, Gorycki B, Kondys M, Gąsior P, Michalak M, Boxberger M, Peppas A, Granada JF, Buszman PE. Stenting and adjunctive delivery of paclitaxel via balloon coating versus durable polymeric matrix for de novo coronary lesions: clinical and angiographic results from the prospective randomized trial. J Interv Cardiol 2015 Aug; 28(4):348-57.

Inovações na Prática Assistencial de Enfermagem e Dispositivos de Assistência Circulatória Mecânica

23

Adriano Rogério Baldacin Rodrigues
Maria Aparecida Batistão Gonçalves
Jurema da Silva Herbas Palomo

INTRODUÇÃO

Incorporação de inovações tecnológicas na prática assistencial de enfermagem é uma realidade que tem como grande desafio, para quem a vivencia, acompanhar e se capacitar para esse desenvolvimento, sem desvincular os aspectos éticos e humanitários inerentes à essência da enfermagem.

Historicamente, a concepção de tecnologia em saúde é utilizada como um produto ou equipamento; entretanto, ela também compreende saberes para geração e utilização de produtos, para a organização das relações humanas e criação de instrumentos interligados que fundamentam e delimitam as diversas maneiras de cuidar.[1]

A enfermagem, ao realizar e gerenciar o cuidado ao paciente produz dados, informações e conhecimentos que contribuem de diferentes modos para o surgimento de inovações tecnológicas e, por conseguinte, passíveis de serem colocados em prol do ser humano e contribuir para sua inserção na comunidade científica.

Nesse contexto, podemos afirmar que o saber de enfermagem é constituído por técnicas e tecnologias produzidas em sua práxis como, por exemplo, tecnologias do cuidado em enfermagem e tecnologias educacionais. Na categoria de tecnologias do cuidado em enfermagem, atuam de modo a aperfeiçoar, qualificar e permitir a tomada de decisão mediante o raciocínio clínico, o que contribui diretamente com a qualidade, eficácia, efetividade e segurança do cuidado.[2]

Para tal, compete ao enfermeiro buscar o contínuo processo de capacitação, pesquisar e aprender sobre novas tecnologias, identificar seus conceitos e as políticas que o permeiam, capaz de integrar e aplicar os novos adventos tecnológicos ao processo do cuidar em saúde.

Quanto às tecnologias educacionais, houve avanços significativos no ensino a distância, por meio da utilização de *softwares*, telessaúde e outros, que permitem potencializar a gestão do conhecimento. Essas ferramentas têm a perspectiva de tornar acessíveis a informação e conhecimento usando a tecnologia a favor da educação, promovendo mais desenvolvimento socioeducativo sem desprezar o processo prático da utilização do mesmo junto ao paciente.

Qualitativamente no processo de ensino e aprendizagem na área da saúde, o uso da simulação realística se mostra como uma metodologia inovadora e ganha espaço como resposta ao avanço das tecnologias e na necessidade de inovação do ensino.

A técnica de simulação possibilita integrar teoria e prática em treinamentos, replicar experiências reais de vida com casos clínicos realizados de forma fictícia e segura, em cenários ou manequins, favorecendo um ambiente de interatividade entre os participantes, além de facilitar a retenção do conhecimento e desenvolver nos profissionais de saúde um pensamento crítico e reflexivo.[3]

No Brasil, a busca pela excelência e qualidade nos serviços de saúde favoreceu um crescente investimento na construção de centros de simulação realística nas universidades e instituições de saúde. A seguir, exemplo de uma instituição de saúde como centro de simulação realística.

INSTITUTO DO CORAÇÃO DO HOSPITAL DAS CLÍNICAS DA FMUSP, EM 2012, TORNOU-SE UM DOS CENTROS DE ECMO FILIADOS À ELSO (EXTRACORPOREAL LIFE SUPPORT ORGANIZATION) NO BRASIL

Além da inclusão de dados das ECMO realizadas no InCor/HC-FMUSP, uma de nossas obrigações é a formação de pessoal especializado para a condução clínica dessa terapia de acordo com as diretrizes da ELSO, os chamados Especialistas em ECMO (*ECMO Specialists*). Como centro de ECMO, nos cabe o treinamento e certificação desses profissionais por meio de cursos específicos com simulação realística e *hands on*. O curso teórico-prático para formação de especialistas em ECMO segue os "*Guidelines* para Treinamento da ELSO" (Guidelines for Training and Continuing Education of ECMO Specialists). Entende-se por "especialista em ECMO" o profissional da área médica, de enfermagem, perfusão, fisioterapia e demais áreas afins, envolvidas com o programa de ECMO, treinados para manusear os sistemas de ECMO (bomba sanguínea, circuitos, oxigenadores e equipamentos) e as necessidades clínicas do paciente em ECMO (como anticoagulação, oxigenação e ventilação, entre outros). Para os enfermeiros, houve uma mudança de paradigma, pois possibilitou a condução da assistência cardiopulmonar a beira-leito, capacitação para avaliar as interações da terapia com o paciente crítico, reconhecendo e definindo o seu papel, suas atribuições e responsabilidades dentro da equipe multidisciplinar.

Dentre as inovações para a prática assistencial de enfermagem em cardiologia, destacamos os dispositivos de assistência circulatória mecânica (ACM). São procedimentos terapêuticos de alta complexidade tecnológica para o tratamento de determinadas doenças cardíacas, só superadas como forma de terapia para o transplante cardíaco (TXC).

DISPOSITIVOS DE ASSISTÊNCIA CIRCULATÓRIA MECÂNICA

Assistência circulatória mecânica é definida como o conjunto de técnicas e equipamentos capazes de manter as condições hemodinâmicas dos pacientes por períodos prolongados e substituir, total ou parcialmente, de modo temporário ou definitivo, as funções de bombeamento do coração. Também recebe outras denominações, tais como: suporte circulatório, suporte mecânico, circulação assistida e outros.[4]

Os ACM são classificados quanto ao tipo de fluxo, posição em relação ao coração, em relação ao ventrículo assistido, grau de substituição ventricular e posição em relação ao paciente. Quanto ao tipo de mecanismo propulsor, podem ser por contrapulsação, de fluxo pulsátil ou contínuo, por bomba axial ou centrífuga. Com relação ao ventrículo assistido, são classificados em assistência ventricular direita, esquerda e biventricular. Podem ser totais ou parciais quanto ao grau de substituição ventricular. Quanto à posição em relação ao paciente, podem ser paracorpóreos, semi-implantáveis ou totalmente implantáveis. Operacionalmente, eles podem ser classificados como de 1ª, 2ª e 3ª geração. Outras classificações adicionais são de acordo com a sua durabilidade, de curta e longa permanência.[4-7]

Para definir o tipo de ACM, é essencial conhecer a história da insuficiência cardíaca (IC) do paciente e seu *status*. Isso se faz necessário, posto que podem ser utilizados como ponte para recuperação, ponte para decisão (quando ainda não está definido se o paciente é ou não elegível para o transplante) ou ponte para transplante ou terapia de destino (indicado para pacientes que não têm perspectiva de melhora e apresentam contraindicações para o TXC).

A IC é uma condição em que o coração não é capaz de bombear sangue e oxigênio suficiente para órgãos e não consegue mais atender as necessidades sistêmicas. De acordo com dados da American Heart Association (AHA), cerca de 5,1 milhões de pessoas nos EUA sofrem de IC, e 1 em cada 9 mortes em 2009 incluíram a falência cardíaca como causa principal. Cerca de metade das pessoas que desenvolvem a doença morrem dentro de 5 anos depois do diagnóstico. O custo estimado com essa doença nos EUA é cerca de US$ 32 bilhões a cada ano. Esse total inclui o custo dos serviços de saúde, medicamentos para tratamento e perdas de dias de trabalho.[8]

Apesar das novas e promissoras terapias médicas para o tratamento da IC, muitos pacientes ainda evoluem para estágios avançados de doença. A taxa de mortalidade anual para pacientes com insuficiência cardíaca avançada permanece elevada, cerca de 50.000 mil pacientes morrem devido à doença a cada ano. Em estágio avançado, classe funcional 3 ou 4 da New York Heart Association, normalmente os pacientes tem um prognóstico de menos de 2 anos de sobrevida e as limitadas opções de tratamento para esse perfil de paciente incluem: TXC, suporte circulatório mecânico ou tratamento clínico, incluindo os cuidados paliativos.[8]

O TXC é o tratamento definitivo para os pacientes em avançados estágios da IC, mas é limitado pela disponibilidade de doadores e receptores, que devem se enquadrar em critérios rigorosos de seleção para evitar maus resultados e prognóstico. Portanto, o tratamento alternativo para melhorar a qualidade de vida e sobrevida dos pacientes são os dispositivos de assistência circulatória mecânica, que ganharam um papel importante no manejo da IC avançada.[9] Cabe ressaltar que a seleção do dispositivo não é estática; frequentemente ela ocorre devido a mudanças no quadro clínico e na severidade da doença.

Para guiar a indicação de implante dos dispositivos de ACM, temos a classificação proposta pelo registro norte-americano Interagency Registry for Mechanically Assisted Circulatory Support (INTERMACS). Pacientes são classificados de acordo com a gravidade de sinais e sintomas de IC em uma escala de perfis.[5,10]

A importância desse tipo de categorização decorre do fato de também estar relacionada com a evolução do paciente após o implante do dispositivo, preditiva na mortalidade e complicações (Tabela 23.1).[10,11]

As principais indicações e contraindicações relacionadas aos dispositivos de assistência circulatória mecânica estão representadas na Tabela 23.2.[9]

Dispositivos de curta permanência

Os dispositivos de ACM de curta permanência ou temporários são utilizados por curto intervalo de tempo, geralmente inferior a 30 dias, indicados como suporte para recuperação ventricular e estabilidade clínica, ponte para um dispositivo de longa permanência ou ponte para TXC.

TABELA 23.1. Classificação Interagency Registry for Mechanically Assisted Circulatory Support (INTERMACS)[10,11]

PERFIL	CONDIÇÕES HEMODINÂMICAS	TEMPO PARA INTERVENÇÃO
1	*Choque cardiogênico crítico:* hipotensão persistente apesar da rápida escalada de drogas vasoativas, hipoperfusão tecidual crítica	Horas
2	*Declínio progressivo:* suporte inotrópico endovenoso mantendo níveis pressóricos aceitáveis, deterioração progressiva do estado nutritivo, da função renal ou retenção de fluídos	Dias
3	*Estável na dependência de inotrópicos:* estabilidade hemodinâmica dependente de droga vasoativa, não tolerando o desmame devido a hipotensão, piora dos sintomas ou da função renal	*Eletivo:* semanas a meses
4	*Sintomas em repouso:* sem drogas vasoativas, mas apresentando piora recorrente dos sintomas e retenção de líquido. Descompensação "recorrente" maior do que "refratária"	*Eletivo:* semanas a meses
5	*Intolerância ao esforço:* limitação severa a atividades físicas, confortável em repouso, pequena retenção hídrica e, às vezes, alguma disfunção renal. Vida predominante dentro de casa e vizinhança	*Urgência variável:* depende da nutrição e disfunção orgânica
6	*Limitado ao esforço:* capaz de fazer algum exercício, porém cansa fácil, com intolerância à sobrecarga hídrica	*Urgência variável:* depende da nutrição e disfunção orgânica
7	*Classe III avançada da New York Heart Association:* clinicamente estável com razoável conforto às atividades, apesar da história prévia de descompensação recente	Sem indicação

Fonte: Peura et al., 2012; Calabero et al., 2011.

Estão indicados para pacientes que se encontram em INTERMACS 1 (choque cardiogênico crítico: hipotensão persistente apesar da rápida escalada de drogas vasoativas, hipoperfusão tecidual crítica) e 2 (condições hemodinâmicas com declínio progressivo: suporte inotrópico endovenoso).[5,10,11] A seguir, os dispositivos de assistência circulatória mecânica aprovados para uso clínico em pacientes (Tabela 23.3).[10,12]

No Brasil, temos disponíveis os seguintes dispositivos de curta permanência: balão intra-aórtico (assistência circulatória em série com mecanismo pneumático), membrana de oxigenação extracorpórea – ECMO (bomba centrífuga e oxigenador de membrana), TandemHeart® (bomba centrífuga), Impella® (bomba centrífuga), Excor® (bomba pulsátil) e CentriMag®. Em especial, os mais utilizados na pediatria são a ECMO e a bomba centrífuga.

Membrana de oxigenação extracorpórea – ECMO

A ECMO (*extracorporeal membrane oxygenation*) está indicada para suporte de vida cardiopulmonar, parcial ou total, em pacientes com potencial de recuperação funcional, como ponte para decisão, ponte para TXC ou dispositivo de ACM de longa permanência.[5,13,14]

Muito embora a ECMO tenha seu início como suporte na insuficiência respiratória grave, com resultados excepcionais na população neonatal como na aspiração de mecônio, seu emprego se expandiu para outras causas de lesões pulmonares agudas e no suporte cardiocirculatório.

Na atualização das diretrizes de ressuscitação cardiopulmonar (RCP) e atendimento cardíaco de emergência (ACE), AHA 2015, quanto às técnicas extracorpóreas e dispositivos de

TABELA 23.2. Indicações e contraindicações da assistência circulatória mecânica[9]

INDICAÇÕES DE ACORDO COM O PACIENTE

- Insuficiência cardíaca crônica por miocardiopatia dilatada (isquêmica e não isquêmica)
- Miocardiopatia obstrutiva hipertrófica
- Cardiomiopatia restritiva
- Choque cardiogênico agudo (incluindo o infarto agudo do miocárdio e miocardites)
- Choque relacionado a procedimentos (angioplastia, ablação de taquicardia ventricular, revascularização do miocárdio, cirurgia valvar e outros cirurgias cardíacas)
- Falência precoce do transplante cardíaco

INDICAÇÕES DE ACORDO COM PARÂMETROS DO PACIENTE

- Função ventricular esquerda < 25%
- Dependência de drogas inotrópicas
- Índice cardíaco < 2 L/min/m², pressão de capilar pulmonar > 20 mmHg, pressão sistólica 80-90 mmHg
- VO_2 < 12 mL/kg/min
- Disfunção ventricular direita (índice cardíaco < 2 L/min/m² com pressão venosa central > 20 mmHg, pressão de capilar pulmonar < 10 mmHg, falência do ventrículo direito ou > 20 mmHg na disfunção biventricular
- Disfunção renal/hepática relacionada à falência cardíaca

CONTRAINDICAÇÕES ABSOLUTAS

- Dano cerebral irreversível
- Disfunção de órgãos irreversível
- Doença maligna
- Choque séptico/endocardite infecciosa ativa
- Desordens hematológicas (sangramento ou hipercoagulação não tratáveis)
- Doenças psiquiátricas
- Falta de apoio psicossocial e financeiro

CONTRAINDICAÇÕES RELATIVAS

- Sepse em tratamento com antibióticos
- Acidente vascular cerebral recente
- Síndrome vasoplégica persistente
- Doenças psiquiátricas em tratamento
- Extremos de peso (obesidade mórbida e caquexia)

Fonte: Subramaniam, 2015.

perfusão, a ECMO é citada por ser uma alternativa à RCP convencional para determinados pacientes que tenham uma PCR e para os quais a etiologia suspeita seja potencialmente reversível. O termo RCP extracorpórea (ECPR) é usado para descrever o início da circulação extracorpórea e da oxigenação durante a ressuscitação de um paciente em PCR. Envolve a canulação de emergência de uma grande veia e artéria (por exemplo, vasos femorais).[15]

Referente aos componentes do circuito, os atuais auxiliam muito o manuseio e controle do paciente em ECMO, compostos de oxigenador de membrana oca de polimetilpenteno, bomba centrífuga e tubos tratados com material antiagregante plaquetário, sendo tubos de 3/8 de polegadas sem ponte nos pacientes acima de 10 kg e tubos de 1/4 com ponte naqueles com peso inferior a 10 kg.[5]

A assistência cardiorrespiratória com ECMO pode ser feita de duas maneiras: venoarterial (VA), em que o sangue é drenado por uma veia e reinfundido por uma artéria, ou venovenosa (VV), na qual sangue é drenado por uma veia e reinfundido por outra ou pela mesma veia.[13] A seguir, as principais diferenças entre a ECMO venoarterial e venovenosa (Tabela 23.4).

TABELA 23.3. Dispositivos de assistência circulatória mecânica[10,12]

TIPO	DISPOSITIVO	
Fluxo contínuo	Thoratec HeartMate II®	
	HeartWare HVAD®	
	MicroMed DeBakey Child VAD®	
Pulsátil extracorpóreo	Thoratec PVAD®	
	Berlin Heart EXCOR®	
Pulsátil intracorpóreo	HeartMate IP®	Thoratec IVAD®
	HeartMate VE®	Novacor PC®
	HeartMate XVE®	Novacor PCq®
Coração artificial total	SynCardia®	
	AbioCor TAH®	
Dispositivos de curta permanência	Abiomed AB 5000®	Thoratec CentriMag®
	Abiomed BVS 5000®	Biomedicus®
	ECMO	TandemHeart®
	Impella®	Revolution®

Fonte: Peura et al., 2012; Timms, 2012.

TABELA 23.4. Diferenças entre oxigenação por membrana extracorpórea (ECMO) venoarterial e venovenosa[13]

	ECMO VENOARTERIAL (VA)	ECMO VENOVENOSA (VV)
Local de canulação	Veia jugular interna, átrio direito ou femoral direita mais artéria carótida comum direita, axilar ou femoral ou diretamente na aorta	Veia jugular interna isolada, veia jugular-femoral, femoral-femoral ou diretamente no átrio direito
PO_2 arterial usual (mmHg)	60 a 150	45 a 80
Capacidade de transporte de O_2	Alta	Moderada
Suporte cardíaco	Parcial ou completo	Nenhum efeito direto circulatório, mas a melhora no transporte de oxigênio coronariano e pulmonar pode melhorar o débito cardíaco
Efeitos cardíacos	Diminui a pré-carga, aumenta a pós-carga, pressão de pulso baixa. Oxigenação das coronárias é realizada pelo fluxo sanguíneo do ventrículo esquerdo. Síndrome do miocárdio atordoado (*cardiac stun*)	Efeitos mínimos na pressão venosa central, pressão do pulso inalterada. Pode melhorar a oxigenação coronariana. Pode reduzir a pós-carga do ventrículo direito
Perfusão sistêmica	Fluxo circuito e débito cardíaco	Apenas débito cardíaco do nativo
Perfusão coronária	Pobre transporte de oxigênio (DO_2) ao miocárdio	Bom transporte de oxigênio (DO_2) ao miocárdio

PO_2 = pressão parcial de oxigênio; O_2 = oxigênio; DO_2 = transporte de oxigênio.
Fonte: Gail et al., 2012.

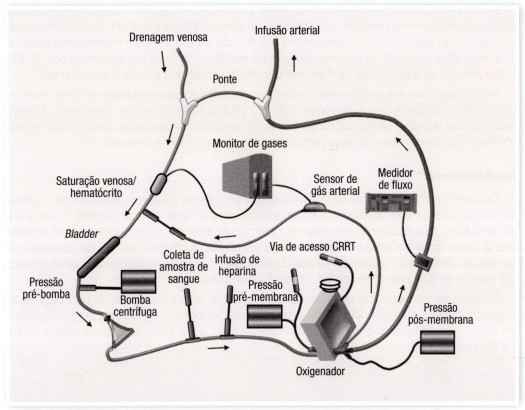

FIGURA 23.1. Componentes do circuito de ECMO.[13] (Fonte: Gail, et al., 2012.)

PONTOS DE ATENÇÃO – EQUIPAMENTO E CIRCUITO[13]

- Checagem do circuito de hora em hora com lanterna/foco luminoso, iniciando pela cânula venosa e seguindo através do circuito para a cânula arterial;
- Avaliar presença de coágulo e fibrina nas linhas, ar, integridade das conexões e diferença de cor entre os lados venoso e arterial;
- Avaliar as oclusões e conexões entre os conectores e *pigtails*, trocar oclusores quando possível, utilizar sistema fechado;
- Controlar as rotações por minuto (rpm), fluxo de sangue, débito cardíaco, FIO_2 e *sweep* gás no *blender*, pressões venosa, pré e pós-membrana;
- Monitorar as linhas de pressões (*flush* e calibração dos transdutores a cada 6 horas) e temperatura do trocador de calor/aquecedor;
- Manter bomba centrífuga em posição mais baixa do que o oxigenador;
- Testar bomba centrífuga manual quando o modelo do equipamento dispor (*hand crank*), posicionando de forma que seja rápida a transferência de uma para outra, no caso de emergências;
- Observar conexões de rede de oxigênio e ar comprimido com o *blender* e a membrana oxigenadora;
- Observar conexões do aquecedor/trocador de calor, nível da água destilada e temperatura;
- Manter oxigenador com respiro aberto, fechando somente durante o transporte;
- Checar conexões dos equipamentos na rede elétrica de acordo com cada voltagem, alimentação e carga da bateria;
- Alarmes e volume ligados;
- Carro para atendimento de parada cardiorrespiratória disponível e seis pinças ("pinça forte") de fácil acesso.

Embora a ECMO possa ser utilizada como ponte para transplante cardíaco, evidências científicas relatam que períodos superiores a 15 dias podem agregar alterações sistêmicas importantes ao paciente, o que limita muito o tempo de espera para um órgão e está associado a maior risco de morte. O desenvolvimento da insuficiência renal nos pacientes com ECMO é fator isolado de aumento na mortalidade durante a assistência e após o transplante.[6,13]

As principais complicações podem estar relacionadas ao paciente (sangramento, trombose, hemólise, perda de fluxo), ao rompimento do circuito (rachadura dos conectores, torneirinhas, ruptura do tubo, presença de ar, perda de sangue e decanulação inadvertida) e seus componentes (falha no oxigenador, problemas mecânicos e falha técnica).[6,12-15]

TandemHeart®

TandemHeart® é um dispositivo de assistência circulatória de curta permanência, inserido por via percutânea com auxílio da fluoroscopia, através de uma punção femoral. O sangue é bombeado do átrio esquerdo por meio de uma cânula inserida via transeptal para o sistema arterial íleo-femoral por uma bomba centrífuga extracorpórea (Figura 23.2). Esse dispositivo é constituído de console, cânula transeptal, bomba centrífuga e cânula arterial, e produz fluxos que variam de 3,5 L/min (cânulas de 15 F) a 5 L/min (cânulas de 17 F).[9,16]

O tempo de permanência do dispositivo é de até 30 dias e necessita de anticoagulação sistêmica durante a assistência. Após a retirada do dispositivo, o paciente permanece com um defeito do septo atrial que fecha espontaneamente, após a retirada do dispositivo, entre 4 e 6 semanas.[17]

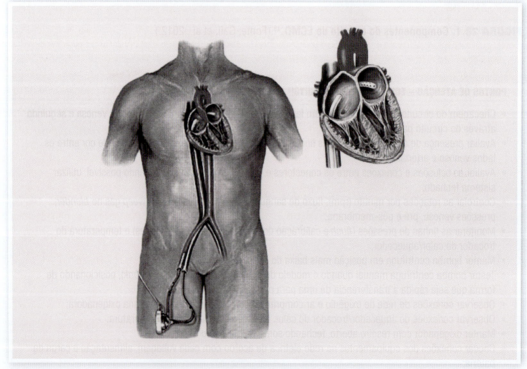

FIGURA 23.2. Dispositivo de assistência ventricular esquerda – drenagem do ventrículo esquerdo (canulação através da veia femoral com punção transeptal para alcançar o ventrículo esquerdo) e devolução do sangue para artéria femoral.[9] (Fonte: Subramaniam, 2015.)

Impella®

O Impella® é um dispositivo de fluxo axial contínuo (microaxial), que é introduzido por via percutânea através de uma punção arterial até a valva aórtica, que aspira sangue do ventrículo esquerdo e ejeta para a aorta ascendente. Esse dispositivo permite fluxo que varia de 2,5 até 5,0 L/min de acordo com o dispositivo utilizado (Impella 2.5® – 2,5 L/min; Impella CP® – 4 L/min e Impella 5.0® – 5 L/min). É indicado para pacientes com insuficiência cardíaca aguda, após infarto agudo do miocárdio, miocardite viral e suporte nas intervenções percutâneas em pacientes de alto risco (Figura 23.3).[18-20]

O tempo de permanência desse dispositivo varia de 5 a 7 dias e necessita de anticoagulação durante a assistência.[18-20]

Berlin Heart EXCOR® VAD

O EXCOR® é um dispositivo de assistência ventricular, extracorpórea, pulsátil, que pode fornecer assistência uni ou biventricular. Esse dispositivo é indicado para pacientes com insuficiência aguda ou crônica em classes funcionais 3 ou 4 da NYHA. Os principais objetivos da terapia com esse dispositivo são ponte para transplante, ponte para recuperação e terapia de destino.[21]

Esse dispositivo é implantado cirurgicamente por meio de canulação direta, átrio direito a tronco da artéria pulmonar (suporte ventricular direito) ou ventrículo esquerdo a aorta ascendente (suporte ventricular esquerdo) por meio de cânulas específicas para a implantação do dispositivo (Figura 23.4 – suporte biventricular).

CentriMag®

O CentriMag® é uma bomba centrífuga, extracorpórea, de fluxo contínuo e que utiliza levitação magnética como sistema de rotação. Esse dispositivo, por não apresentar rolamentos mecânicos, apresenta baixo cisalhamento, o que reduz o atrito e a geração de calor, evitando hemólise e baixa trombogenicidade durante a assistência. Pode fornecer suporte univentricular (suporte direito ou suporte esquerdo) ou biventricular dependendo do posicionamento

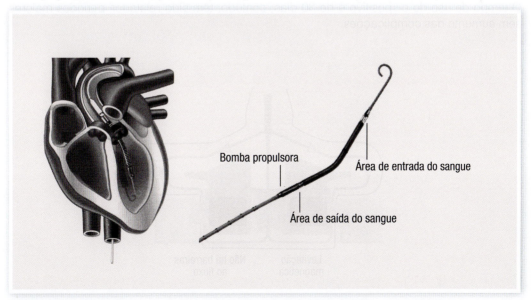

FIGURA 23.3. Dispositivo de assistência ventricular Impella®.[9] (Fonte: Subramaniam, 2015.)

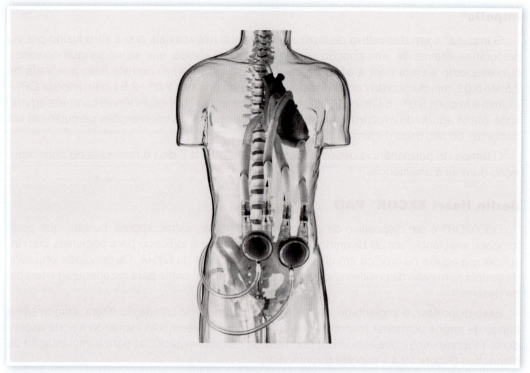

FIGURA 23.4. Dispositivo de assistência ventricular EXCOR®.[22] (Fonte: Fraser Jr. e Jaquiss, 2013.)

das cânulas. Esse dispositivo pode gerar fluxo de até 10 L/min, e também pode ser acoplado junto a esse sistema um oxigenador de membrana e fazer parte de um circuito de ECMO (Figuras 23.5 e 23.6).[9]

No procedimento de instalação é necessária uma esternotomia para inserção das cânulas. O tempo de uso do dispositivo é de 30 dias, contudo, têm sido relatados períodos maiores sem aumento das complicações.

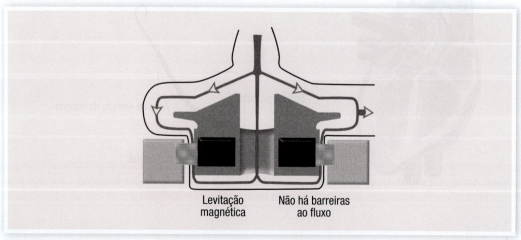

FIGURA 23.5. Dispositivo de assistência ventricular com levitação magnética.[9] (Fonte: Subramaniam, 2015.)

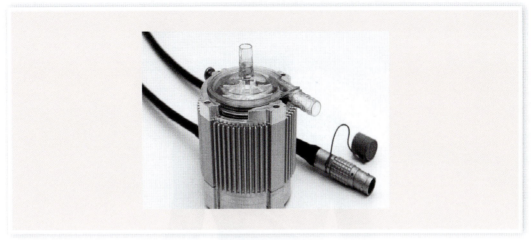

FIGURA 23.6. Bomba CentriMag®.[9] (Fonte: Subramaniam, 2015.)

DISPOSITIVOS DE LONGA PERMANÊNCIA OU DEFINITIVOS E CORAÇÃO ARTIFICIAL TOTAL

Os dispositivos de longa permanência são indicados como ponte para transplante cardíaco e em terapias de destino nos pacientes inaptos a receber um transplante.

Na última década, puderam ser observadas importantes melhorias tecnológicas nos modelos dos dispositivos, em especial, nos modelos de propulsão e tipo de fluxo, com redução de suas dimensões, resultando em dispositivos mais eficientes e com menores índices de complicações.

O INÍCIO DA UTILIZAÇÃO DO ACM DE LONGA PERMANÊNCIA NO BRASIL OCORREU COM O DAV DESENVOLVIDO NO INSTITUTO DO CORAÇÃO (HC-FMUSP), NO COMEÇO DA DÉCADA DE 1990

Dispositivo de assistência ventricular de acionamento pneumático, com membrana livre, superfície interna lisa, válvulas de pericárdio bovino e de instalação paracorpórea. A sua primeira aplicação clínica ocorreu em 1993, em um paciente que apresentou choque cardiogênico refratário a terapia medicamentosa. Após quatro dias de assistência mecânica, o paciente foi submetido à TXC e recebeu alta hospitalar em boas condições. Esse foi um marco pioneiro no Brasil e na América Latina. Após o sucesso desse primeiro implante, os autores concluíram que se abria o caminho para uso mais frequente dessa tecnologia, oferecendo uma nova oportunidade para pacientes em espera de transplante cardíaco, quando a ponte farmacológica não é mais efetiva.

HeartMate II®

O HeartMate II® é um dispositivo de assistência ventricular esquerda intracorpóreo de fluxo axial que utiliza rolamentos de rubi, que diminui os riscos de estase sanguínea e formação de trombos. Fornece um fluxo de até 10 L/min. Esse dispositivo é implantado cirurgicamente, no ápice do ventrículo esquerdo e aorta ascendente (Figura 23.7). Recentemente foi aprovado pelo FDA (Food & Drug Administration), para uso clínico, o HeartMate III® que é um dispositivo compacto, de implante intrapericárdico, com fluxo centrífugo e utiliza o sistema de rotação e levitação magnética que minimiza o trauma nos componentes sanguíneos, resultando em um sistema de coagulação mais estável (Figura 23.8).[23,24]

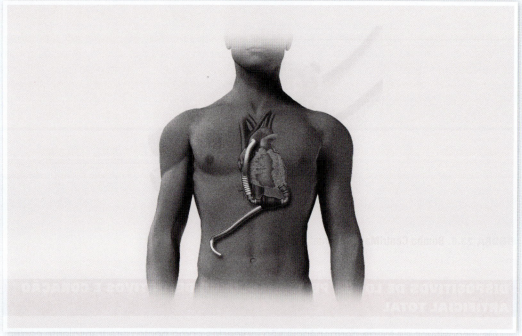

FIGURA 23.7. Dispositivo de assistência ventricular HeartMate II®.[24] (Fonte: Schulz, Stepanenko e Krabatsch, 2016.)

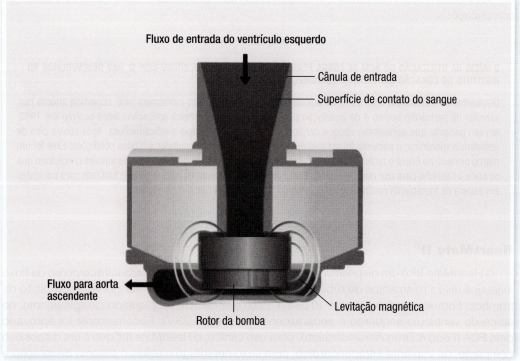

FIGURA 23.8. HeartMate III® com sistema de levitação magnética.[24] (Fonte: Schulz, Stepanenko e Krabatsch, 2016.)

CORAÇÃO ARTIFICIAL TOTAL

Atualmente, os dois únicos dispositivos coração artificial total (TAH) que são aprovados para o uso clínico nos Estados Unidos são o SynCardia® e o AbioCor TAH®. Outros dispositivos estão em vários estágios de desenvolvimento para superar as limitações conhecidas dos dispositivos citados acima, principalmente relacionados a trombose e durabilidade. A seguir, as vantagens, desvantagens e desfecho do uso dos TAHs aprovados para uso clínico e em desenvolvimento (Tabela 23.4).[25]

SynCardia TAH®

O SynCardia TAH® é um dispositivo pulsátil que possui duas câmaras ventriculares de poliuretano com uma capacidade de 70 mL que pode proporcionar um fluxo de até 8 L/min, quatro válvulas mecânicas, dois ventrículos protéticos que se conectam aos átrios nativos,

TABELA 23.4. Vantagens, desvantagens e desfecho do coração artificial total[25]

DEVICE	VANTAGENS	DESVANTAGENS	DESFECHO
AbioCor TAH®	Aprovado pelo FDA* como ponte para transplante e terapia de destino; sistema de energia transcutâneo; construído com material biocompatível	Projeto complexo; várias partes móveis; elevado risco de tromboembolismo; problemas mecânicos e durabilidade em longo prazo	Uso em 14 pacientes; maior sobrevida de 17 meses
SynCardia TAH®	Aprovado pelo FDA, Health Canadá e Europa como ponte para transplante e terapia de destino; construído com material biocompatível	Projeto complexo; risco de falha da válvula; várias partes móveis; risco de falha da câmara, problemas mecânicos e de durabilidade em longo prazo; tamanho volumoso; de alto risco de tromboembolismo	Uso em mais de 1.100 pacientes
Cleveland CF TAH®	Rolamentos hidrodinâmicos; construído com material biocompatível; controle especializado de fluxo do lado esquerdo e direito do dispositivo de assistência ventricular; motor único e sem válvulas	*Driveline* através da pele; necessidade de teste de durabilidade e carga da bateria	Não aprovado para uso clínico; experimento animal mostra-se promissor
Carmat TAH®	Membrana de contato do sangue composta de tecido de pericárdio bovino; biopróteses; sensores para medir o fluxo e pressão; sistema especial de controle	Projeto complexo; risco de falha da válvula; várias partes móveis; risco de falha da câmara, problemas mecânicos e de durabilidade em longo prazo; tamanho volumoso; de alto risco tromboembolismo	Uso em 1 paciente na Europa; sobrevida de 75 dias
BiVACOR TAH®	3ª geração; rolamentos magnéticos; tamanho compacto (60 × 60 mm); capacidade de altos fluxos; sistema único de rotação e baixo risco de trombo	Sistema de controle complexo para manter localização central do impulsor rotativo	Estudos em animal em andamento

*FDA, Food & Drug Administration.
Fonte: Fox et al., 2015.

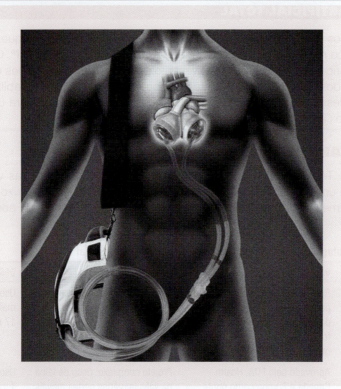

FIGURA 23.9. Syncardia TAH®.[9] (Fonte: Subramaniam, 2015.)

duas linhas de acionamento de 2 metros de comprimento que saem pela parte superior do abdome e se ligam aos *drivers* e bateria externos do dispositivo (Figura 23.9).[25]

O suporte é biventricular e é indicado para pacientes com insuficiência cardíaca biventricular grave, ruptura ventricular, defeitos do septo ventricular e arritmias refratárias. Também é indicado para pacientes com cardiomiopatias que apresentam restrição de drenagem ventricular (cardiomiopatia restritiva e hipertrófica).[25]

AbioCor TAH®

O AbioCor TAH® é um dispositivo que foi planejado para ser totalmente implantável, sem protuberâncias através da pele. Esse dispositivo pesa aproximadamente 1 kg, é feito de titânio biocompatível e materiais de poliuretano. É integrado a uma bomba centrífuga que utiliza um sistema pressurizado com baixa viscosidade. Duas válvulas cardíacas alternam de posição, liberam o fluido hidráulico e modulam a pressão de enchimento gerando, assim, pressão cardíaca esquerda e direita (Figura 23.10).[25]

A válvula e o sistema de bombeamento hidráulico apresentam taxas de alternância de 75-150 posições por minuto; isso equivale a um pulso de 75-150 batimentos por minuto, esse sistema de acionamento permite gerar um débito de 4-8 L/min.[25]

O AbioCor TAH® é alimentado por meio de um sistema de transferência de energia transcutânea. No caso de falha de um componente ou dispositivo, uma bateria interna está localizada no abdome e permite que o dispositivo funcione adequadamente durante 20 minutos, até que a fonte de energia externa seja restabelecida. As fontes de alimentação externas

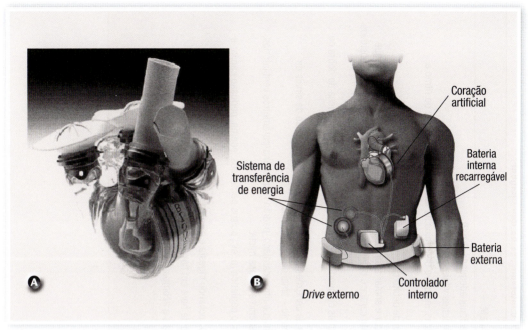

FIGURA 23.10. (A) **AbioCor TAH®** e (B) **componentes do sistema.**[25] (Fonte: Fox et al., 2015.)

incluem um console beira-leito que pode ser ligado na rede de energia e um console portátil que pode ser acomodado em um colete, bolsa ou em um cinto. O uso desse sistema de acionamento do dispositivo por meio da transferência de energia transcutânea reduz o risco de infecções pós-operatórias e outras complicações do *driveline* que são exteriorizados através do tórax.

SISTEMATIZAÇÃO DA ASSISTÊNCIA DE ENFERMAGEM PARA PACIENTES COM DISPOSITIVOS DE ASSISTÊNCIA CIRCULATÓRIA MECÂNICA

A assistência de enfermagem é altamente especializada e os enfermeiros são considerados a "chave do cuidado multiprofissional" para os pacientes com dispositivos de ACM, tendo a oportunidade de ser a linha de frente de uma área com rápido progresso e avanço no cuidar da falência cardíaca.[6]

Embora considerada uma terapia para prolongar vida, complicações do uso de dispositivos são comuns. Estima-se que 89,2% dos pacientes podem experimentar um evento adverso durante os primeiros 30 dias pós-implante. Compreender os mecanismos envolvidos por trás dessas ocorrências permitirá ao enfermeiro a rápida identificação e intervenções precoces.

De maneira geral, as principais complicações comuns são hematológica, sangramento e trombose, hipotensão, arritmia ventricular, infecção e problemas técnicos.[12-15]

Nessa abordagem, para elaborar a sistematização da assistência de enfermagem em pacientes com dispositivo de ACM, serão usadas as linguagens padronizadas que representam o processo de enfermagem, os diagnósticos NANDA Intervention (North American Nursing Diagnosis Association) e, para as intervenções, NIC (Nursing Intervention Classification), que representam o processo de enfermagem em todas as especialidades, mediante o julgamento e raciocínio clínico pelo enfermeiro (Tabela 23.5).[26-28]

TABELA 23.5. Principais diagnósticos evidenciados para os pacientes com dispositivos de ACM e intervenções de enfermagem[26-28]

DIAGNÓSTICOS DE ENFERMAGEM	CARACTERÍSTICA DEFINIDORA	FATORES RELACIONADOS	INTERVENÇÕES DE ENFERMAGEM
1. Débito cardíaco diminuído	Arritmia ventricular Pele fria e pegajosa Pulsos periféricos diminuídos	Frequência cardíaca alterada, pré-carga e pós-carga alteradas, volume de ejeção alterado	Objetivo: manter perfusão tecidual adequada (1 e 2). • Controle rigoroso dos parâmetros vitais; • Monitorar arritmias cardíacas, inclusive distúrbios na formação e condução do ritmo e documentar; • Observar sinais e sintomas de débito cardíaco diminuído; • Monitorar, avaliar, comunicar e anotar alterações das pressões do circuito, fluxo de sangue (rotações por minuto, débito cardíaco e demais parâmetros dos equipamentos dos dispositivos de ACM); • Observar as cânulas e demais componentes do circuito extracorpóreo na busca de dobra ou desconexões; • ECMO: avaliar a cada hora as conexões do circuito para detecção precoce de sinais de "chicoteamento"/colabamento – sinal de hipovolemia; • Controlar e avaliar frequência e ritmo cardíaco, padrão respiratório/parâmetros ventilatórios, saturação periférica de oxigênio e venosa mista; • Avaliar circulação e perfusão periférica (p. ex., pulsos periféricos, edema, perfusão capilar e temperatura); • Monitorar o estado hídrico, incluindo ingesta e eliminações; • Monitorar o débito urinário de hora em hora; • Coletar exames laboratoriais e acompanhar resultados conforme protocolo institucional.
2. Risco de perfusão tissular diminuída	Hipovolemia, hipoxemia e tamponamento cardíaco	Diminuição do débito cardíaco	

TABELA 23.5. Principais diagnósticos evidenciados para os pacientes com dispositivos de ACM e intervenções de enfermagem[26-28]

DIAGNÓSTICOS DE ENFERMAGEM	CARACTERÍSTICA DEFINIDORA	FATORES RELACIONADOS	INTERVENÇÕES DE ENFERMAGEM
3. Risco de sangramento	Efeitos secundários relacionados a anticoagulação no circuito dos dispositivos de ACM; coagulopatias (ativação da cascata inflamatória e hemólise)	Uso de anticoagulantes Exposição do sangue às superfícies não endoteliais (oxigenador de membrana)	Objetivo: prevenir sangramento. • Checar sítio de inserção, fixação e curativos das cânulas; • Observar as cânulas e demais componentes do circuito extracorpóreo na busca de dobra ou desconexões; • ECMO: avaliar a cada hora as conexões do circuito para detecção precoce de sinais de "rachadura" ou presença de coágulos e fibrina na linha venosa. Checar oclusões e conexões entre conectores, torneirinhas e *pigtails*; • Realizar e avaliar testes de coagulação ativada (TCA) a cada 4 horas; • Monitorar os perfis de coagulação.
4. Risco de desequilíbrio eletrolítico	Hemoglobina e hematócrito diminuídos Oligúria	Mecanismo regulador comprometido Volume de líquido insuficiente Disfunção reguladora endócrina	Objetivo: manter o equilíbrio eletrolítico e controle da glicemia. • Monitorar ganhos e perdas hídricos e sanguíneos a cada hora; • Monitorar os níveis séricos de eletrólitos e desequilíbrio ácido-básico associado; • Reconhecer e relatar a presença de desequilíbrio de eletrólitos; • Identificar as possíveis causas dos desequilíbrios de eletrólitos; • Monitorar a adequação da ventilação invasiva (quando presente); • Controlar glicemia capilar e laboratorial, conforme protocolo institucional.
5. Risco de perfusão cerebral ineficaz		Agente farmacológico (anticoagulante) Coagulação intravascular disseminada Embolismo Tempo de tromboplastina parcial anormal (TTPA) Tempo de protrombina anormal (TP)	Objetivo: promover perfusão cerebral adequada. • Monitorar o estado neurológico; • Controle rigoroso dos parâmetros vitais; • Monitorar o estado respiratório (p. ex., frequência, ritmo e profundidade das respirações, níveis de PO_2, PCO_2 e de bicarbonato); • Monitorar os efeitos secundários da terapia com anticoagulante; • Monitorar os determinantes da distribuição de oxigênio aos tecidos (p. ex., débito cardíaco, hemoglobina, níveis de $PaCO_2$ e saturação de oxigênio); • Coletar exames laboratoriais e acompanhar resultados, conforme protocolo institucional.

TABELA 23.5. Principais diagnósticos evidenciados para os pacientes com dispositivos de ACM e intervenções de enfermagem[26-28]

DIAGNÓSTICOS DE ENFERMAGEM	CARACTERÍSTICA DEFINIDORA	FATORES RELACIONADOS	INTERVENÇÕES DE ENFERMAGEM
6. Risco de perfusão renal ineficaz		*Bypass* cardiopulmonar Embolia vascular Hipóxia Infecção Síndrome da resposta inflamatória sistêmica (SIRS)	Objetivo: manter a filtração do sangue e eliminação dos resíduos metabólicos por meio da urina. • Controlar o débito urinário a cada hora e balanço hídrico de 6/6 horas; • Monitorar e avaliar os níveis de ureia e creatinina; • Monitorar e avaliar níveis de eletrólitos séricos e observar sinais e sintomas de desequilíbrio hidroeletrolítico.
7. Risco de choque	Fluxo sanguíneo inadequado	Hipovolemia Hipotensão Hipoxemia Infecção Sepse Síndrome da resposta inflamatória sistêmica (SIRS)	Objetivo: manter o fluxo sanguíneo adequado para os tecidos do corpo que podem levar à disfunção celular. • Controlar e avaliar os parâmetros vitais de hora em hora; • Avaliar sinais de baixo débito cardíaco; • Observar sinais e sintomas de desequilíbrio hidroeletrolítico; • Monitorar respostas iniciais de compensação a choque (p. ex., pressão sanguínea normal, pressão de pulsos estreitada, hipotensão ortostática leve, perfusão capilar); • Examinar as membranas mucosas e observar sangramento e derrame em locais de perfuração e presença de petéquias; • Monitorar a perfusão periférica; • Monitorar determinantes de distribuição do oxigênio (p. ex., níveis de PaO_2, SaO_2 e níveis de hemoglobina e débito cardíaco); • Monitorar sinais de oxigenação tissular inadequada; • Observar taquicardia, redução da pressão arterial ou pressão arterial sistêmica anormalmente baixa, bem como a palidez, a perfusão capilar e a diaforese; • Monitorar o aparecimento de sinais iniciais de síndrome da resposta inflamatória sistêmica (p. ex., aumento da temperatura, taquicardia, taquipneia, hipocarbia, leucocitose ou leucopenia); • Monitorar sinais de isquemia cerebral ou indicadores de fluxo sanguíneo cerebral insuficiente ou depressão da perfusão cerebral; • Monitorar a função renal: níveis de ureia e creatinina; • Monitorar balanço hídrico e de sangue.

TABELA 23.5. Principais diagnósticos evidenciados para os pacientes com dispositivos de ACM e intervenções de enfermagem[26-28]

DIAGNÓSTICOS DE ENFERMAGEM	CARACTERÍSTICA DEFINIDORA	FATORES RELACIONADOS	INTERVENÇÕES DE ENFERMAGEM
8. Proteção ineficaz	Alteração da coagulação Calafrios Deficiência na imunidade Imobilidade	Agente farmacológico (anticoagulante) Perfil sanguíneo anormal Nutrição inadequada	Objetivo: obter resistência natural e adquirida, direcionada a antígenos internos e externos. • Tempo de coagulação ativado (TCA) – manter a coagulação dentro do período de tempo normal = 180 a 200 segundos; • Assegurar o manuseio asséptico em todos os acessos vasculares, no circuito extracorpóreo, cânulas e artefatos dos dispositivos.
9. Risco de infecção	Defesa primária inadequada (pele rompida, tecido traumatizado)	Procedimentos invasivos (esternotomia, inserção dos dispositivos de ACM – cânulas, cateteres e drenos) Alteração na integridade da pele Desnutrição Diminuição da hemoglobina Imunossupressão	Objetivo: manter precauções padrão e adotar medidas para prevenção e detecção precoce de infecção. • Monitorar sinais e sintomas sistêmicos e locais de infecção; • Manter técnica asséptica para manipular paciente e acessos vasculares, inserção das cânulas e drenos torácicos (quando presentes); • Trocar os curativos, com técnica padronizada a cada 24 horas, e se houver sangramento nas inserções das cânulas, trocar antes.
10. Risco de desequilíbrio na temperatura corporal	Flutuação da temperatura corporal entre hipotermia e hipertermia	Agentes farmacológicos Aumento na demanda de oxigênio Desidratação Sedação Sepse Lesão encefálica grave Condição que afeta a regulação da temperatura	Objetivo: manter a temperatura retal/axilar em níveis seguros (T = 36,5 ºC). • Monitorar temperatura a cada duas horas; • Controlar e avaliar a temperatura do sistema de aquecimento (ECMO).

TABELA 23.5. Principais diagnósticos evidenciados para os pacientes com dispositivos de ACM e intervenções de enfermagem[26-28]

DIAGNÓSTICOS DE ENFERMAGEM	CARACTERÍSTICA DEFINIDORA	FATORES RELACIONADOS	INTERVENÇÕES DE ENFERMAGEM
11. Risco de integridade da pele prejudicada	Alteração na integridade da pele	Agentes farmacológicos Conteúdo hídrico Hipertermia Hipotermia Umidade Fator mecânico (p. ex., forças de cisalhamento, pressão e imobilidade física)	Objetivo: prevenir lesão por pressão (LP), lesão por fricção (LF) e/ou lesão de membrana mucosa. • Avaliar e anotar as condições da pele e das mucosas, registrar e promover ações preventivas e terapêuticas, conforme protocolo clínico institucional; • Hidratação corporal programada com creme hidratante, de acordo com as características clínicas do paciente e superfície de suporte disponível; • Manter mucosa ocular e labial lubrificada; • Manter paciente em colchão pneumático, preferencialmente, ou em superfície suporte (p. ex., colchão piramidal – "caixa de ovos").
12. Mobilidade no leito prejudicada	Capacidade de mover-se entre a posição prona e supina Capacidade prejudicada de reposicionar-se na cama Capacidade prejudicada para virar-se de um lado para o outro	Agentes farmacológicos Barreira ambiental Conhecimento insuficiente de estratégias de mobilidade Dor Prejuízo musculoesquelético	Objetivo: propiciar alívio de pressão e prevenir lesão de pele. • Higiene corporal com sabonete líquido e programado de acordo com as características clínicas do paciente; • Usar creme barreira nas áreas de pressão e proeminências ósseas; • Fazer levitação de MMII; • Assegurar ao paciente cuidados precisos de analgesia.
13. Risco de baixa autoestima situacional	Percepção negativa da situação atual e que pode comprometer a saúde	Alteração na imagem corporal Doença física Prejuízo funcional	Objetivo: estimular a autoestima e dar apoio emocional. • Monitorar as declarações do paciente em relação à sua autoestima (quando possível); • Transmitir confiança na capacidade do paciente para lidar com as situações (quando possível); • Propiciar experiências que aumentem a autonomia do paciente, quando adequado; • Determinar o ambiente do paciente.

Fonte: Gray et al., 2015; Herdman e Kamitsuru, 2015; Bulechek, Butcher e Dochterman, 2010.

Referências bibliográficas

1. De Souza ML, do Prado ML, Dal Sasso GTM, Martins CR, Monticelli MA. Inovação tecnológica e o cuidado de enfermagem. Online Temperamentvm [Internet]. 2010 [cited 2016 Apr 4];11. Disponível em: </temperamentum/tn11/t7172p.php>.

2. Salvador PTCO, Oliveira RKM, da Costa TD, Santos VEP, Tourinho FSV. Tecnologia e inovação para o cuidado em enfermagem. Rev Enferm UERJ. 2012; 20(1):111-7.

3. Abreu AG, Freitas JS, Berte M, Ogradoswki KRP, Nestor A. O uso da simulação realística como metodologia de ensino e aprendizagem para as equipes de enfermagem de um hospital infanto-juvenil: relato de experiência. Revista Ciência & Saúde 2014; 7(3):62-166.

4. Uebelhart B, Antunes PITC, Andrade AJP, Bock EGP. Coração artificial e dispositivos de assistência circulatória no Brasil e no mundo. Sinergia 2010; 11(2):151-5.

5. Caneo LF, Miana LA, Tanamati C, Penha JG, Shimoda MS, Azeka E, et al. Emprego do suporte circulatório de curta duração como ponte para transplante cardíaco pediátrico. Arq Bras Cardiol 2015; 104(1):78-84.

6. Abshire MA, Himmelfarb CRD. Go with the flow: progress in mechanical circulatory support. J Cardiovasc Nurs 2014; 29(4):364-6.

7. Stewart GC, Givertz MM. Mechanical circulatory support for advanced heart failure patients and technology in evolution. Circulation. 2012; 25:1304-15.

8. Go AS, Mozaffarian D, Roger VL, Benjamim EJ, Berry JD, Borden WB et al. Executive summary: Heart disease and stroke statistics-2013 update: A report from the american heart association. Circulation 2013; 127(1):143-52.

9. Subramaniam K. Mechanical circulatory support. Best Practice & Research Clinical Anaesthesiology 2015; 29:203-27.

10. Peura JL, Covin-Adams M, Francis GS, Grady KL, Hoffman TM et al. Recommendations for the use of mechanical circulatory support device strategies and patient selection. A scientific statement from the american heart association. Circulation 2012; 126(22):2648-67.

11. Calabero EB, Martín MJP, Rivas RM, Pérez RC, Fernades JAR et al. Usefulness of the INTERMACS Scale predictin outcomes after urgent hear transplantation. Rev Esp Cardiol 2011; 64(3):193-200.

12. Timms D. A review of clinical ventricular assist devices. Medical Engineering & Physics 2011; 33:1041-7.

13. Gail MA, Lynch WR, Maclaren G, Wilson JM, Barlett RH. ECMO – extracorporeal cardiopulmonary support in critical care, 4 ed. Michigan: ELSO 2012; p.537.

14. Hazinski MF, Shuster M, Donnino MW, Travers AH, Samson RA, Schexnayder SM et al. Atualização das Diretrizes da American Heart Association Diretrizes de RCP e ACE. Guidelines 2015. American Heart Association 2015; 1-32.

15. Newsom LC, Paciullo CA. Coagulation and complications of left ventricular assist device therapy – a primer for emergency nurses. Advanced Emergency Nursing Journal 2013; 35(4):293-300.

16. Whitson BA. Surgical implant techniques of left ventricular assist devices: an overview of acute and durable devices. J Thorac Dis 2015; 7(12):2097-101.

17. Weiss S, Jolly N, Shah AP. Multivessel intervention and placement of a percutaneous right ventricular assist device in a patient with acute myocardial infarction complicated by cardiac arrest. J Invasive Cardiol 2011; 23:248-51.

18. Rihal CS, Naidu SS, Givertz MM, Szeto WY, Burke JA, Kapur NK, Kern M, Garratt KN, Goldstein JA, Dimas V, Tu T, Society for Cardiovascular A, Interventions, Heart Failure Society of A, Society of Thoracic S, American Heart A and American College of C. 2015 SCAI/ACC/HFSA/STS Clinical Expert Consensus Statement on the Use of Percutaneous Mechanical Circulatory Support Devices in Cardiovascular Care: Endorsed by the American Heart Assocation, the Cardiological Society of India, and Sociedad Latino Americana de Cardiologia Intervencion; Affirmation of Value by the Canadian Association of Interventional Cardiology-Association Canadienne de Cardiologie d'intervention. J Am Coll Cardiol 2015; 65:e7-e26.

19. Basra SS, Loyalka P and Kar B. Current status of percutaneous ventricular assist devices for cardiogenic shock. Curr Opin Cardiol 2011; 26:548-54.

20. Samoukovic G, Rosu C, Giannetti N, Cecere R. The Impella LP 5.0 as a bridge to long-term circulatory support. Interact Cardiovasc Thorac Surg 2009; 8(6):682-3.

21. Adachi I, Burki S, Zafar F, Morales DLS. Pediatric ventricular assist devices. J Thorac Dis 2015; 7(12):2194-202.

22. Fraser Jr CD, Jaquiss RDB. The Berlin Heart EXCOR Pediatric ventricular assist device: history, North American experience, and future directions. Ann NY Acad Sci 2013; 1291:96-105.

23. Adachi I, Burki S, Zafar F, Morales DLS. Pediatric ventricular assist devices. Journal of Thoracic Disease 2015; 7(12):2194-202.

24. Schulz A, Stepanenko A, Krabatsch T. HeartMate 3 implantation via left lateral thoracotomy with outflow graft anastomosis to the descending aorta. J Heart Lung Transplant 2016; 15:S1053-2498.

25. Fox CS, McKena KL, Allaire PE, Mentzer Jr RM, Throckmorton AL. Total artificial hearts – past, current, and future. J Card Surg 2015; 30:856-86.

26. Gray BW, Haft JW, Hisch JC, Annich GM, Hirschl RB, Barlett RH. Extracorporeal life support: experience with 2.000 patients. ASAIO J 2015; 61(1):2-7.

27. Herdman TH, Kamitsuru S. Diagnósticos de enfermagem da NANDA – definições e classificações 2015-2017. Trad. Regina Machado Garcez. Porto Alegre: Artmed, 2015.

28. Bulechek GM, Butcher HK, Dochterman JM. NIC – Classificação das intervenções de enfermagem. Trad. Jacqueline Cesar Thompson, Regina Garcez, Soraya Imon de Oliveira, Tatiana Ferreira Robaina. Rio de Janeiro: Elsevier, 2010.

Índice Remissivo

A

AbioCor TAH® e componentes do sistema, 281

Adaptado de "hierarquia de evidências: nível dos dados considerando a eficácia da intervenção", 229

Alessandro Volta e sua bateria original, 3

Algoritmo, 34, 55
  bradicardia com pulso no adulto, 34
  de tratamento das taquicardias ventriculares com pulso, 55

Anatomia do sistema elétrico de condução, 17
  conduções internodal e interatrial, 19
  introdução, 17
  nódulo, 17, 20
    atrioventricular, 20
    sinusal, 17
  tronco do feixe de HIS e seus ramos, 21

Arraia-elétrica, peixe-elétrico; esquema do aparelho elétrico do poraquê, 2

Assistência de enfermagem ao(s), 69, 173
  paciente submetido a EEF e ablação, 69
  portadores de dispositivos cardíacos eletrônicos implantáveis, 173
    considerações finais, 183
    interferências nos dispositivos cardíacos eletrônicos implantáveis (DECI), 175
    introdução, 173
    profilaxia, 180

B

BAV, 29-33
  1º grau, 29
  2º grau Mobitz I, 30
  2º grau Mobitz II, 31
  2º grau tipo 2:1, 32
  3º grau, 33
  avançado ou alto grau, 32

Bomba, 262, 277
  CentriMag®, 277
  de sangue ápico aórtica, 262

Bradiarritmias, 27
  introdução, 27
  reconhecendo as bradiarritmias, 28
    bloqueios atrioventriculares, 29
      bloqueio atrioventricular, 29-33
        1º grau, 29
        2º grau tipo 2:1, 31
        2º grau tipo I (Mobitz I ou Wenckebach), 30
        2º grau tipo II (Mobitz II), 31
        avançado ou alto grau, 32
        do 3º grau ou total, 33
    bradicardia sinusal, 28
    planejamento da assistência de enfermagem, 38
    ritmos de escape, 35
      ritmo, 35-37
        de escape atrial, 35
        de escape ventricular, 37
        juncional, 36

Bradicardia sinusal, 28

C

Características eletrocardiográficas endocavitárias durante o implante do marca-passo transvenoso, 79

Cardiodesfibrilador implantável subcutâneo, 113

Cardioestimulador transesofágico e metodologia para o estudo eletrofisiológico transesofágico, 14

Cardioversor desfibrilador implantável, 111

Cardioversores-desfibriladores implantáveis, 109
  complicações, 117
  intervenções de enfermagem, 118
  introdução, 109
    cardioversor desfibrilador implantável, O, 110

Índice

principais indicações para implante de cardiodesfibrilador, 114

procedimento cirúrgico – técnica convencional com implante de cabo-eletrodo transvenoso, 115

Cateter Lasso®, 63

Cateteres eletrodos, 62-64

diagnósticos de curva fixa com diferentes curvas, 62

multipolares com diferentes quantidades de eletrodos e formatos, 63

multipolares usados para aplicação de radiofrequência, 64

Catherina Sarafin, visão do coração e sua topografia, 3

CDI vestível, 113

Check-list de cuidados ao paciente portador de DCEI mediante indicação de EEF e ablação, 68

Classificação das interferências, 177, 181-182

domésticas e sociais no funcionamento dos DCEI, 177

hospitalares no funcionamento dos DCEI, 182

no ambiente profissional no funcionamento dos DCEI, 181

Classificação, 244, 270

e descrição dos DCEIs conforme sua capacidade e função principal, 244

Interagency Registry for Mechanically Assisted Circulatory Support (INTERMACS), 270

Código genérico das sociedades americanas de estimulação cardíaca (NASPE/BPEG), 102

Competências profissionais dos enfermeiros no cuidado ao portador de marca-passo, 243

considerações finais, 252

cuidado prestado pelo enfermeiro aos usuários submetidos ao implante de marca-passo, O, 245

competências, 245-246, 248-252

educacionais relacionadas à equipe de enfermagem, 252

educacionais relacionadas aos familiares, 251

para organização diária da assistência de enfermagem, 249

profissionais relacionadas à ação educativa ao paciente, 250

profissionais relacionadas à assistência no pós-operatório, 248

profissionais relacionadas à avaliação cirúrgica do paciente e da gestão do cuidado perioperatório, 246

profissionais relacionadas à avaliação clínica do paciente no pré-operatório, 246

profissionais relacionadas a conhecimentos de enfermagem para promoção da assistência segura, 245

relacionadas à identificação, intervenção frente às principais complicações, 250

introdução, 243

resumo, 243

Complicações, 80, 123

com MPTV, 80

estimulação cardíaca temporária e definitiva, 123

considerações finais, 128

estimulação cardíaca definitiva, 126

complicações relacionadas, 126-127

à loja do gerador, 127

ao acesso venoso, 126

ao eletrodo, 126

infecções, 127

estimulação cardíaca temporária, 124

complicações relacionadas com a, 125

estimulação elétrica, 125

presença do eletrodo, 125

infecções, 125

introdução, 123

Componentes do circuito de ECMO, 273

Coração artificial auxiliar (CAA), desenvolvido no Instituto Dante Pazzanese de Cardiologia, 261

Cuidados de enfermagem relacionados ao uso do eletrodo de marca-passo epicárdico, 94

D

Dados globais do Registro Brasileiro de Marca-passos, Ressincronizadores e Desfibriladores, 173

Descrição do traçado cardíaco – eletrocardiograma normal, 200

Desenho esquemático das formas de estimulação das câmaras cardíacas, 132

Diagnóstico, 39-40, 83

de enfermagem para pacientes portadores de MPTV, 83

da NANDA-I a considerar na avaliação de pessoas com bradiarritmia, 39

NANDA-I, resultados da NOC e intervenções da NIC a considerar na avaliação de pessoas com bradiarritmia, 40

Diferenças entre oxigenação por membrana extracorpórea (ECMO) venoarterial e venovenosa, 272

Direitos sociais dos portadores de marca-passo, 185

considerações finais, 193

direito, 187, 190-192

à assistência social para os portadores de marca-passo, 191

à previdência social para os portadores de marca-passo, 190

a saúde, 187

ao transporte gratuito, 192

introdução, 185

outros direitos possíveis para os portadores de marca-passo, 192

direito, 192-193

a assistência jurídica, 192

à isenção de ICMS na compra de veículos adaptados, 193

à isenção de IPVA para veículos adaptados, 193

à isenção de IPTU, 193

à isenção do imposto de renda na aposentadoria, 192

à isenção do IPI na compra de veículos adaptados, 193

à quitação do financiamento da casa própria, 192

ao saque do FGTS, 192

Programa Bolsa Família, 191

Disposição anatômica dos tratos internodais anterior, médio e posterior e o feixe de Bachman, 19

Dispositivo de assistência, 272, 274-276, 278

ventricular com levitação magnética, 276

ventricular esquerda, 274

ventricular EXCOR®, 276

ventricular HeartMate II®, 278

ventricular Impella®, 275

circulatória mecânica, 272

Distribuição anual dos implantes de dispositivos eletrônicos implantáveis, 174

Domínios de saúde e componentes da versão brasileira do Short Form Health Survey – SF-36v2, 239

Dr. Décio S. Kormann e o Prof. Adib Jatene, O, 13

Dr. Wilson Greatbatch, Dr. Pachón, Dr. Seymor Furman e Dr. Celso Salgado, 8

Dupla via de condução elétrica, 44

Dúvidas frequentes com relação ao uso de equipamentos após o implante de cardiodesfibrilador implantável, 175

E

ECG, 36, 46, 48-51, 53-54, 56, 201-202

com ritmo juncional, 36

de paciente com MP atrial, 202

de paciente com MP sequencial, 202

de paciente com MP ventricular, 201

fibrilação atrial, 51

fibrilação ventricular, 56

flutter atrial, 50

taquicardia atrial multifocal, 50

taquicardia atrial, 48

taquicardia juncional, 49

taquicardia por reentrada atrioventricular, 48

taquicardia sinusal, 46

taquicardia ventricular monomórfica sustentada, 53

taquicardia ventricular polimórfica tipo *torsades de pointes*, 54

Elementos do eletrocardiograma normal, 201

Eletrocardiograma endocavitário, 78

Eletrodo de marca-passo epicárdico exteriorizado na parede abdominal, 88

Enfermagem baseada em evidências na assistência ao adulto portador de marca-passo, 227

conclusão, 233

introdução, 227

pesquisas relacionadas à assistência de enfermagem ao portador de dispositivos cardíacos eletrônicos implantáveis, 230

aspectos relacionados às, 231-233

pesquisa, 233

prevenção de complicações, 232

qualidade de vida, 231

tecnologias, 231

resumo, 227

Enfermagem baseada em evidências na assistência ao neonato e criança em uso de marca-passo, 213

avanços tecnológicos, 222

complicações, 221

cuidados de enfermagem, 217

cuidados de enfermagem, 217, 219

pós-implante de marca-passo, 219

pré-implante de marca-passo, 217

indicações, 213

introdução, 213

métodos de estimulação, 216

modos de, 217

dupla-câmara (DDD ou DDDR), 217

estimulação de câmara única, 217

técnica cirúrgica para implante de marca-passo em crianças, 215

Engenheiro Elmqvist, o cirurgião Senning e Larsson, O, 6

Escape ventricular, 38

Esquema, 99, 101, 183

do circuito inicial de proteção do marca-passo para correntes conduzidas pelo corpo do paciente, 183

mostrando as diferentes formas convencionais de estimulação cardíaca artificial, 101

que representa os componentes da estimulação cardíaca, 99

Estimulação, 73, 103

atrial e ventricular, 103

cardíaca por marca-passo provisório na sala de emergência, 73

diagnóstico de enfermagem, 82

implicações para a enfermagem, 82

implante de marca-passo transvenoso na sala de emergência, 76

cuidados, 80-81

com o manuseio do gerador, 81

de enfermagem ao paciente com marca-passo provisório transvenoso, 80

estimulação endocárdica, 76

implante com eletrocardiograma endocavitário, 76

indicações para marca-passo transvenoso, 76

programação do gerador externo, 77

limiar de, 78

comando, 78

sensibilidade, 78

utilização do marca-passo transvenoso, 78

complicações com marca-passo provisório transvenoso (MPTV), 79

introdução, 73

utilização do marca-passo transcutâneo (MPTC) na sala de emergência, 74

complicações do uso do marca-passo provisório transcutâneo, 76

cuidados de enfermagem ao paciente com marca-passo provisório transcutâneo, 76

Estimulação epicárdica em pós-operatório de cirurgia cardíaca, 85

complicações relacionadas ao marca-passo epicárdico, 91

considerações finais, 95

cuidados de enfermagem com paciente em utilização do marca-passo epicárdico, 93

inserção do eletrodo de marca-passo epicárdico, 87

ajustes do gerador, 89

limiar de, 90

comando, 90

sensibilidade, 90

introdução, 85

retirada do eletrodo epicárdico, 91

Estudos de eletrofisiologia, 59

competências assistenciais de enfermagem, 68

cuidados e orientações, 66

complicações, 67

preparação para procedimento da eletrofisiologia (estudo e ablação), 66

histórico e conceitos básicos, 59

indicações, 66

introdução, 59

manipulação dos cateteres para posicionamento e realização do procedimento, A, 64

procedimentos eletrofisiológicos em portadores de (DCEI): seguimento, 67

Evidências científicas associadas à prática assistencial de enfermagem e nível de classificação, 230

Evolução dos cabos-eletrodos, 9

Exames complementares de métodos diagnósticos e de seguimento, 197

análise clínica, 209

bioquímica básica, 210

coagulograma, 210

hemograma, 210

urina I, 210

cardioestimulação transesofágica, 207

ecodopplercardiograma, 206

equipamento, 207

eletrocardiograma de repouso, 198

eletrocardiograma em portadores de marca-passo, 199

estudo eletrofisiológico, 208

introdução, 197

monitor de eventos sintomáticos (*looper*), 203

monitoramento ECG ambulatorial (*holter*), 199

raios X de tórax, 198

ressonância magnética, 209

teste ergométrico (ECG de esforço), 204

tilt test, 205

resposta, 205

disautonômica, 205

vasovagal clássica, 205

síncope cerebral ou psicogênica, 205

síndrome postural ortostática taquicardizante (SPOT), 205

tomografia computadorizada, 209

Exames laboratoriais e complementares para o pré-operatório de implante de marca-passo, 147

Exemplos de, 7, 179-180

condição do plugue e tomada, 180

marca-passo da década de 1960, 7

fontes de interferência eletromagnética, 179

F

Figura, 20, 22

apresentando o sistema de condução cardíaco no plano ventricular, 22

esquemática apresentando a distribuição das diferentes células que compõem o nódulo atrioventricular, 20

Forma mais indicada de posicionar o gerador de marca-passo com cabo-eletrodo curto e gerador fixo ao corpo, 80

Formulário para registro de marca-passos, desfibriladores e ressincronizadores cardíacos, 162-163

G

Gerador, 89, 112, 139

externo de impulsos elétricos, 89

Kronos LV-T – Home Monitoring, 112

programado com histerese, 139

Gráfico de intensidade/duração, 98

H

HeartMate III® com sistema de levitação magnética, 278

Histórico da estimulação cardíaca artificial, 1

aspectos históricos do serviço de marca-passo do Instituto Dante Pazzanese de Cardiologia, 12

introdução, 1

risco da explosão do marca-passo, O, 6

I

Imagem, 62, 65

de um laboratório de eletrofisiologia durante a realização de procedimento, 62

do registro no polígrafo, 65

Implantes de DAV conforme o tipo de terapia, 260

Indicações, 74, 77, 214, 271

para implantação de marca-passo em crianças e adolescentes e o seu nível científico de evidência, 214

de marca-passo transcutâneo, 74

de marca-passo transvenoso, 77

e contraindicações da assistência circulatória mecânica, 271

Infecções na estimulação cardíaca artificial – cuidados de enfermagem, 165

diagnóstico, 166

introdução, 165

manejo de infecções relacionadas a dispositivos invasivos, 167

antibioticoterapia, 168

patogenia, 166

prevenção de infecções relacionadas aos dispositivos cardíacos implantáveis, 168

antibioticoprofilaxia cirúrgica, 169

cuidados pós-implantação, 169

higiene das mãos, 170

modificação de fatores de risco, 168

precauções de barreira estéril, 169

preparo da pele, 169

vigilância e descolonização para *S. aureus* MSSA e MRSA, 169

prevenção, controle e vigilância das de infecções em dispositivos implantáveis, 170

critérios de notificação de infecção, 170

definição de endocardite relacionada a marca-passo (MP), 170

critérios, 170-171

clínicos, 170

maiores de endocardite, 170

menores de endocardite, 171

definição anatomopatológica, 170

definição de infecção da loja do marca-passo definitivo, 171

quadro clínico, 166

Início da utilização do ACM de longa permanência no Brasil, O, 277

Inovação tecnológica e marca-passo, 255

classificação dos marca-passos, 258
  quanto, 258
    à sua localização, 258
    à sua resposta frente a uma atividade cardíaca espontânea, 258
    ao número de câmaras a serem estimuladas, 258
estimulação cardíaca – fatos históricos, 255
marca-passos cardíacos implantáveis, 257
stents, 262
suporte circulatório mecânico, 258
  suporte circulatório mecânico no brasil, 261
Inovações na prática assistencial de enfermagem e dispositivos de assistência circulatória mecânica, 267
  dispositivos de assistência circulatória mecânica, 268
    Berlin Heart EXCOR® VAD, 275
    CentriMag®, 275
    dispositivos de curta permanência, 269
    Impella®, 275
    membrana de oxigenação extracorpórea – ECMO, 270
    TandemHeart®, 274
  dispositivos de longa permanência ou definitivos e coração artificial total, 277
    AbioCor TAH®, 280
    HeartMate II®, 277
    SynCardia TAH®, 279
  introdução, 267
  sistematização da assistência de enfermagem para pacientes com dispositivos de assistência circulatória mecânica, 281
Instituto do Coração do Hospital das Clínicas da FMUSP, 268
Instrumentos de mensuração de qualidade de vida específicos da cardiologia, adaptados para a língua portuguesa brasileira, 238
Interferência, 179
  magnética no dispositivo eletrônico cardíaco implantável, 179
  mecânica no dispositivo eletrônico cardíaco implantável, 179
Intervalo de pulso; intervalo pós-*pace*; intervalo pós-detecção; intervalo pós-*sense*, 102-103
Invenção do transístor por Shockley, Bardeen e Brattain de 1947 a 1955, 5
Itens, domínios e categorias da versão brasileira do Assessment of QUality of life And RELated events – AQUAREL, 239

J

John Aldini e Xavier Bichat estudaram o efeito da eletricidade nos corações e cérebros, 4

L

Lesão provocada por uso do cateter de ablação, 61
Letras que compõem o código NASPE/BPEG de identificação dos tipos de estimulação cardíaca para tratamento de bradicardias, 136
Localização anatômica do nódulo sinusal, 18

M

Manual de orientação pré e pós-implante de marca-passo, 161
Mapeamento eletroanatômico, 65
Marca-passo definitivo – implante e seguimento clínico, 131
  estimulação cardíaca definitiva, 140
    bloqueios, 140-141
      atrioventriculares, 140
      de ramo, 141
    bradiarritmias sinusais, 140
    cardiomiopatia hipertrófica, 141
    taquiarritmias, 141
  identificação do modo de estimulação, 136
  introdução, 131
  quanto, 133-135
    à polaridade dos geradores e/ou eletrodos, 133
    ao local a ser estimulado para se obter ativação cardíaca, 135
    ao modo de estimulação, 133
    ao número de câmaras cardíacas a serem estimuladas, 134
    ao tempo de estimulação, 133
  modos de estimulação em relação ao tipo de distúrbio, 141
    bloqueios av, 141
    disfunções do nódulo sinusal, 141
    insuficiência cardíaca – ressincronização cardíaca, 142
  programabilidade dos marca-passos, 138
    amplitude do pulso, 138
    frequência cardíaca de repouso (*rest rate*), 140
    histerese, 139
    intervalo, 138-139
      AV, 139
      de pulso, 138

largura do pulso, 138

limites de frequência, 140

modo de operação, 139

período refratário, 139

polaridade, 139

sensibilidade, 138

resumo, 131

seguimento de pacientes portadores de MP, 142

tipos de marca-passos, 135

geradores, 135

bicamerais ou DDD, 135

unicamerais ou SSI, 135

Marca-passo, 12, 105, 136, 256

dupla-câmara com resposta de frequência, 105

implantável, 256

sem eletrodo, 12

unicameral dotado de biossensor com resposta de frequência (VVIR), 136

Mecanismos de reentrada atrioventricular mediada por via acessória, 45

Metas e intervenções para o diagnóstico, 149-151

"ansiedade", 150

"conhecimento deficiente, 149

"medo", 150

"risco de débito cardíaco diminuído", 150

"risco de sentimento de impotência", 151

Mieczyslaw "Michel" Mirowski que desenvolveu os primeiros desfibriladores cardioversores automáticos, 11

Modelo de gerador marca-passo provisório analógico; modelo de marca-passo definitivo implantável, 77

Modernos sistemas de programação, Os, 11

Modo ideal de estimulação cardíaca, 97

conexões do sistema de estimulação: fonte de energia, circuito eletrônico e cabos-eletrodos, 98

circuito eletrônico, 99

eletrodos, 100

mecanismo e funções do marca-passo, 100

tipos de marca-passos, 100

modos de estimulação, 100

bicameral, 103

código de letras, 100

unicameral, 102

fonte de energia, 99

considerações finais, 108

estimulação artificial, 97

introdução, 97

programabilidade dos marca-passos, 104

amplitude do pulso, 107

batimentos de fusão e pseudofusão, 107

função antitaquicardia,105

histerese, 106

intervalo, 106-107

AV, 106

básico ou ciclo básico, 107

de escape, 106

de tempo/intervalo de pulso, 106

V1V2, 106

largura de pulso, 106

limites de frequência, 105

mudança automática de modo de operação, 106

período refratário, 107

polaridade, 106

resposta automática da frequência, 105

sensibilidade automática, 107

Modos de estimulação, 90, 104

cardíaca artificial, 104

do marca-passo, 90

N

No quarto QRS, é representado pelo fenômeno de fusão e pseudofusão, 107

P

Pontos de atenção – equipamento e circuito, 273

Posição das placas/eletrodos, 75

Possível percurso da corrente elétrica pelo corpo humano, O, 176

Potências da musculatura esquelética, 176

Pré-implante de marca-passo, 145

considerações finais, 151

cuidados de enfermagem no pré-implante de marca-passo, Os, 146

introdução, 145

sistematização da assistência de enfermagem no pré-implante de marca-passo, 148

ansiedade, 150

conhecimento deficiente, 149

medo, 149

risco de, 151

débito cardíaco diminuído, 151

sentimento de impotência, 151

Primeiro marca-passo, 5-6, 9

implantado em 1958 pelo Dr. Senning na
Suécia, 6

implantado nas Américas; carregador da
bateria, 9

temporário movido a manivela, 5

Primeiro paciente brasileiro a receber um
implante de marca-passo, O, 10

Principais, 67, 86, 92, 282-286

arritmias no pós-operatório de cirurgia cardíaca,
86

complicações após realização de EEF e
ablação, 67

complicações relacionadas ao marca-passo
epicárdico, 92

diagnósticos evidenciados para os pacientes
com dispositivos de ACM e intervenções de
enfermagem, 282-286

Problemas com MPTV – foco e condutas de
enfermagem, 81

Q

Qualidade de vida do portador de marca-passo,
235

aspectos conceituais e teóricos de qualidade
de vida, 235

considerações finais, 241

instrumentos de medida da qualidade de vida
do portador de marca-passo definitivo, 237

mensuração, 236, 240

da qualidade de vida, 236

na prática clínica e interferências externas,
240

R

Radiografia de tórax pós-implante, 117

Recomendações para implante de CDI, 114-116

como ressincronizador cardíaco, 116

na prevenção primária de MSC em pacientes
com cardiopatia estrutural, 114

na prevenção secundária de MSC em pacientes
com cardiopatia estrutural, 115

Registros eletrocardiográficos das principais
formas de estimulação cardíaca quanto ao local
de liberação do pulso, 137

Relação entre os feixes internodais e o nódulo
atrioventricular, 23

Representação esquemática das relações
anatômicas entre as fibras atriais, nódulo
atrioventricular e feixe de His, 22

Resumo dos cuidados de enfermagem no
pré-implante de marca-passo, 148

Risco de choque devido à corrente de fuga do
chuveiro elétrico, 180

Ritmo, 35, 37

de escape de origem atrial, 35

juncional com ativação craniocaudal, 37

Robert Adams, da Escola de Medicina de Dublin,
2

S

Sala cirúrgica, 156

Seymour Furmann foi o primeiro a utilizar cabos-
eletrodos para a estimulação endocárdica, 7

Sistema de estimulação cardíaca artificial –
marca-passo, 132

Situações específicas de pacientes portadores
de DCEI com indicação de procedimentos da
eletrofisiologia, 68

Syncardia TAH®, 280

T

Taquiarritmias, 43

introdução, 43

taquicardias de complexo QRS estreito, 45

taquicardia com complexo QRS estreito e
ritmo regular, 45

taquicardia sinusal, 45

taquicardia com complexo QRS estreito por
reentrada atrioventricular, 47

flutter atrial, 49

taquicardia, 48-49

atrial, 48

juncional, 49

taquicardia com, 46, 50

complexo QRS estreito por reentrada nodal,
46

com QRS estreito e ritmo irregular, 50

fibrilação atrial (FA), 51

taquicardia atrial multifocal, 50

taquicardias de QRS alargado, 52

fibrilação ventricular (FV), 56

taquicardia ventricular polimórfica, 54

taquicardia ventricular polimórfica tipo
torsades de *pointes*, 54

taquicardias, 52, 56

mediadas por marca-passo ou taquicardia
por reentrada eletrônica, 56

ventriculares (TV), 52

taquicardia ventricular monomórfica, 53

não sustentada, 53

sustentada, 53

Toracotomia, 87
Traçado eletrocardiográfico, 46-49, 51, 53-54, 56, 134
  da fibrilação atrial, 51
  da fibrilação ventricular, 56
  da taquicardia atrial multifocal, 51
  da taquicardia atrial, 48
  da taquicardia juncional, 49
  da taquicardia por reentrada nodal, 47
  da taquicardia sinusal, 46
  da taquicardia ventricular monomórfica não sustentada, 53
  da taquicardia ventricular monomórfica sustentada, 53
  da taquicardia ventricular polimórfica tipo *torsades* de *pointes*, 54
  do *flutter* atrial
  dos principais modos de estimulação em relação ao ritmo do paciente, 134

Transoperatório de implante de marca-passo: o papel do enfermeiro, 153
  assistência de enfermagem no centro cirúrgico, 157
  introdução, 153
  no término do procedimento, 160
  pré-operatório – montagem da sala cirúrgica, 154
    bisturi elétrico, 156
    desfibrilador, 156
    fluoroscopia, 155
    mesa cirúrgica radiotransparente, 156
    monitor cardíaco, 156
    programador, 156
Tratamento das arritmias em tempos atuais, 60

V

Vantagens, desvantagens e desfecho do coração artificial total, 279